Олена Березовська

Все про гормони:

таємна мова вашого тіла

International Academy of Healthy Life

2025

Все про гормони: таємна мова вашого тіла
Олена Березовська

ISBN 978-1-0691603-9-3
стор. 495

Видано International Academy of Healthy Life

Все про гормони: таємна мова вашого тіла — це науково-популярний посібник, що відкриває світ гормонів для широкого кола читачів. Др. Олена Березовська, спираючись на багаторічний клінічний досвід і сучасні дослідження, доступно пояснює, як працює ендокринна система, як формуються гормональні дисбаланси і як вони впливають на фізичне, емоційне та психічне здоров'я жінки.

Ця книга стане у пригоді лікарям, студентам-медикам і всім, хто хоче краще розуміти свій організм. Вона охоплює питання менструального циклу, вагітності, сексуального здоров'я, настрою, старіння, харчування та стресу — зручно, зрозуміло і водночас науково обґрунтовано.

Надруковано в Канаді

ЗМІСТ

Вступ (10)

Вступ

Дорогі друзі!

Щиро рада вітати вас на сторінках мого нового видання! Уже з назви книги ви здогадалися, що вона присвячена гормонам, особливо їхній ролі в житті жінки.

Чому саме ця книга — про гормони? Хіба про них ще не написано достатньо? І справді, існують сотні тисяч наукових статей, тисячі книг, створено чимало документальних і популярних фільмів. Гормональні препарати стали однією з найприбутковіших категорій ліків на сучасному фармацевтичному ринку — згадайте хоча б про гормональні контрацептиви. Тема гормонів не лише актуальна, а й надзвичайно модна. Саме тому навколо неї виникає безліч міфів, спекуляцій і хибних уявлень. І навіть більше — нерідко зловживають і самими гормональними засобами, забуваючи про їхні серйозні побічні ефекти.

Гормони відіграють надзвичайно важливу роль у житті кожної людини. Але саме в жіночому організмі відбувається більше гормональних змін — і не лише через вік, а й через такі фізіологічні стани, як вагітність та грудне вигодовування. Багато жінок користуються гормональними контрацептивами, що також впливає на їхній організм і загальний стан здоров'я. Тож у цій книзі ми багато говоритимемо про значення гормонів для жіночого здоров'я.

Як ви вважаєте, гормони — наші друзі чи вороги? Які з них можуть бути небезпечними, а які — ні? Скільки гормонів виробляється в організмі людини? Що означає «підвищений» або «знижений» рівень певного гормону — і чи завжди це потребує втручання? Чи можна впливати на гормональний фон за допомогою харчування? Чи варто приймати гормони під час вагітності? І чи справді існує зв'язок між гормонами й виникненням раку?

На ці та багато інших запитань ви отримаєте правдиві, науково обґрунтовані відповіді на сторінках моєї книги.

Приємного читання!

Розділ 1. Знайомство з гормонами

20 липня 1905 року англійський фізіолог Ернест Старлінг, професор Лондонського університету, вперше публічно використав слово «гормон» — у перекладі з грецької воно означає «збуджую», «спонукаю». Уперше він записав це слово під час обіду в Кембриджі, обговорюючи свої ідеї з колегами. Один із них запропонував назвати «дивні речовини», вже відомі хімікам і лікарям, саме гормонами.

У своїй лекції на тему «Хімічний контроль функціонування тіла» Старлінг охарактеризував хімічні речовини, що виробляються одними органами і переносяться кров'ю до інших — так званих органів-мішеней (про них ми ще поговоримо) — як гормони. Йшлося не про якийсь конкретний гормон, а про загальне поняття. Проте це нове визначення дало потужний поштовх до пошуку та дослідження цих речовин як серед учених, так і серед лікарів.

Перший гормон був виділений англійськими вченими Джорджем Олівером та Едвардом Шафером у 1894 році, а також польським фізіологом і одним із засновників ендокринології — науки про гормони — Наполеоном Цибульським у 1895 році. Цим гормоном був *епінефрин*, який сьогодні більше відомий під назвою *адреналін*. Його перша назва — «основна речовина наднирників, що підвищує артеріальний тиск». Хімічну структуру адреналіну вперше описав американський учений японського походження Йокіші Такаміне. Саме з цього відкриття почалася справжня історія гормонів і розвиток ендокринології.

Після адреналіну були відкриті *секретин*, потім *тироксин* і *інсулін*. До 1923 року науці вже були відомі чотири гормони.

У ті часи роль гормонів залишалася маловивченою. Втім, навіть сьогодні їхні функції досі не до кінця зрозумілі, а отже — продовжують супроводжуватися великою кількістю припущень і міфів.

1.1. Що таке гормони

Отже, понад сто років тому, ще не знаючи назв гормонів, не маючи уявлення, де саме вони виробляються, у яких кількостях і в якій формі, вчені вже тоді відвели їм роль «посланців» (месенджерів), що передають сигнали з однієї частини тіла до іншої.

Тема «посланців» була не новою на початку XX століття. Ще у XIX столітті деякі науковці припускали існування певних хімічних речовин, які відіграють важливу роль у «спілкуванні» клітин і тканин в організмі людини та тварин. Такі висновки робилися на основі дослідів з уведення екстрактів щитоподібної залози, наднирників, яєчок, підшлункової залози тварин людям — переважно з лікувальною метою при певних захворюваннях. Ці екстракти часто називали «есенцією життя» або навіть «еліксиром молодості». Якщо лікування виявлялося успішним, робився висновок, що в цих екстрактах містяться речовини, яких бракувало в організмі людини. Згодом такі стани та хвороби отримали назву гормональної недостатності.

Проте відомі й факти зовсім іншого характеру. Ще в XVI–XVIII століттях у багатьох театрах були популярні співаки, голос яких називали «голосом ангела». Це були юнаки або молоді чоловіки — здебільшого із бідних родин або сироти, яких продавали у власність театрів. У ранньому дитинстві їм видаляли яєчка — вони ставали кастратами. Одним із найвідоміших був Фарінеллі, який співав колискові для короля Іспанії. Сьогодні його портрет зберігається в будинку Генделя. Кастрати мали характерні зовнішні ознаки, що вирізняли їх серед звичайних чоловіків: нестача чоловічих статевих гормонів впливала на розвиток грудної клітки та загальну статуру.

Таким чином, навіть у ті далекі часи люди мали уявлення, що деякі органи виробляють особливі речовини, які впливають на розвиток, функції інших органів і всього організму загалом.

Сьогодні науці відомо близько 50 гормонів, які виробляє людський організм. Якщо ж до цього списку додати продукти обміну цих гормонів (метаболіти), що також можуть виявляти певну гормональну активність, то перелік подовжується в 2—3 рази.

За хімічною будовою гормони поділяють на такі основні групи:

- аміни
- білки — протеїни та пептиди (похідні амінокислот)
- стероїди (похідні холестерину)
- похідні жирів

Варто зазначити, що, окрім природних гормонів, які синтезує людське тіло, було створено кілька сотень, а можливо, й тисяч синтетичних гормонів, що мають подібну дію. Синтетичні гормони широко застосовуються в гормональній контрацепції та в лікуванні ряду захворювань.

1.2. Яку роль виконують гормони

У людському організмі практично не існує жодного органа чи системи органів, жодної програми, закладеної в мозку (розмноження, адаптація, виживання, тощо), яка б функціонувала без участі гормонів. Це стосується й обміну речовин, і статевого дозрівання, і відтворення потомства, і процесів старіння чи розвитку. Оскільки гормонів багато, можна скласти довжелезний список їхнього впливу на різні тканини та органи. Проте ми розглядатимемо кожен гормон окремо, щоб вам було легше зрозуміти сферу його впливу на людський організм.

Якщо говорити точніше, гормони забезпечують прямий і зворотний зв'язок між ендокринними залозами, де вони виробляються, і нервовою системою, яка керує всіма функціями організму. Один і той самий гормон може мати різний вплив залежно від віку людини та її фізіологічного стану. Наприклад, пролактин стимулює розвиток молочних залоз у вагітних жінок і відповідає за утворення молока, але у невагітних жінок може пригнічувати дозрівання статевих клітин.

Цікаво, що будова гормонів і їхні функції майже однакові у всіх видів тварин, хоча й існують певні відмінності.

1.3. Де виробляються гормони

Гормони синтезуються в залозах, які прийнято називати ендокринними, хоча це поняття є певною мірою умовним. Наприклад, якщо розглянути послідовність усіх процесів, що відбуваються в яєчниках, то в першій фазі менструального циклу основна увага зосереджена на дозріванні статевої клітини. Гормони, які виробляються яєчниками в цей період, здебільшого використовуються всередині самого яєчника — тому говорять про **паракринну функцію** цього органа.

У другій фазі домінує вже **ендокринна активність** яєчника, тобто вироблення гормонів, необхідних для імплантації заплідненої яйцеклітини та розвитку вагітності. У цьому випадку більша частина гормонів потрапляє в загальний кровотік жінки й розноситься по всьому організму — насамперед до матки та молочних залоз.

Отже, деякі органи, що виробляють гормони, можуть використовувати їх як для «внутрішніх потреб», так і для впливу на інші органи.

Найважливіші ендокринні залози:

- гіпоталамо-гіпофізарна система

- щитоподібна залоза

- паращитоподібна залоза

- підшлункова залоза

- наднирники

- гонади (яєчники, яєчка)

16

Синтез будь-якого гормону в організмі людини підпорядковується певному природному порядку. Все починається з того, що тканини, яким не вистачає певного гормону, подають сигнал до мозку. Мозок як керівний центр дає команду гіпофізу (цей сигнал може проходити через інші структури центральної нервової системи), і гіпофіз у відповідь виробляє гормони, що стимулюють діяльність інших ендокринних залоз, розташованих на периферії, тобто поза межами головного мозку.

Отримавши такий «наказ згори», периферичні залози починають використовувати будівельні матеріали, що надходять з кров'ю, для синтезу потрібного гормону. Після цього гормон транспортується кров'ю або іншими рідинами до тканин, які надіслали «запит».

Інакше кажучи, механізм регуляції вироблення всіх без винятку гормонів нагадує систему взаємодії між споживачем і виробником із централізованим управлінням, каналами передавання інформації та доставки «товару». Водночас окремі елементи цієї системи можуть мати певну автономність, тобто функціонувати незалежно від гіпоталамо-гіпофізарної системи.

1.4. Як засвоюються гормони

Вироблення та засвоєння гормонів відбувається в кілька етапів. Залози, які синтезують гормони, завжди мають певний їхній запас, тобто є своєрідним «складом» гормонів. Це означає, що за наявності функціональної ендокринної залози чи тканини в організмі людини завжди підтримується базовий рівень гормонів.

Крім того, один і той самий гормон може синтезуватися в різних частинах тіла, а не лише в одній залозі. Це своєрідний захисний механізм, який дозволяє частково компенсувати втрату або пошкодження певної ендокринної залози. Щоправда, не всі функції залоз можуть бути відновлені за допомогою внутрішніх резервів організму.

Другий етап — транспортування гормонів до клітин-мішеней (тканин-мішеней, органів-мішеней). Більшість гормонів у крові перебуває у зв'язаному стані — вони з'єднуються з білками, які виконують роль транспортних засобів. Такий зв'язок частково нейтралізує активність гормонів, запобігаючи надмірному або агресивному впливу на органи. (Про білки, які зв'язують гормони, ми ще поговоримо у розділі про стероїдні гормони.)

Клітини-мішені мають на своїй поверхні спеціальні рецептори — своєрідні «замкові щілини», які «впізнають» гормон, як ключ. Якщо гормон і рецептор «збігаються» (ключ підходить до замка), клітина реагує: активуються внутрішньоклітинні механізми, і починається синтез потрібних речовин.

Кількість гормонів, що виробляються в організмі людини, насправді невелика, як і діапазон їхніх нормальних показників. Однак референтні значення, якими користуються лабораторії для оцінки рівня гормонів, є середньостатистичними — тобто такими, що найчастіше зустрічаються в певній популяції. При інтерпретації цих значень завжди слід враховувати вік, фізіологічний стан людини (наприклад, вагітність) та інші індивідуальні особливості.

1.5. Чи потрібно перевіряти рівень гормонів?

Досить часто я чую, особливо від жінок, скарги на «порушення гормонального фону». Найчастіше це пояснення різних змін у менструальному циклі. Але зверніть увагу: обидва ці вислови не є діагнозами! Порушення менструального циклу — це лише симптом, тобто ознака, яка не вказує на конкретне захворювання. Про менструальний цикл ми ще поговоримо в окремому розділі.

А от термін «порушення гормонального фону» взагалі є абсурдним з медичної точки зору. Про який саме гормон ідеться? Якщо врахувати, що в організмі людини виробляється близько 50 різних гормонів, стає зрозуміло, що порушення всіх їх рівнів одночасно — практично неможливе. Цікаво, що багатьох жінок направляють на так звані «гормональні панелі» — великі переліки аналізів, які в більшості випадків не мають жодного стосунку до наявної проблеми й часто показують нормальні результати.

Ми не лікуємо лабораторні показники. Ми лікуємо захворювання! Ми не ставимо діагноз лише на основі одного показника одного гормону.

Ендокринні захворювання — це складні стани як з точки зору проявів, так і в плані діагностики. Іноді на встановлення точного діагнозу потрібні місяці спостереження та додаткових досліджень.

Інтерпретацію результатів аналізів повинен проводити лікар. При цьому важливо пам'ятати:

- референтні значення — це відносні норми, які встановлюються для конкретного аналізу, регіону або країни

- необхідно враховувати стать і вік людини

- важливо враховувати наявність або відсутність вагітності

- показники можуть бути виражені в різних одиницях вимірювання, які можуть не збігатися з міжнародними стандартами й навіть відрізнятися в межах однієї країни чи міста

Визначення рівня гормонів частково стало модною тенденцією *комерційної медицини*. Якщо раніше говорили: «*Усі хвороби — від нервів*», то тепер в обіг увійшов новий вислів: «*Усі хвороби — від гормонів*». До цього додаються й міфи про «слабкий імунітет», «генетичні мутації» — і виникає враження, що здорових людей узагалі не існує. Але це — не так!

Сфера охорони здоров'я, хоч і прикривається турботою про людину, все частіше перетворюється на індустрію хвороб. Вийти з кабінету лікаря зі словами «ви здорові» сьогодні стало майже незручним — як для пацієнта, так і для самого лікаря.

Під час оцінки будь-яких скарг пацієнта або ознак хвороби надзвичайно важливо не робити з мухи слона — і водночас не проґавити справжнього «слона», який стоїть поруч. Наука про гормони та пов'язані з ними захворювання — ендокринологія — вивчається в медичних вишах доволі поверхнево: їй приділяється значно менше часу, ніж іншим дисциплінам. До недавнього часу спеціальність ендокринолога була однією з найменш популярних. І навіть серед акушерів-гінекологів лише одиниці добре розбираються в жіночій ендокринології. А серед ендокринологів майже немає таких, хто глибоко розуміє гормональний фон жінки, особливо під час вагітності.

Проте буквально за останні два десятиліття ситуація змінилася. Вираз «Усі хвороби — від нервів» вийшов із моди — не в останню чергу тому, що нервову систему особливо й нічим лікувати, а порушенням психіки займаються психіатри. Масові продажі антидепресантів у розвинених країнах і є тим самим «лікуванням усіх хвороб від нервів».

У ці ж роки різко зросла тривалість життя, і в деяких країнах третина населення — це люди пенсійного віку. Вони мають більше вільного часу, у багатьох — гідні пенсії. Сучасні пенсіонери не хочуть сидіти вдома — вони ведуть активний спосіб життя, подорожують світом, більше уваги приділяють власному здоров'ю. І, звісно ж, порятунок від старості будь-якими засобами, уповільнення процесів старіння — теж стало своєрідною модою. Якщо раніше мріяли дожити хоча б до 50 років, то сьогодні багато хто мріє відсвяткувати своє 100-річчя.

Гормони використовувалися як у рамках експериментального лікування, так і в шахрайських цілях протягом кількох століть — навіть тоді, коли про їхнє існування або функції ніхто ще не знав. Згадайте хоча б «еліксир молодості», «еліксир життя» тощо. У сучасну епоху, в добу Інтернету, де неправдиву рекламу можна поширити блискавично, інтерес до гормонів раптово вибухнув із новою силою. Вислови «всі хвороби — від гормонів» і «гормони — ліки від усіх хвороб» стали черговими привабливими гаслами у масштабному обмані тих, хто прагне бути вічно молодим, вічно здоровим — але чомусь постійно хворіє.

Фактично створено замкнене коло:

— Почуваєтесь добре? Не вірте! Погана екологія, стрес і всі жахи сучасного життя не дозволяють людині бути здоровою. Перевірте гормони!

— Гормони в нормі? Не вірте. Зараз усе відбувається приховано. Перевіряйтесь глибше. Навіть якщо все в межах норми — лікуйтеся для профілактики: профілактики майбутнього дефіциту, профілактики старіння, профілактики тисячі хвороб.

— Почуваєтесь погано? Це гормони! Усі без винятку процеси в організмі залежать від гормонів — отже, ваша проблема саме в них.

Страх перед хворобами та страх перед старінням тісно пов'язані між собою. Але саме цей страх створює ідеальне підґрунтя для стрімкого зростання зловживань — нескінченними обстеженнями та необґрунтованим лікуванням вигаданих або помилкових діагнозів.

У цій книзі залякування не буде! Тут буде лише чиста правда — про те, що насправді може запропонувати сучасна медицина, зокрема доказова медицина, у сфері гормонів та ендокринних захворювань. Головне — зрозумійте: не все так погано!

Дуже часто жінки намагаються самостійно розібратися у своїх проблемах зі здоров'ям. І в цьому немає нічого поганого! Більшість із нас шукає відповіді на запитання: «Що зі мною відбувається? Це небезпечно?

Чи варто звертатися до лікаря?» Оскільки медичні послуги стають дедалі дорожчими, не завжди покриваються страховкою (а іноді й сама страховка недоступна), багато жінок хочуть спочатку обстежитися за власною ініціативою, а вже потім звертатися до лікаря.

Дорогі жінки, це хибний підхід. Ви можете витратити багато часу й коштів на абсолютно непотрібні аналізи або діагностику захворювань, яких у вас немає — і не буде. У всьому світі загальноприйнято, що **обстеження призначає саме лікар**. Його обсяг визначається на підставі ваших скарг, симптомів і медичного анамнезу. Завдання лікаря — запідозрити можливе захворювання, сформулювати попередній діагноз, обговорити з вами можливі варіанти діагностики й доцільність тих чи інших досліджень. Якщо лікар радить лише спостереження протягом кількох тижнів або місяців — це не означає, що він помиляється. Навпаки, це може бути найбільш обґрунтоване рішення.

Говорячи про обґрунтованість, варто пам'ятати: поспіх у пошуках «хвороби» й бездумна здача аналізів під впливом модних трендів можуть призвести до хибних висновків, неправильного лікування і, як наслідок, — нашкодити вашому організму. Кожен аналіз має бути призначений із конкретною метою! Кожен діагностичний метод має бути виправданим! Не існує аналізів «про всяк випадок».

Справді, є небезпечні захворювання. Але також існують індивідуальні рівні ризику їх виникнення. Це означає, що в однієї жінки ризик захворіти може бути вищим, а в іншої — значно нижчим. Усе залежить від конкретної ситуації.

23

Жодна жінка не може одночасно захворіти на всі існуючі хвороби — навіть найнебезпечніші. Жодна жінка не зобов'язана мати «найпопулярніші» або «наймодніші» діагнози. І про це також варто пам'ятати.

Поширення так званих «комерційних діагнозів», які вигідно нав'язувати більшості жінок (або чоловіків), зовсім не є свідченням реального рівня поширеності цих захворювань. Саме тому завжди варто замислитися: наскільки доцільно здавати аналізи на рівні тих чи інших гормонів, особливо якщо немає критичної ситуації.

Не існує такого поняття, як «у межах норми, але це відхилення від норми». Це абсурдне твердження часто використовують для того, щоб залякати людину й змусити її витратити гроші. Фрази на кшталт: «Ваш рівень такого-то гормону перебуває на нижній (або верхній) межі норми, і це погано, це потрібно терміново коригувати» — не мають нічого спільного з професійною медициною. **Норма — це норма, і нею не можна маніпулювати.**

А що робити, якщо показник трохи виходить за межі референтного значення? Наприклад, рівень певного гормону становить 3,3 (в умовних одиницях), а лабораторія вказує верхню межу норми — 3,2. Невже це погано? Зовсім ні! Це може бути нормальним саме для вашого організму. Це може бути похибка лабораторії. Це може бути випадковий результат — адже рівні всіх речовин у нашому тілі постійно змінюються, тобто є динамічними. Вони ніколи не залишаються однаковими навіть у межах одного дня, не кажучи вже про тижні чи місяці. Без урахування ваших скарг і клінічних симптомів такі цифри не мають практичного значення.

24

Отже, будь-яке обстеження повинне призначатися за показаннями, бути раціональним і далеко не обов'язково об'ємним. Немає сенсу перевіряти всі гормони підряд чи здавати десятки аналізів без жодної підстави.

І ще одне: навіть якщо здати тисячу аналізів, мінімум у 10% випадків показники будуть трохи відхилятися від середньостатистичних референтних значень. І це абсолютно нормально, адже всі люди — унікальні, і фізіологічна норма в кожного своя.

Розділ 2. Ендокринні залози

У цьому розділі ми розглянемо найважливіші ендокринні залози та їхнє значення для організму людини.

2.1. Гіпоталамус

Гіпоталамус — це одна з найдавніших (і водночас найменших) частин головного мозку, яка виконує надзвичайно важливу роль у житті людини. Його вага становить усього лише близько 4 грамів, тоді як маса всього мозку — приблизно 1400 грамів. Його будова унікальна: в гіпоталамусі міститься велика кількість нервових волокон, а також клітини, здатні виробляти кілька типів гормонів.

Фактично гіпоталамус відповідає за найважливіші життєві функції:

- енергетичний обмін
- обмін речовин та контроль за його перебігом
- регуляція апетиту та функціонування шлунково-кишкового тракту
- водно-сольовий баланс
- підтримання сталої температури тіла
- накопичення енергетичних та поживних ресурсів
- регуляція сну і пробудження
- репродуктивна функція (дозрівання статевих клітин, вагітність, лактація)

- грудне вигодовування

- реакції на стрес

Кожен із цих пунктів заслуговує на окреме глибоке вивчення, але головний висновок очевидний: гіпоталамус — це надзвичайно важлива ендокринна структура.

Умовно гіпоталамус поділяють на три частини, кожна з яких виконує специфічні функції. Залежно від будови клітин, розрізняють три системи ендокринного (гормонального) впливу.

1. **Перша система** — нейрони, які синтезують такі гормони, як окситоцин і вазопресин. Ці гормони транспортуються через кровоносні судини в задню частку іншої важливої залози — гіпофіза, звідки вже потрапляють у загальний кровотік і розносяться по всьому організму, виконуючи свої функції.

2. **Друга система** — це клітини-нейрони, які безпосередньо контактують із гіпофізом і регулюють його діяльність, стимулюючи або пригнічуючи вироблення його гормонів. Наприклад, до таких належать *гонадотропін-рилізинг-гормони*.

3. **Третя система** — нейрони, що беруть участь в автономному (незалежному) контролі вироблення гормонів іншими органами, наприклад, у регуляції синтезу інсуліну в підшлунковій залозі.

Гіпоталамус входить до складу так званої *лімбічної системи* мозку, яка виконує три ключові функції:

формування емоцій (через мигдалеподібне тіло), формування пам'яті та регуляція сексуальної поведінки.

Розгляньмо основні гормони, які виробляє гіпоталамус:

Назва гормону	Роль	Нестача гормону	Надлишок гормону
Тиреотропін-рилізинг-гормон (ТРГ)	Стимулює вироблення тиреотропного гормону (тиреотропіну) та частково пролактину	Порушення функції щитоподібної залози	Випадки надлишку гормону не описані
Гонадотропін-рилізинг-гормон (GnRH)	Активує статеве дозрівання та стимулює вироблення гонадотропінів гіпофізом	Виникає при інтенсивних фізичних навантаженнях, голодуванні (анорексії)	Рідкісні пухлини гіпоталамо-гіпофізарної системи можуть спричинити надлишок тестостерону й естрогенів
Рилізинг-гормон фактора росту	Контролює вироблення гормону росту	Затримка росту, затримка фізичного розвитку, зниження м'язової маси, збільшення жирових відкладень	При пухлинах гіпоталамуса можливе збільшення гіпофіза, акромегалія, цукровий діабет, артеріальна гіпертензія, гігантизм
Кортикотропін-рилізинг-	Регулює вироблення адренокортикотро	Хвороба Альцгеймера, синдром	Депресія, анорексія, безсоння,

гормон (КРГ)	пного гормону; також може синтезуватися плацентою, впливає на тривалість вагітності	хронічної втоми, дефіцит у плаценті — ризик втрати вагітності	загострення аутоімунних захворювань
Соматостатин	Пригнічує вироблення тиреотропного гормону та гормону росту; також синтезується підшлунковою залозою	Даних недостатньо	Соматостатинома (пухлина), розвиток діабету, утворення жовчних каменів
Дофаін (інгібітор секреції пролактину, пролактин-рилізинг-гормон)	Пригнічує вироблення пролактину, контролює моторні функції	Хвороба Паркінсона	Дані суперечливі
Вазопресин	Впливає на функцію нирок і регуляцію виділення сечі	Втрата великої кількості рідини, розвиток нецукрового діабету	—
Окситоцин	Сприяє скороченню матки під час пологів, стимулює лактацію у відповідь на смоктання, покращує зв'язок	Невідомо	Доброякісна гіперплазія передміхурової залози

	між матір'ю та немовлям		

Рилізинг-гормони також часто називають рилізинг-факторами або ліберинами. Усі вони є білковими сполуками. У тваринному світі виявлено три типи гонадотропін-рилізинг-гормонів, і близько 85% людського GnRH є ідентичними до таких самих гормонів у багатьох ссавців.

Обстеження гіпоталамуса та його гормональної активності зазвичай не проводиться без вагомих показань. Це пояснюється тим, що всі гормони гіпоталамуса беруть участь у численних процесах і одночасно виконують кілька важливих функцій у регуляції діяльності організму людини.

Варто також розуміти, що існують синтетичні аналоги цих гормонів у формі лікарських засобів, які активно використовуються в клінічній практиці для лікування різних захворювань. Найчастіше це агоністи гонадотропін-рилізинг-гормонів, що застосовуються при лікуванні безпліддя, раку передміхурової залози, а також у випадках вродженого або набутої гормональної недостатності.

Окситоцин ефективно застосовується під час пологів і в післяпологовий період для стимуляції скорочень матки. Вазопресин використовується для лікування нецукрового діабету. Дофамін знайшов застосування в лікуванні різних форм шоку, однак має велику кількість побічних ефектів, тому його дозування потребує суворого контролю.

2.1.1. Чи існує гіпоталамічне захворювання?

Якщо в організмі є орган або частина мозку, що виконує таку важливу роль, як гіпоталамус, то логічно припустити: чи може існувати хвороба, пов'язана саме з його ураженням?

Про гіпоталамічне захворювання найчастіше йдеться після перенесеної фізичної травми, яка призвела до пошкодження певних ділянок гіпоталамуса. Оскільки ця структура мозку залучена до величезної кількості життєвих процесів, симптоми гормональної недостатності можуть бути дуже різноманітними та подібними до проявів порушень у роботі тих ендокринних органів, якими керує гіпоталамус. Таких симптомів відомо понад сотню — від безсоння, слабкості й хронічної втоми до безпліддя, порушень менструального циклу, збоїв у роботі щитоподібної залози тощо.

Оскільки гіпофіз тісно пов'язаний з гіпоталамусом, досить часто фіксуються порушення у виробленні гормонів саме гіпофізом. Визначити точний рівень ушкодження буває надзвичайно складно, тому обов'язково враховується історія (анамнез): перенесені черепно-мозкові травми, хірургічні втручання на мозку, наявність новоутворень. Такі стани нерідко об'єднують під загальною назвою *«гіпоталамо-гіпофізарні розлади»*.

Таким чином, гіпоталамічне захворювання дійсно існує, проте в клінічній практиці воно зустрічається вкрай рідко.

2.1.2. Окситоцин — гормон любові?

Останніми роками на всіх без винятку конференціях з ендокринології, де збираються лікарі та вчені з усього світу, активно обговорюються теми менопаузи, діабету, захворювань щитоподібної залози — адже ці стани стали надзвичайно поширеними. Проте не менший інтерес викликає гормон окситоцин, який широко застосовується в акушерстві практично в усіх країнах світу.

Біологиня Сью Картер, директор Інституту Кінсі при Університеті Індіани, присвячує багато часу вивченню впливу окситоцину, що вводиться під час пологів, на подальший розвиток дитини. Саме завдяки цьому вона стала однією з найпопулярніших лекторок останніх років. Доктор Картер далеко не перша дослідниця, яка порушує тему впливу окситоцину на поведінку тварин і людей, а також ставить під сумнів доцільність його повсюдного застосування в акушерській практиці.

Досліджуючи разом із колегами поведінку тварин, вона виявила, що рівень окситоцину — гормону, який давно називають «гормоном материнської любові» — відіграє ключову роль у формуванні тривалих моногамних пар між самцями й самками, у появі материнського інстинкту (тому його також називають «гормоном материнства») і в регуляції агресивної поведінки.

Останніми роками активно проводяться дослідження, присвячені впливу окситоцину на розвиток дітей, зокрема на формування соціальної поведінки людини, починаючи ще з внутрішньоутробного періоду (епігенетичний ефект окситоцину). Хоча в старих публікаціях стверджувалося, що окситоцин не проникає в клітини мозку, нові наукові дані підтверджують його безпосередній вплив на мозок — щоправда, механізм цього впливу досі вивчено недостатньо.

Дослідники виявили, що в дітей активність гена, відповідального за функцію рецепторів окситоцину (oxytocin receptor gene), визначається трьома факторами: самим процесом народження, поведінкою матері після пологів та введенням окситоцину ззовні (у вигляді лікарського засобу). Природне підвищення рівня окситоцину під час пологів не має негативного впливу на дитину. Проте великі дози синтетичного окситоцину, які часто застосовують для стимуляції або посилення пологової діяльності — нерідко без достатніх підстав, — можуть справляти тривалий вплив на так званий «соціальний мозок» дитини, тобто на ті зони, які відповідають за поведінку, емоційний зв'язок і побудову стосунків з іншими людьми.

Нейроендокринні дослідження впливу окситоцину на мозок людини — це відносно новий, але дуже перспективний напрям у доказовій медицині. Він уже сьогодні змушує прогресивних лікарів замислитися: наскільки виправданим є медичне втручання в природний процес пологів? Чи не надто багато агресії спрямовано на жінку в пологах? Чи не пов'язане зловживання медикаментозними засобами, зокрема стероїдними гормонами та окситоцином, зі зростанням поведінкових розладів у дітей — включно з аутизмом, анорексією (на що звертав увагу Мішель Оден)? І чи не час переосмислити застарілі догматичні уявлення про вагітність і народження дитини?

2.2. Гіпофіз

Попри те, що протягом тривалого часу про гіпофіз (питуїтарну залозу) майже нічого не було відомо, вже у 1365 році до н.е. в єгипетських записах згадується стан, подібний до акромегалії — ймовірно, в одного з фараонів. Гален, давньогрецький лікар і філософ, першовідкривач малого кола кровообігу (на визнання цього відкриття іншим лікарським світом пішло понад 400 років), — у 150 році н.е. вперше описав будову гіпофіза. Він вважав, що гіпофіз перекачує рідину (так звану флегму) з мозку до носоглотки.

На початку XVIII століття лікарям вже були відомі такі стани, як *аменорея* (відсутність менструального циклу), *акромегалія* (потовщення і розширення кісток лицьової частини черепа), а також *нецукровий діабет*. Прагнучи зрозуміти механізми виникнення цих хвороб, дослідники почали практикувати хірургічне видалення гіпофіза. Перше таке втручання через так званий *транссфеноїдальний доступ* — крізь основну кістку черепа — провів австрійський нейрохірург Герман Шлоффер у 1907 році. Згодом, у період між 1910 та 1925 роками, американський нейрохірург Гарві Кушинг виконав понад 200 подібних операцій.

Гіпофіз розташований у основі мозку, в кістковій порожнині, яку називають «турецьким сідлом». Чому саме «турецьким»? Тому що в минулому сідла, які використовували в Туреччині, мали характерну форму, яку нагадує ця кісткова структура. Учені-анатоми старовини часто надавали частинам тіла назви, порівнюючи їх з предметами побуту, тому ми маємо чимало латинських і грецьких термінів, пов'язаних з анатомією.

У нормі розмір гіпофіза становить від 5 до 15 мм, а вага — приблизно 0,5 г. У людини гіпофіз має дві частини: **передню** і **задню**.

Передня частка гіпофіза складається з шести типів залозистих клітин. Кожен тип клітин виробляє лише один конкретний гормон.

Розгляньмо, які саме гормони синтезуються в передній частці гіпофіза.

2.2.1. Тиреотропний гормон

Тиреотропний гормон (також відомий як тіреостимулювальний гормон, TSH, ТТГ, тиреотропін) — вже сама назва вказує на те, що цей гормон впливає на функцію щитоподібної залози, яка також належить до ендокринної системи.

В останні роки визначення рівня ТТГ стало рекомендованою практикою для всіх жінок, які планують вагітність, а також у першому триместрі вагітності.

ТТГ складається з двох амінокислотних ланцюгів: **α-ланцюг** має однакову будову в ТТГ, ФСГ (фолікулостимулювальний гормон), ЛГ (лютеїнізуючий гормон) та ХГЛ (хоріонічний гонадотропін людини), а **β-ланцюг** є унікальним для кожного з цих гормонів. Саме ця відмінність визначає специфічність їхньої дії в організмі.

Вироблення ТТГ залежить як від гіпоталамуса, так і від самої щитоподібної залози. Гіпоталамус через ТРГ (тиреотропін-рилізинг-гормон) стимулює синтез ТТГ, а нестача тиреоїдних гормонів у крові є сигналом для запуску вироблення тиреотропного гормону.

Цікаво, що ТТГ контролює не лише функцію щитоподібної залози, а й впливає на вироблення пролактину. Саме тому в багатьох жінок із порушеннями функції щитоподібної залози часто спостерігається підвищення рівня пролактину, що проявляється дискомфортом у молочних залозах — болючістю, набряком, відчуттям напруження, ущільненнями. Соматостатин, навпаки, пригнічує секрецію ТТГ.

На поверхні клітин щитоподібної залози розташовані специфічні рецептори, пов'язані з G-білками (G-protein-coupled receptors, GPCRs). ТТГ приєднується до цих рецепторів і таким чином активує клітини до вироблення тироксину (Т4) — основного гормону щитоподібної залози.

Антитіла до ТТГ

На жаль, до ТТГ можуть вироблятися антитіла, які часто відносять до аутоімунних, тобто таких, що утворюються організмом проти власних клітин. Вперше про них заговорили у 1956 році, коли їх вдалося виділити в сироватці хворих на хворобу Грейвса (базедову хворобу, дифузний токсичний зоб), що підтвердило аутоімунний характер захворювання. Ці антитіла належать до класу IgG; зв'язуючись із молекулами ТТГ, вони заважають засвоєнню гормону і його впливу на клітини щитоподібної залози. Механізм вироблення цих антитіл невідомий, як і способи зниження їх рівня.

Яким має бути рівень ТТГ?

Визначення рівня ТТГ стало дуже популярним, оскільки це показник роботи щитоподібної залози, а також критерій постановки діагнозів тиреоїдних розладів. Підвищена або знижена функція щитоподібної залози може спостерігатися в різні вікові періоди, а також у вагітних жінок і після пологів. Про це ми поговоримо в іншому розділі.

Близько 15 % жінок і 4 % чоловіків хоча б раз у житті мають проблеми з щитоподібною залозою. Але коли можна запідозрити відхилення в роботі щитоподібної залози, якщо симптоми не викликають тривоги або не зовсім зрозумілі?

Оскільки ТТГ впливає на функцію щитоподібної залози прямолінійно, то його низький рівень (у межах норми) свідчить про те, що щитоподібна залоза працює добре. Надмірно низькі рівні ТТГ свідчать про гіперфункцію, або гіпертиреоз. Навпаки, нестача тироксину і погана робота залози (гіпотиреоз) стимулюють гіпоталамо-гіпофізарну систему до більш активного вироблення ТТГ — рівень буде високим.

ТТГ виробляється гіпофізом у пульсуючому режимі, тому його рівень може коливатися протягом доби. Рівні ТТГ у здорових людей можуть відрізнятися на 50 %, адже кожна людина унікальна. Найважливіше — вироблення цього гормону має генетичну схильність (тут задіяні гени PDE8B і CAPZB), тому у близнючок патерн виділення гормону та його рівні практично однакові, якщо вони перебувають в однакових умовах життя. А отже, існують люди, в яких рівні ТТГ можуть не вписуватися в референтні значення норми, попри нормальну роботу щитоподібної залози.

Такі відмінності у рівнях ТТГ привели лікарів-дослідників до висновку, що це не найідеальніший показник роботи щитоподібної залози. Але відомо, що ТТГ збільшується в шість разів при зниженні вироблення тироксину на 30 %. Отже, як індикатор порушення функції щитоподібної залози він усе ж непоганий.

Рівні ТТГ мають враховувати вік, расову належність, стать і наявність вагітності. Проте в більшості лабораторій існують обмежені показники норми для дорослих: 0,4 — 4,0 мкМО/мл. У майже 25 % людей пенсійного віку (старше 60–65 років) спостерігаються зміни у функції щитоподібної залози, і багато з них потребують медикаментозного лікування. Також помічено, що антитіла до гормонів щитоподібної залози частіше зустрічаються при ТТГ > 2,5 мкМО/мл, а при нижчих показниках ТТГ спостерігаються зміни рівнів гормонів щитоподібної залози.

Чи так важливо мати ТТГ < 2,5 мкМО/мл під час вагітності?

Сучасні сімейні лікарі та акушери-гінекологи почали приділяти більше уваги функції щитоподібної залози. Тому жінкам, які планують вагітність, а також на початку вагітності, рекомендують визначення рівня ТТГ у крові.

Показник ТТГ 2,5 мкМО/мл і менше вважається міжнародним стандартом для першого триместру вагітності.

На якій підставі у 2011 році Американська тиреоїдна асоціація запропонувала саме такий максимальний рівень ТТГ, допустимий у першому триместрі? Насправді достеменно не відомо. Ці рекомендації слабо враховували вплив ТТГ на перебіг самої вагітності. Проте численні лікарські спільноти порушили питання гіпердіагностики захворювань щитоподібної залози та провели низку досліджень, які показали: нижчі показники ТТГ дійсно асоціюються з кращим перебігом вагітності та здоров'ям новонароджених.

Ще один великий аналіз клінічних досліджень, у якому порівнювали субклінічний гіпотиреоз (про нього йтиметься у розділі про щитоподібну залозу) з нормальною функцією залози, показав підвищений ризик переривання вагітності та підвищену смертність новонароджених, особливо за наявності аутоімунного процесу.

Підхід до рішення про призначення лікування має залишатися індивідуальним і враховувати наявні фактори ризику. Проте наразі такі показники ТТГ не є важливими для вагітності – важливо, щоб ці показники були в межах норми.

Йод і ТТГ

З одного боку, стало модним говорити про йододефіцит у низці регіонів світу. З іншого боку, йод почали активно додавати до багатьох продуктів харчування та дієтичних добавок. Лікарі часто радять пацієнтам приймати йод, посилаючись на його користь і «глобальний дефіцит». Але чи буває йод зайвим і як це відображається на рівні ТТГ?

Йод відіграє дуже важливу роль у нормальному функціонуванні щитоподібної залози та виробленні її гормонів. При нестачі йоду може порушуватись її функція, але йдеться про виражений або тяжкий йододефіцит, який проявляється не лише зниженням рівня тиреоїдних гормонів.

Коли організм отримує достатньо йоду з їжею та добавками, рівень ТТГ підвищується. **Чим більше йоду, тим вищий ТТГ**. У цьому й полягає парадокс, який може ввести в оману як лікаря, так і пацієнта. Здавалося б, чим більше йоду, тим більше має вироблятись гормонів щитоподібної залози, а отже, ТТГ має знижуватись. Але дослідження показали протилежне.

Це вважається своєрідною реакцією щитоподібної залози на надмірну кількість йоду. Такий ефект обов'язково потрібно враховувати під час правильної інтерпретації результатів аналізів.

Вага і ТТГ

Відомо, що порушення функції щитоподібної залози можуть бути пов'язані з коливаннями ваги. Але як нормально функціонуюча залоза впливає на вагу, як вага — на її роботу, і чи можна виявити порушення ще до появи симптомів? Виявляється, рівень ТТГ змінюється залежно від коливань маси тіла (індексу маси тіла).

Рівень гормонів щитоподібної залози впливає на енергетичний обмін і може посилювати або знижувати апетит, що, своєю чергою, впливає на кількість уживаної їжі. А ТТГ бере участь в обміні жирів і регулює їх накопичення в жировій тканині.

Підвищення рівня ТТГ спостерігалося в некурців — як у чоловіків, так і в жінок, які набирали вагу. Приблизно при збільшенні маси тіла на 800 г (майже 1 кг) може спостерігатися підвищення ТТГ. Що є первинним, а що вторинним — зміни у функції щитоподібної залози чи збільшення ваги — достеменно невідомо.

У курців залежність між рівнем ТТГ і вагою не була виявлена, проте відомо, що куріння негативно впливає на щитоподібну залозу.

Більше про щитоподібну залозу ви дізнаєтесь у подальших розділах цієї книги.

2.2.2. Фолікулостимулювальний гормон

Назва «фолікулостимулювальний гормон» підказує нам, що ця речовина впливає на якісь «фолікули». Насправді, це надзвичайно важливий гормон як для жінок, так і для чоловіків.

Ми обговоримо менструальний цикл в іншому розділі, а тут важливо зазначити, що жіночі *гонади* — репродуктивні органи, тобто яєчники — містять велику кількість пухирців (фолікулів), у яких знаходяться статеві клітини. Отже, фізіологічна будова яєчників — *мультифолікулярна*. **Без фолікулярного апарату яйцеклітини не будуть дозрівати і не будуть вироблятись гормони.** Таким чином, фолікулостимулювальний гормон (ФСГ) впливає на дозрівання фолікулів і яйцеклітин у них.

У чоловіків ФСГ разом із тестостероном бере участь у дозріванні чоловічих статевих клітин і виробленні сперми. Зернисті клітини фолікулів яєчників і клітини Сертолі в яєчках містять ФСГ-рецептори, які реагують на ФСГ, але механізм запуску дозрівання статевих клітин ще не вивчений, тому штучна регуляція цього процесу наразі неможлива.

Стан ФСГ-рецепторів і їх активація контролюється генами. Репродуктивна медицина і генетика намагаються з'ясувати, які саме гени та їх порушення впливають на дозрівання статевих клітин і здатність до зачаття. Це дуже складна та багатофакторна тема, яку лише почали вивчати.

ФСГ впливає на здоров'я кісткової тканини. У жінок у клімактеричному віці з настанням менопаузи зростає ризик переломів через втрату кісткової маси (цей стан називається остеопорозом). Виявилося, що у жінок із мутацією гена, відповідального за функцію ФСГ-рецепторів, не лише виникають проблеми з дозріванням статевих клітин і зачаттям, але й частіше спостерігається остеопороз.

Наявність ФСГ-рецепторів в інших тканинах і органах жінки свідчить про те, що ці тканини також можуть реагувати на ФСГ. Їх знаходять у внутрішній вистилці судин тіла та шийки матки, в ендометрії, у залозах каналу шийки матки, у м'язовій тканині матки. У вагітних жінок ФСГ виявляють у судинах пуповини й плаценти, а також у плодових оболонках. Під час вагітності вироблення ФСГ у гіпофізі матері пригнічується.

ФСГ-рецептори виявлені також у судинах деяких пухлин, що дає підстави припускати вплив ФСГ на утворення судин і кровопостачання новоутворень, а також можливість використання антагоністів ФСГ у лікуванні таких пухлин.

Коли важливо визначати рівень ФСГ?

Сам по собі фолікулостимулювальний гормон не пов'язаний безпосередньо з жодним конкретним захворюванням. Проте він є чудовим індикатором функції яєчників. Найчастіше рівень ФСГ визначають при діагностиці таких проблем:

- Порушення статевого дозрівання (передчасне, запізніле)

- Порушення менструального циклу (олігоменорея, аменорея)

- Безпліддя (включно з чоловічим)

- Пременопауза та менопауза

Дуже часто до гормонального профілю також входить визначення лютеїнізуючого гормону (ЛГ) та естрадіолу.

Коливання рівня ФСГ спостерігаються протягом усього менструального циклу, якщо жінка не приймає гормональні контрацептиви. Якщо менструальні цикли регулярні, то визначення ФСГ найчастіше не має практичного значення. Якщо ж аналіз все ж потрібен, то рівень ФСГ зазвичай перевіряють на третій день менструального циклу (першим днем циклу вважається перший день рясних менструальних виділень).

Якщо менструальні цикли відсутні або вкрай нерегулярні, рівень ФСГ можна визначати в будь-який день, хоча нерідко спершу викликають менструальноподібну реакцію, і вже з появою кровотечі відміни проводять обстеження.

Як одиничний показник ФСГ має практичне значення при підтвердженні менопаузи, але при цьому необхідно провести два незалежні аналізи протягом одного місяця.

Високий ФСГ

Найчастіше рівень ФСГ підвищується у жінок, які вступають у клімактеричний період. Цей гормон може почати зростати за 1—2 роки до настання менопаузи, але високий ФСГ є характерним для припинення дозрівання статевих клітин в яєчниках. Це може статися через ранню менопаузу (до 40 років), після операцій на яєчниках, при яєчниковій недостатності, передчасному виснаженні яєчникового резерву. Підвищений рівень ФСГ також спостерігається при недорозвиненні яєчників (гонад), синдромі Тернера, синдромі Клайнфельтера, деяких видах вродженої гіперплазії надниркових залоз. У чоловіків високий ФСГ означає функціональну недостатність яєчок. При системному червоному вовчаку в жінок також часто спостерігається підвищення ФСГ.

А тепер поговоримо про деякі міфи навколо високого ФСГ. Як я вже згадувала, один-єдиний показник одного аналізу без урахування скарг і клінічної картини не має практичного значення. Тому, коли виявляють підвищений ФСГ — це не завжди поганий показник. По-перше, вироблення й викид ФСГ відбуваються в пульсуючому режимі, тому навіть протягом доби його рівень постійно змінюється. По-друге, підвищення рівня ФСГ свідчить про те, що організм намагається запустити дозрівання яйцеклітин, тобто стимулювати роботу яєчників. Іншими словами, організм «відчуває», що на якомусь рівні, можливо, ще незрозумілому для лікарів, відбулася певна «поломка».

Хоча ФСГ відіграє роль у стимуляції дозрівання яйцеклітин, цей гормон сам по собі не демонструє процес дозрівання, а умовно відображає кількість яйцеклітин в яєчниках — те, що ми називаємо *яєчниковим резервом*. Якщо яєчниковий резерв низький, то рівень ФСГ підвищується, щоб активізувати процес дозрівання тих яйцеклітин, що ще залишились. Але це не означає, що жінка вже перебуває в менопаузі.

У багатьох жінок віком 20–30 років можуть бути різні причини підвищеного рівня ФСГ, при цьому менструальні цикли у них зберігаються. І це не завжди пов'язано з патологією яєчників. Наприклад, пухлина гіпофіза може супроводжуватися високим рівнем ФСГ, який при цьому блокує роботу яєчників.

Звичайно, коли у жінки підвищений ФСГ, можуть виникнути труднощі із зачаттям. Таким жінкам часто потрібна допомога репродуктивних технологій.

Чим вищий рівень ФСГ, тим складніше отримати потомство, адже це зазвичай пов'язано з низьким яєчниковим резервом. Важливо знати, що на сьогодні у медичному арсеналі не існує жодного лікарського засобу, який би міг знизити рівень ФСГ і привести його до норми. І пам'ятаймо: це лише індикатор функції яєчників і дозрівання яйцеклітин у них — саме ФСГ не є причиною порушення цього процесу.

Низький ФСГ

Чомусь найчастіше лікарі й пацієнтки зосереджуються на підвищених показниках ФСГ. Але низький рівень цього гормону також не є нормою. Найчастіше зниження ФСГ спостерігається при недостатності яєчників і яєчок (*гіпогонадизмі*). Це може бути як вроджений, так і набутий стан. У чоловіків припиняється вироблення сперми, у жінок зникає менструальний цикл.

Оскільки ФСГ виробляється в гіпофізі, захворювання гіпофіза можуть супроводжуватися зниженням рівня цього гормону: *пригнічення функції гіпоталамуса, гіпопітуїтаризм, синдром Каллмана*. Пригнічення функції яєчників і яєчок медикаментозними засобами також може призводити до зниження ФСГ (використання антагоністів і агоністів GnRH).

Крім того, низький ФСГ спостерігається при синдромі полікістозних яєчників, особливо в поєднанні з ожирінням, надмірним оволосінням і безпліддям. Підвищений рівень пролактину, як і застосування естрогенів або їх надмірне утворення в організмі жінки, також може знижувати рівень ФСГ.

Дуже рідко порушення вироблення ФСГ відбувається на генетичному рівні (мутації в генах), що може супроводжуватися порушенням овуляції у жінок і сперматогенезу у чоловіків, а також безпліддям у обох. Фактично ФСГ є індикатором дисфункції гонад.

Але яким би низьким не був рівень ФСГ, дуже важливо враховувати скарги пацієнта й підходити до аналізу ситуації індивідуально.

Синтетичні аналоги ФСГ

У 1960-х роках лікарі почали застосовувати гормональні препарати, отримані з сечі жінок у менопаузі. Це був *менотропін*, або *людський менопаузальний гонадотропін* (МГГ), що містив ФСГ і ЛГ.

Чому використовували екстракт із сечі жінок у менопаузі? Тому що у жінок у цьому стані дуже високі рівні ФСГ і ЛГ у крові та сечі. У 1949 році був розроблений дуже простий метод виділення гонадотропінів із сечі. Перші препарати містили однакову кількість ФСГ і ЛГ, але, розуміючи важливість ФСГ у дозріванні яйцеклітин, цю пропорцію змінили — у бік збільшення ФСГ.

Згодом, завдяки новим технологіям, з сечі почали виробляти *урофолітропін* з мінімальною кількістю інших біологічних домішок, які раніше входили до складу таких препаратів. Деякі з них містили незначну кількість ХГЛ.

Сьогодні існує декілька лікарських препаратів, які містять ФСГ у чистому вигляді або в комбінації з ЛГ, ХГЛ та іншими речовинами. Вони широко використовуються в репродуктивній медицині для стимуляції росту фолікулів.

Яйцеклітини необхідні як для природного зачаття, так і для штучного (ЕКЗ). Вид і доза препарату залежать від того, з якою метою проводиться стимуляція овуляції. В одних випадках достатньо отримати лише кілька статевих клітин, в інших (для ЕКЗ) потрібно понад 10 яйцеклітин. Велику роль відіграє і особистий вибір лікаря — його розуміння того, як діють препарати, у чому їхні відмінності, переваги та недоліки.

2.2.3. Лютеотропний гормон

Лютеотропний, або лютеїнізувальний гормон (ЛГ, лютропін, лютрофін, лютеотропін), відіграє не менш важливу роль, ніж ФСГ. Досить часто ця «солодка парочка» діє разом, і певне співвідношення між ними необхідне для нормального функціонування жіночого й чоловічого організмів. Лютеотропний гормон також є гонадотропіном, тобто впливає на роботу яєчників і яєчок.

Сама назва «лютеотропний» вказує на причетність цього гормону гіпофіза до жовтого тіла яєчника. Але в жіночому організмі його роль не обмежується лише впливом на формування і функцію жовтого тіла. Лютеотропний гормон також стимулює вироблення жіночих статевих гормонів зернистими клітинами фолікулів.

Пік ЛГ спостерігається перед овуляцією, за яким іде короткочасний сплеск прогестерону. Ці два взаємопов'язані підйоми гормонів впливають на вихід дозрілої яйцеклітини з фолікула — те, що ми називаємо *овуляцією*. Тому без ЛГ не відбудеться дозрівання яйцеклітин.

Як тільки відбулася овуляція, рівень ЛГ починає поступово зростати, впливаючи на процес перетворення лопнутого фолікула спершу в *геморагічне тіло* (заповнене кров'ю), а потім — у *жовте тіло* яєчника, і на вироблення цим тілом прогестерону. Таким чином, ЛГ контролює гормональну активність яєчників.

Вироблення лютеотропного гормону, що регулює синтез тестостерону, естрогенів і прогестерону, залежить від гіпоталамо-гіпофізарної активності. Упродовж доби, а також у різні фази менструального циклу, пульсація ЛГ може відбуватися в різних режимах:

- пульсація з високою амплітудою (викид великої кількості ЛГ без чітких часових інтервалів);

- апульсація (вироблення ЛГ незначне);

- пульсація у стані сну (майже хаотична за частотою та амплітудою);

- регулярна 90-хвилинна рівномірна пульсація.

Усі ці режими вважаються нормальними і можуть змінюватися в однієї й тієї ж здорової жінки. Але від режиму пульсації ЛГ залежить і режим вироблення інших гормонів, зокрема прогестерону. 90-хвилинна рівномірна пульсація, або класична, про яку написано в підручниках, не є постійною формою викиду ЛГ, але частіше спостерігається у період максимальної продукції прогестерону.

Крім того, пульсуючий викид ЛГ залежить від віку, стану стресу, перевтоми, надмірного фізичного навантаження, наявності ряду ендокринних захворювань. Патерн такої пульсації дуже різноманітний, як і зміна режимів пульсації, яка може бути частою та непередбачуваною під впливом внутрішніх і зовнішніх чинників. Тому одиничне визначення рівня статевих гормонів і прогестерону в крові жінки практично ніколи не відображає реальної картини й може призвести до помилкових діагнозів.

Ще один дуже важливий гормон — *хоріонічний гонадотропін людини* (ХГЛ), який з'являється під час вагітності, має схожу будову з ЛГ, і тому обидва гормони можуть взаємодіяти з одними й тими ж рецепторами клітин. Вважається, що координована дія цих двох гормонів впливає на успішну імплантацію плодового яйця. З розвитком вагітності рівень ЛГ знижується внаслідок активності ХГЛ.

У чоловіків ЛГ відіграє важливу роль у стимуляції вироблення й вивільнення чоловічих статевих гормонів у яєчках. Часто його називають *гормоном, що стимулює інтерстиціальні клітини* (ICSH).

Визначення рівня ЛГ є частиною обстеження у жінок, які страждають на безпліддя. Також його можуть визначати в комбінації з іншими гормонами при порушеннях менструального циклу. Скарги на загальну слабкість і втому, несподівану втрату ваги, зниження апетиту вимагають визначення рівня ЛГ.

У чоловіків ЛГ часто визначають за наявності зниженого рівня тестостерону, зниження лібідо, зменшення м'язової маси.

Цікаво, що вироблення ФСГ і ЛГ контролюється одним і тим самим GnRH (гонадотропін-рилізинг-гормоном) гіпоталамуса, але досі невідомо, який саме механізм цього регулювання і як один гормон може керувати виробленням двох різних гормонів. Надлишок ЛГ і ФСГ переробляється печінкою і виводиться з організму через нирки з сечею.

Як одиничний аналіз, визначення рівня ЛГ не має практичного значення, оскільки ЛГ тісно взаємодіє з іншими гормонами.

Високий і низький ЛГ

Два найпоширеніші стани, за яких спостерігається підвищений рівень ЛГ — це клімакс і синдром полікістозних яєчників. Якщо рівень ЛГ дуже високий, необхідно виключити наявність пухлини гіпофіза.

Практичне значення низького рівня ЛГ вивчено недостатньо. Гормон може бути зниженим при захворюваннях гіпофіза, стресі, анорексії, голодуванні. Генетичне порушення може призвести до низького рівня ЛГ, що нерідко проявляється таким станом, як гіпогонадизм.

Ізольована недостатність лютеїнізуючого гормону трапляється вкрай рідко, частіше — у поєднанні з недостатністю ФСГ.

Попри те, що ЛГ відіграє дуже важливу роль в організмі людини, значно більшого поширення набуло визначення співвідношення ЛГ і ФСГ, оскільки ці гормони взаємодіють між собою — про що ми поговоримо далі.

Співвідношення ЛГ і ФСГ, і навпаки

Напевно багато жінок, які стикалися з діагнозом «синдром полікістозних яєчників» (СПКЯ), чули про **співвідношення ЛГ і ФСГ**. Це співвідношення впродовж багатьох років входило до діагностичних критеріїв СПКЯ, при якому воно вважалося підвищеним. Однак припущення про високий ЛГ/ФСГ (понад 3) при цьому захворюванні не мало доказової бази. Нові дослідження показали, що у здорових жінок і тих, які страждають на СПКЯ, співвідношення ЛГ і ФСГ є однаковим. Лише в невеликої групи жінок із синдромом полікістозних яєчників (у яких відсутня овуляція) може спостерігатися незначне підвищення цього співвідношення, але в більшості випадків воно все одно менше 3.

Чому ж у певної частини жінок співвідношення ЛГ і ФСГ зростає? Як я вже згадувала, вироблення цих двох гормонів відбувається в пульсуючому режимі, що відображає виділення гонадотропін-рилізинг-гормону в гіпофізі. У здорових жінок частота викидів ФСГ і ЛГ синхронізована у часі. У жінок із СПКЯ частота викидів ЛГ підвищується, тоді як викид ФСГ залишається на тому ж рівні або злегка знижується. Це й призводить до того, що рівень ЛГ зростає на тлі нижчого рівня ФСГ.

Лютеотропний гормон стимулює вироблення чоловічих статевих гормонів в яєчниках, і при високому його рівні може виникати стан *гіперандрогенії* — одного з ключових клінічних і лабораторних проявів СПКЯ.

Вивчення механізму вироблення ЛГ і ФСГ у жінок із СПКЯ привело науковців до відкриття, що часта пульсація гонадотропін-рилізинг-гормону, який виробляє гіпоталамус, відповідає за підвищене вироблення ЛГ, а більш повільна — за ФСГ. І саме в цьому, можливо, криється механізм контролю двох різних гормонів гіпофіза одним гормоном гіпоталамуса — як я вже згадувала вище. Наразі це лише теоретичне припущення, що потребує подальшого глибшого вивчення. Адже ми досі не знаємо, що саме контролює та стимулює таку частоту пульсацій у здорових жінок і жінок з ендокринними захворюваннями.

У дівчат пульсуючий характер вироблення гонадотропінів не проявляється до моменту

становлення регулярного менструального циклу ближче до завершення статевого дозрівання (приблизно у 19–22 роки).

Цікаво, що в понад 80 % жінок із СПКЯ співвідношення ЛГ і ФСГ не перевищує 2,5 (у майже 30 % випадків — менше 1), приблизно у 13 % — у межах 2,5–3,5, а в решти — більше 3,5. Таким чином, у більшості жінок із СПКЯ це співвідношення перебуває в межах норми. Саме тому воно перестало бути діагностичним критерієм СПКЯ (про це захворювання ми поговоримо в окремому розділі).

У медицині також використовують **співвідношення ФСГ/ЛГ**. Важливо розуміти, що це зовсім інше співвідношення, і тому має інше практичне значення. Воно змінюється протягом усього менструального циклу, оскільки змінюються його фази. Але чи можна за цим співвідношенням визначити якість менструального циклу?

Виявилося, що низький показник (менше 1,4) співвідношення ФСГ і ЛГ у перші дні циклу характерний для довших менструальних циклів із подовженою першою фазою, нижчою частотою овуляції та зачаття, проте друга фаза та вироблення прогестерону при цьому не змінюються. Загалом, це співвідношення в поєднанні з низьким рівнем ФСГ на 3–5 день циклу асоціюється з подовженою першою фазою, але не має прогностичного значення для другої фази циклу.

Вивчення співвідношення ФСГ/ЛГ проводиться в репродуктивній медицині для підбору індивідуального лікарського препарату та дози при стимуляції овуляції. Відомо, що реакція на препарати індивідуальна: у однієї жінки можна отримати велику кількість яйцеклітин після введення невеликої дози гонадотропінів або інших препаратів, а в іншої яєчники залишаються інертними навіть після стимуляції великими дозами. Заздалегідь передбачити реакцію в більшості випадків неможливо. Тому лікарі шукають оптимальний прогностичний тест, щоб підвищити ефективність лікування безпліддя.

За нормальних кількісних показників ФСГ і ЛГ їх співвідношення може бути як низьким, так і високим. Виявилося, що якщо ФСГ/ЛГ більше 3 на третій день циклу, реакція на стимуляцію овуляції може бути слабкою, а успішність ЕКЗ — низькою. При цьому в таких жінок після стимуляції овуляції може спостерігатися підвищений рівень ФСГ упродовж кількох місяців. Низькі значення цього співвідношення (менше 2) асоціюються з низькою частотою овуляцій і можуть спостерігатися в жінок із низьким оваріальним резервом, але з появою різних препаратів і режимів стимуляції співвідношення ФСГ і ЛГ втратило своє прогностичне значення.

З віком показники співвідношення ФСГ і ЛГ змінюються, тому його не рекомендують визначати в жінок старше 40 років.

Крім того, ми досі не знаємо ідеальних параметрів цього співвідношення, які б точно характеризували оптимальні рівні овуляції та зачаття.

Синтетичні форми ЛГ та їх застосування

ЛГ у вигляді лікарського препарату входить до складу менотропіну в комбінації з ФСГ, а також до складу низки інших препаратів, які найчастіше використовуються в репродуктивній медицині. Існує рекомбінантний ЛГ. Проте виробництво ЛГ є дороговартісним.

Виявилося, що хоріонічний гонадотропін людини (ХГЛ), який можна легко отримати з сечі вагітних жінок, може чинити таку ж дію, як і ЛГ.

2.2.4. Пролактин

Про пролактин можна написати окрему книгу, адже він один впливає на стільки різних клітин, тканин і органів, скільки всі інші гормони разом узяті. І це не жарт! Це справді так.

Чомусь у ряді публікацій, очевидно, через помилку, яку колись хтось допустив при складанні словників медичної термінології, лютеотропним гормоном почали називати пролактин — гормон гіпофіза, що впливає на ріст молочних залоз і вироблення молока. Насправді ж пролактин має інші синоніми: лактотропін, лактотропний гормон (ЛТГ). Дуже рідко його називають лактогенним або лактостимулювальним гормоном. Тобто поняття «лакто» пов'язане з молочними залозами. Називати пролактин лютеотропним гормоном, як це трапляється в деяких словниках, — помилка.

З одного боку, цьому гормону приділяється найбільша увага. Завдяки його ролі у виробленні молока, він інтенсивно вивчається з моменту відкриття. З іншого боку, і досі залишається незрозумілим, як один-єдиний гормон може чинити настільки багатосторонній вплив на організм.

Основна частина пролактину виробляється в особливих клітинах гіпофіза — лактотропних клітинах. Але він також може синтезуватися й поза межами гіпофіза: у молочних залозах, матці, Т-лімфоцитами та плацентою.

Регуляція вироблення пролактину вважається найунікальнішою й найнестандартнішою порівняно з іншими гормонами гіпофіза. Усі гормони гіпофіза потребують стимуляції з боку гіпоталамуса — через рилізинг-гормони, про які вже йшлося раніше. Пролактин — виняток. Його вироблення гальмується гіпоталамусом, і щойно це гальмування припиняється — виникає сплеск пролактину. Хоча пригнічувальний вплив на вироблення пролактину приписують дофаміну, однак справжній пролактин-інгібувальний фактор так і не був виокремлений.

Друга особливість вироблення пролактину полягає в тому, що для нього не існує зворотного зв'язку з боку органів, які його використовують. На відміну від інших гормонів гіпофіза, пролактин не впливає на інші ендокринні органи або органи-мішені. Наприклад, ТТГ контролює функцію щитоподібної залози, яка, своєю чергою, виробляє гормони. Гонадотропіни регулюють вироблення статевих гормонів і прогестерону гонадами. **Але пролактин не впливає на вироблення гормонів іншими органами. Молочні залози не виробляють гормонів.** Тому високі рівні пролактину залишаються без контролю — зокрема й з боку гіпофіза. Можливо, молекули пролактину діють безпосередньо на гіпоталамус, запускаючи в ньому пригнічення власної продукції через стимуляцію дофаміну — своєрідний унікальний акт саморегуляції.

За своєю будовою пролактин дуже схожий на гормон росту і плацентарний лактоген — їхнє вироблення контролюється єдиним геном, розташованим у 6-й хромосомі. Вважається, що така спорідненість гормонів виникла близько 400 млн років тому в перших гризунів. Існує кілька форм пролактину, значення яких досі повністю не вивчене. Пролактин взаємодіє з тими ж рецепторами клітин, що й гормон росту, однак механізм цієї взаємодії є надзвичайно складним і продовжує вивчатися. Також існує кілька типів рецепторів. Цікаво, що перші пролактинові рецептори були виділені з клітин печінки щурів.

Отже, найбільш вивчені функції пролактину такі:

• регуляція розвитку молочних залоз
• ініціація та підтримка вироблення молока (лактації)
• вплив на репродуктивну функцію
• участь у роботі імунної системи
• регуляція обміну речовин (осморегуляція)
• вплив на поведінку людини.

Але роль пролактину виходить далеко за межі цього списку — йому приписують понад 300 функцій в організмі людини, і це ще не межа! Науковців, які вивчають особливості пролактину, вражає той факт, що він виконує настільки різноманітні й, здавалося б, зовсім несумісні функції. Ми знаємо, наскільки важливий пролактин для вагітної та жінки, яка годує груддю. Ми знаємо, що надлишок пролактину може негативно впливати на процес дозрівання яйцеклітин. Але ми дуже мало знаємо про значення пролактину для невагітних і не годуючих грудьми жінок, а також для чоловіків.

Ще один важливий факт: **найвищі рівні пролактину спостерігаються наприкінці вагітності, у третьому триместрі.** Ці рівні вищі, ніж після пологів і навіть під час лактації. Плід перебуває під впливом дуже високих рівнів пролактину, тому вважається, що цей гормон відіграє важливу роль у процесі дозрівання майбутньої дитини, а також у механізмі запуску пологів.

Під час вагітності плацента виробляє особливий тип пролактину, який, з одного боку, вважається пролактином, а з іншого — пролактиноподібною речовиною. *Плацентарний лактоген* за структурою схожий і на гормон росту, і на гіпофізарний пролактин, і складно визначити, з яким із них він має більшу спорідненість. Але й особлива тканина ендометрію — *децидуальна* — також може виробляти власний пролактин. Це починається у другу фазу менструального циклу під впливом прогестерону і продовжується під час вагітності, причому після імплантації плодового яйця вироблення гормону значно зростає.

Навколоплідні води також мають певну гормональну активність, зокрема через наявність у них кількох типів пролактину.

М'язовий шар матки (*міометрій*) здатен виробляти власний пролактин, але які саме клітини беруть участь у цьому процесі — досі невідомо. До того ж, регуляція вироблення пролактину міометрієм і ендометрієм є зовсім різною. Яку саме функцію виконує цей тип пролактину, також невідомо.

Надзвичайно унікальний факт: пролактин може вироблятися клітинами мозку!

Ще одна містична загадка пролактину: на відміну від інших гормонів, не знайдено генетичних поломок (*поліморфізмів*) для самого пролактину та рецепторів, з якими він зв'язується. При цьому лактотропні клітини (або пролактинові клітини) займають від 20 % до 50 % об'єму передньої долі гіпофіза. Так, **не існує жодного генетичного захворювання, пов'язаного з поломкою гена, що контролює вироблення пролактину. Тому не існує ізольованої, чистої форми недостатності пролактину.** Через те, що у світі немає людей, в яких би повністю відсутній пролактин, ми не можемо детально описати стан «без пролактину», щоб повністю усвідомити роль цього гормона в організмі людини.

Підвищений рівень пролактину (*пролактинемія*) — це єдиний стан, на який лікарі звертають увагу.

Досі не відомі мінімальні рівні пролактину, необхідні для нормального функціонування людини. Відсутність ділянок гіпофіза, що виробляють пролактин (наприклад, після видалення пухлини гіпофіза), не призводить до повного зникнення пролактину в організмі, адже існують інші джерела його вироблення — екстрагіпофізарні джерела.

Найдивовижніше те, що при гострій нестачі пролактину гормон росту може зв'язуватись із тими ж рецепторами, що й пролактин, і виконувати його функцію, тобто замінювати його.

Припускають, що пролактин — це не лише гормон, а й особливий тип речовини — *цитокін.* Цитокіни — це дуже малі молекули білка, що виконують інформаційну функцію. Вони здатні передавати сигнали від однієї клітини до іншої, взаємодіючи з її рецепторами. Деякі форми пролактину мають дуже маленький розмір і можуть виконувати роль переносників сигналів.

Попри те, що молоко виробляється всіма ссавцями, моделей тварин, у яких би процеси вироблення, регуляції й дії пролактину повністю збігалися з людськими, не існує. Тому вивчення цього гормону в людей є ускладненим.

Особливості виділення пролактину

Секреція (виділення) пролактину гіпофізом має свої особливості. Першим був вивчений механізм виділення пролактину під час акту смоктання, зокрема в період лактації та грудного вигодовування. Це гострий тип вироблення пролактину, або так званий *класичний нейроендокринний рефлекс*, що спостерігається протягом короткого часу — кількох годин. Чим довше триває акт смоктання, тим більше пролактину виділяється. Але також важливу роль відіграє якість смоктання — воно має бути активним, або, простіше кажучи: для активного вироблення пролактину (і молока) дитина має бути голодною і смоктати груди «з апетитом».

Естрадіол стимулює інший тип секреції пролактину — *хронічний*. Він залежить від часу доби. У багатьох тварин підвищення рівня естрогену в другій половині дня викликає підвищення пролактину. З кожним днем рівень пролактину зростає.

Виділення і вироблення пролактину має ще одну особливість — цей процес залежить від сну. Підвищення з першої стадії повільного сну (Non-REM сон), яка триває 5–10 хвилин. Упродовж доби відбувається 13–14 піків підвищення рівня пролактину кожні 90 хвилин. На вироблення рівня гормону відбувається з початком сну (нічного), тобто пролактину також впливає прийом їжі, особливо білкової. Це означає, що рівень пролактину коливається протягом доби, і різниця в показниках може сягати 25 %.

Під час вагітності вироблення пролактину також залежить від денного та нічного часу. Такий тип секреції пролактину потрібен для підтримки жовтого тіла і вироблення ним прогестерону на ранніх термінах вагітності.

Чи змінюються рівні пролактину залежно від менструального циклу? Дані з цього питання суперечливі. Одні дослідження свідчать, що рівень пролактину підвищується ближче до овуляції і залишається високим упродовж другої половини циклу. Інші — заперечують такі коливання пролактину. Найчастіше день менструального циклу не має значення для здачі аналізу на пролактин.

З настанням клімаксу майже в половини жінок рівень пролактину залишається в межах норми, а в інших може знижуватись або підвищуватись, але ці зміни мінімальні й не впливають на здоров'я.

Одноразового вимірювання пролактину в крові достатньо для визначення надлишку цього гормону. Забір крові зранку після пробудження або після прийому їжі не є обов'язковою умовою для проведення тесту — це можна робити будь-коли протягом доби. Показники рівня пролактину, що перевищують верхню межу норми, можна вважати *гіперпролактинемією*, але важливо враховувати наявність факторів, які можуть підвищувати рівень пролактину. **У 30 % випадків незначне**

підвищення рівня цього гормону пов'язане зі стресом (наприклад, страхом і переживаннями — так званим синдромом білого халата). Надто травматичний і тривалий прокол вени (коли довго намагаються «дістатися до вени») також може бути причиною підвищення пролактину. В окремих випадках, коли є сумніви щодо показників гормону, рекомендовано повторити забір крові через 20–30 хвилин з урахуванням пульсуючого характеру вироблення гормону. Щоправда, на практиці жінка йде з лабораторії й повертається до лікаря лише після отримання результатів обстеження. Тому повторне визначення рівня пролактину проводять тоді, коли лікар сумнівається в достовірності отриманих даних.

Пролактин і мозок

Раніше було сказано, що пролактин бере участь у формуванні поведінки людини. Цю функцію гормону пояснюють тим, що клітини мозку здатні виробляти власний пролактин.

Коли в різних ділянках мозку виявили пролактинові рецептори, це наштовхнуло вчених на думку, що завдяки їм засвоюється пролактин із гіпофіза, який завжди циркулює в крові. Але в разі видалення гіпофіза було виявлено, що мозок не залишається без пролактину. Отже, має бути ще одне джерело пролактину в мозковій тканині. З'ясувалося, що мозок сам може виробляти пролактин, причому у зв'язці з іншими гормонами або продуктами їхнього обміну. Наприклад, пролактин через рецептори естрогенів впливає на вироблення стероїдних гормонів яєчок і яєчників.

Якщо окситоцин називають гормоном любові — зокрема материнської — то як можна охарактеризувати пролактин через призму його дії? Як гормон **материнської турботи**. Окситоцин і пролактин у період лактації та грудного вигодовування діють разом.

Експерименти на тваринах показали, що пролактин необхідний для формування материнської поведінки, яка передусім виявляється в піклуванні про потомство. Вона може почати формуватися ще в період вагітності, можливо, не без участі плацентарного лактогену. Але материнські почуття посилюються із підвищенням рівня пролактину.

Вважається, що пролактин стимулює апетит. Не дивно, що у вагітних жінок і після пологів на тлі грудного вигодовування підвищується апетит, і вони починають споживати більше їжі (і набирати зайву вагу). Але й при підвищеному рівні пролактину (пролактинемії) у жінок, які не годують грудьми, теж може спостерігатися набір ваги через посилення апетиту.

Під час стресу в тканинах мозку підвищується рівень пролактину. Вважається, що він бере участь у зменшенні стресової реакції та заспокоєнні нервової системи. І не секрет, що в стані стресу люди полюбляють заглядати в холодильник і постійно щось жувати.

Підвищений рівень пролактину — пролактинемія

Підвищений рівень пролактину в крові, або гіперпролактинемія, може бути ознакою певного захворювання, а може проявлятися як самостійний симптом, що впливає на функціонування організму людини, особливо жінок. Це також може бути фізіологічною нормою.

Під час аналізу показника рівня пролактину надзвичайно важливо враховувати одиниці вимірювання цього гормону, оскільки можна зробити хибні висновки. Нормальними вважаються показники пролактину до 30 нг/мл, хоча низка організацій можуть мати інші стандарти. Показники понад 50 нг/мл є діагностичною ознакою пухлини гіпофіза (*пролактиноми*).

Коли підвищений рівень пролактину може бути нормою?

• У підлітковому віці (тільки в дівчат).
• Під час вагітності.
• Після завершення вагітності (до 3 місяців).
• У період лактації та грудного вигодовування.
• Після стимуляції сосків (у тому числі після статевого акту).

Підвищений рівень пролактину може спостерігатися за таких станів:

• гострий і хронічний стрес;
• після інтенсивних фізичних навантажень;
• безсоння;
• голодування й гіпоглікемія (низький рівень цукру в крові);
• захворювання щитоподібної залози;
• оперативне втручання;
• прийом деяких медикаментів (антагоністи дофаміну, естрогени, антидепресанти, деякі види знеболювальних, антигістамінні, протиепілептичні, гормональні контрацептиви тощо).

Медикаментозна гіперпролактинемія вважається однією з найпоширеніших причин підвищеного рівня цього гормону, особливо в жінок. Перелік препаратів, що викликають пролактинемію, великий і з кожним роком збільшується (тому уважно читайте інструкцію до ліків!).

Пролактин підвищується не тільки на тлі прийому гормональних контрацептивів, а й після їх скасування (ефект відміни). У 30 % жінок, які приймають КОК, особливо препарати з високим вмістом гормонів, спостерігається незначне або помірне підвищення пролактину. Використання естрогенів з лікувальною метою також може підвищувати рівень пролактину.

Щоб підтвердити зв'язок між лікарським засобом і гіперпролактинемією, потрібно припинити його прийом на 3 дні (якщо схема лікування це дозволяє) і повторити аналіз на пролактин. При цьому рівень гормону буде нижчим, але не обов'язково в межах норми.

Якщо жінка страждає на якесь тривале хронічне захворювання, на початку рівень пролактину може підвищуватися, але через порушення пульсуючої секреції гормону внаслідок тривалого стресу його рівень може знижуватися.

Підвищені рівні пролактину (у 20–40 % випадків) найчастіше спостерігаються через пухлини гіпофіза — як ізольовані пролактиноми, так і змішані аденоми. Аденоми до 10 мм у діаметрі називають *мікроаденомами*, понад 10 мм — *макроаденомами*. Мікроаденоми частіше зустрічаються у жінок репродуктивного віку, а макроаденоми — в постменопаузі. Аденоми можуть бути функціональними, тобто брати участь у виробленні пролактину, і нефункціональними (неактивними).

При захворюваннях гіпофіза (*гіпофізит*) і гіпоталамуса, після опромінення гіпофіза або його травми також може спостерігатися підвищення рівня гормону. Інші пухлини мозку (гліоми, краніофарингіоми) можуть впливати на продукцію пролактину. Дермоїдні пухлини яєчників і гіпернефрома, як і бронхолегеневий рак, нерідко супроводжуються високим рівнем пролактину. Хронічна ниркова недостатність, особливо в поєднанні з гемодіалізом, також може супроводжуватися гіперпролактинемією.

У 10–20 % випадків спостерігається *ідіопатична гіперпролактинемія*, коли причина підвищення рівня гормону невідома. Однак похибка в діагностиці причин пролактинемії часто пов'язана з тим, що в лабораторіях не визначають окремо макропролактин (про нього йтиметься далі).

Як проявляється гіперпролактинемія?

Виявити її у жінок набагато легше, ніж у чоловіків, оскільки жінки частіше скаржаться на симптоми. Найпоширеніші скарги такі:

• порушення менструального циклу (оліго- або опсоменорея);
• відсутність менструацій (аменорея);
• виділення з сосків (галакторея);
• зниження статевого потягу;
• безпліддя;
• зниження кісткової маси (остеопороз).

Втім, жінки не завжди відчувають ці симптоми. І не завжди ці ознаки обумовлені саме пролактинемією. Наприклад, після завершення грудного вигодовування виділення з сосків можуть зберігатися протягом кількох років. Безпліддя може виникати з інших причин. Остеопороз характерний для жінок клімактеричного віку. У кожному випадку потрібен індивідуальний підхід до оцінки причин скарг.

Рівень пролактину не корелює з виразністю симптоматики. Незначне підвищення гормону може супроводжуватися яскравими скаргами, і навпаки — дуже високі рівні можуть не викликати жодних симптомів. Усе дуже індивідуально.

Чи існує зв'язок між пролактинемією та раком? Є дані, що підтверджують зв'язок гіперпролактинемії з раком молочної залози у жінок передклімактеричного та клімактеричного періодів (у чоловіків — із раком передміхурової залози). Точний механізм цього зв'язку досі не з'ясовано, хоча відомо, що пролактин спричиняє посилене зростання молочних залоз (*проліферацію*), однак проліферативний ефект при класичному раку молочної залози спостерігається нечасто.

Макропролактин

Велика кількість варіантів пролактину ускладнює оцінку реального рівня саме того виду пролактину, який здатен взаємодіяти з різними клітинами та тканинами. Залежно від розміру молекул існують такі форми пролактину:

• мономерні (розмір молекул 14–23 кДа);

• димерні (48–56 кДа);
• полімерні (100–150 кДа).

Мономерні форми є біологічно активними, і саме вони найчастіше циркулюють у крові людини. Полімерні форми називають *макропролактином*. Це комплекс мономерного пролактину з антитілами IgG, який через великий розмір майже не бере участі у взаємодії з рецепторами клітин. Найчастіше такий пролактин не здатен пройти через стінку судин, а тому залишається в крові.

Макропролактинемія трапляється досить часто: від 10 % до 40 % випадків гіперпролактинемії пов'язані саме з цією формою пролактину — як у дорослих, так і в дітей. У середньому 15 % макропролактину циркулює в крові. Підвищення рівня цього виду пролактину не викликає жодних скарг. Якщо ж скарги з'являються, то зазвичай підвищені одразу кілька форм пролактину, що спостерігається, наприклад, при пролактиномі гіпофіза — і в таких випадках потрібне більш ретельне обстеження.

Існують також *антипролактинові антитіла*, які можуть бути з'єднані з молекулами пролактину.

Макропролактинемію ще називають аналітичною гіперпролактинемією, адже вона може спричинити суперечності при інтерпретації результатів аналізів. Тому надзвичайно важливо, яким методом і який саме тип пролактину визначають у сироватці крові. Більшість лабораторій не визначають макропролактин окремо.

Лікування гіперпролактинемії

Отже, ви вже знаєте, що причин підвищення рівня пролактину дуже багато. Ви також знаєте, що пролактин існує в різних формах, зокрема у вигляді макропролактину, який не шкодить організму. Тому рішення про те, чи потрібно лікувати гіперпролактинемію, залежатиме від відповідей на такі запитання:

1. Який вид пролактину підвищений?

2. Чи можна знизити рівень пролактину, усунувши причину?

3. Якими симптомами проявляється гіперпролактинемія? Наскільки вони виражені?

У процесі аналізу скарг вкрай важливо зрозуміти, що є первинним, а що — вторинним стосовно пролактинемії. Адже підвищений рівень пролактину може бути лише побічною або другорядною ознакою, яка взагалі не пов'язана з наявними скаргами.

Макропролактинемія у більшості випадків не потребує жодного втручання.

Якщо причина відома, її необхідно усунути або хоча б зменшити її вплив. Без цього будь-які спроби знизити рівень пролактину будуть безуспішними або матимуть лише короткочасний ефект.

У 30 % випадків гіперпролактинемія проходить самостійно без жодного лікування, і рівень пролактину повертається до норми. Це переважно випадки ідіопатичної пролактинемії, коли причину підвищення гормону так і не з'ясували.

Якщо джерелом гіперпролактинемії є пролактинома, метод лікування залежить від розмірів пухлини та наявності скарг (порушення менструального циклу, проблеми із зачаттям, порушення зору тощо). Як лікувальний препарат використовують каберголін (достінекс) або бромокриптин. У понад 60 % випадків розміри пухлини зменшуються, у 80 % — відновлюється менструальний цикл, близько 50 % жінок вагітніє. Лікування покращує сексуальний потяг і у майже 90 % випадків припиняються виділення з сосків. Рівень пролактину нормалізується у приблизно 70 % випадків.

Доза препарату та тривалість лікування залежать від того, наскільки швидко зникають проблеми, що турбували жінку. Контроль рівня пролактину проводиться через місяць після початку лікування, повторна МРТ — через рік при мікроаденомі, і через 3 місяці при макроаденомі.

Рецидив гіперпролактинемії залежить від розміру пухлини та рівня пролактину, тому ризик рецидиву становить від 26 до 68 %.

Лікування необхідно припинити з настанням вагітності. У вагітних рівень пролактину підвищується вже з перших тижнів. Лише у виняткових випадках за наявності пролактиноми лікування бромокриптином може бути продовжено під час вагітності. **Достовірних даних, які б підтверджували зв'язок між високим рівнем пролактину та втратою вагітності на ранніх термінах, не існує.**

Якщо лікування неефективне або розміри пролактиноми великі, проводиться хірургічне видалення пухлини.

Отже, за наявності пролактиноми, що супроводжується високим рівнем пролактину та скаргами, необхідне медикаментозне лікування. А що робити у випадках, коли пухлини мозку немає, але пролактин підвищений?

Важливо розуміти, що бромокриптин і достінекс, які належать до групи агоністів дофамінових рецепторів, не знижують рівень пролактину, якщо його джерело не є гіпофізом. Якщо джерело пролактину — позагіпофізарне, призначення цих препаратів буде неправильним. **Незначне підвищення пролактину не є причиною порушення менструального циклу та безпліддя, а отже, лікування не потребує.** При помірній і вираженій пролактинемії (якщо це не макропролактинемія) можна скористатися медикаментозним лікуванням із контролем рівня пролактину через місяць.

Ми ще не раз повернемося до теми пролактину в цій книзі, а поки що розглянемо інші не менш важливі гормони людського організму.

2.2.5. Гормон росту

Як я вже писала раніше, у пролактину є «родич», можна сказати, рідний брат, здатний виконувати його функцію — гормон росту, який також виробляється гіпофізом. Гормон росту — це «давній» гормон, один із перших, що з'явився в тваринному світі. Фактично гормон росту, пролактин і інсулін (точніше, його попередник — проінсулін) є похідними однієї й тієї ж білкової речовини, вироблення якої контролювалося одним і тим самим геном.

Якщо охарактеризувати гормон росту (соматотропін) кількома словами, то його можна назвати королем енергії. Саме він контролює формування запасів енергії при достатній кількості їжі (поживних речовин) і використання вуглеводів, жирів і білків у періоди нестачі харчування. Звичайно, кількість голодуючих у сучасному світі значно зменшилась за останні пів століття, але навіть у людей, які харчуються нормально, коливання енергії мають добовий характер (нічне голодування, денне харчування), що також контролюється гормоном росту.

А як же щодо росту? Якщо цей гормон називають гормоном росту, отже, він відповідає за ріст? Абсолютно вірно! Цей гормон дуже важливий для росту новонародженого та перетворення дитини на дорослу людину. Давним-давно було помічено, що надлишок гормону призводить до гігантизму, а нестача — до карликовості. Але в процесі росту людини беруть участь багато інших гормонів і речовин, і сьогодні відомо чимало синдромів, пов'язаних із ростом, які не залежать від гормону росту. Також з'ясувалося, що роль цього гормону в рості людини залишається незрозумілою і потребує глибокого вивчення.

Окрім гормону росту, в організмі людини є кілька речовин, які називаються *факторами росту*. Вони можуть взаємодіяти з гормоном росту, як, наприклад, *інсуліноподібний фактор росту*, й відігравати роль у формуванні скелету та м'язової маси. Інші діють абсолютно незалежно від гормону росту.

З одного боку, гормон росту виробляється гіпофізом, тому про нього говорять як про ендокринний гормон. З іншого боку, після видалення гіпофіза в крові циркулює певна кількість цього гормону, що свідчить про наявність інших джерел ГР. Рецептори, з якими зв'язується гормон росту, виявляють практично в усіх органах і тканинах людського організму. Нервова, імунна, репродуктивна, скелетно-м'язова, серцево-судинна, шлунково-кишкова, дихальна системи органів використовують гормон росту як парагормон, тобто локально для росту клітин і тканин, і в цих самих тканинах може вироблятися гормон росту для власних потреб.

Існує кілька форм ГР (ізоформ), які виконують специфічні функції, але загалом їхню роль вивчено недостатньо.

Гормон росту нині викликає в дослідників і лікарів набагато більший інтерес, ніж у минулому столітті, з кількох причин. Якщо багато хто чув, що таке менопауза, то більшість ніколи не чула про *соматопаузу*. Від моменту зачаття організм людини постійно росте: спочатку на ембріональному рівні, потім у період новонародженості, дитинства, юності. Упродовж життя дитини існують періоди прискореного та уповільненого росту, механізм запуску яких невідомий, але однозначно в ньому бере участь гормон росту. Потім у кожної людини настає період зупинки росту (зазвичай близько 25 років), що й називається соматопаузою.

Якщо ріст тіла зупинився, що відбувається з гормоном росту? Його рівень знижується — приблизно на 15 % кожні 10 років, починаючи з 30-річного віку. Повільно, але впевнено зменшується м'язова і кісткова тканина, накопичується жирова тканина, погіршується пам'ять, когнітивні функції та багато інших аспектів функціонування людського організму. Здавалося б, введення гормону росту могло б уповільнити процес старіння (і це активно використовувалося і досі використовується в індустрії омолодження), однак така терапія виявилася абсолютно неефективною.

Нещодавно, під час вивчення набору генів довгожителів у пошуках «гену довголіття», вчені виявили, що більшість людей, які досягли 100-річного віку, були невисокого зросту. Ці люди не дотримувалися жодних спеціальних дієт, багато з них вели дуже скромний спосіб життя, мали шкідливі звички, і практично ніхто з них не вживав полівітаміни та мінерали. Коли науковці почали досліджувати глибше, з'ясувалося, що зв'язок між довголіттям і зростом може опосередковуватися геном, який контролює вироблення гормону росту. Виходить, що високий рівень гормону росту зовсім не гарантує довголіття. Цю тему і далі активно вивчають — дослідники намагаються знайти інші «гени довголіття», які можуть відігравати роль у формуванні здоров'я людини та її тривалого життя.

У жіночому організмі рівень гормону росту вищий, ніж у чоловічому, оскільки продукція гормону росту залежить від рівня естрогенів — ці гормони тісно пов'язані між собою. Чим більше естрогенів — тим вищий рівень гормону росту. Таке фізіологічне явище містить у собі певний парадокс. Адже гормон росту сприяє росту кісток, формуванню м'язової маси, зменшенню жирової тканини (через розпад жирів). Виходить, що жінки повинні бути більші й мускулистіші за чоловіків! Можливо, це якась помилка? Ні, не помилка. Із настанням менопаузи, коли знижується рівень естрогенів, знижується і рівень гормону росту, а разом із ним втрачається кісткова маса (остеопороз), м'язова тканина, і накопичується жирова тканина у вигляді жирових відкладень. Ожиріння саме по собі спостерігається у всіх людей, не лише у жінок, при зниженні рівня гормону росту. Жіночий організм приховує в собі чимало загадок, які потребують подальшого вивчення.

Багатофункціональність гормону росту робить його зручною мішенню для спекуляцій щодо його ролі, а також для призначення комерційних препаратів гормону росту з метою омолодження, схуднення, покращення стану шкіри, пам'яті тощо.

Найбільше суперечок навколо гормону росту викликає питання, чи причетний гормон росту до виникнення раку, зокрема раку грудної залози. Не секрет, що багато гормонів мають зв'язок із появою різних видів злоякісних утворень. Наприклад, стероїдні гормони (про них ми поговоримо в інших розділах) практично всі входять до групи так званих канцерогенів, тобто речовин, здатних викликати рак.

Натуральний гормон росту, який циркулює в організмі людини, до раку не причетний — принаймні на сьогодні науковцям не вдалося виявити такого зв'язку. Додаткове введення гормону росту, можливо, має такий зв'язок, і найчастіше — через продукт його розпаду в печінці — IGF-1 (інсуліноподібний фактор росту-1). У хворих на рак простати, а також у жінок у передклімактеричному періоді, які страждають на рак грудної залози, були виявлені підвищені рівні цього метаболіту. Але у пацієнтів із підвищеним виробленням ГР частота раку не зростає. Також у людей із дефіцитом гормону росту злоякісні захворювання трапляються набагато рідше, ніж у здорових (майже на 50 % менше). Таким чином, зв'язок між гормоном росту і розвитком раку не доведений і залишається незрозумілим.

Перевірка рівня гормону росту

Гормон росту, як і інші гормони гіпофіза, виділяється пульсуючим режимом. У здорових людей необхідності перевіряти рівень гормону росту немає. Найчастіше тестування проводять у дітей. Загалом порушення вироблення соматотропіну зустрічаються вкрай рідко. Але одного визначення рівня гормону в крові зазвичай недостатньо, оскільки його рівень коливається впродовж доби. Тому додатково застосовують стимулювальні або гальмівні тести.

У дітей рівень гормону росту визначають при затримці або прискоренні росту, а також при порушеннях статевого дозрівання. У дорослих рівень ГР визначають при швидкій втраті м'язової маси, при стрімкому ожирінні, при появі такого захворювання, як акромегалія.

Дефіцит гормону росту як фізіологічне явище спостерігається у людей старшого віку. Проте рекомендацій щодо призначення цього гормону при віковому зниженні рівня соматотропіну не існує.

2.2.6. Адренокортикотропний гормон

Адренокортикотропний гормон (адренокортикотропін, кортикотропін, АКТГ) — ще один важливий гормон, який виробляється в передній частці гіпофіза. Це не «модний» гормон, його роль рідко активно обговорюють, але кортикотропін є надзвичайно важливою ланкою в так званій *гіпоталамо-гіпофізарно-наднирковій осі*, що відповідає за вироблення гормонів наднирокових залоз і реакцію організму на стрес. Тому його сміливо можна назвати менеджером стресу.

Назва «адренокортикотропін» говорить про те, що гормон контролює вироблення гормонів корою наднирокових залоз — глюкокортикоїдів, а точніше — кортизолу. АКТГ слабко впливає на вироблення мінералокортикоїду альдостерону та інших гормонів наднирокових. У плода цей гормон стимулює вироблення чоловічого статевого гормону DHEA-S, з якого утворюється естроген.

Попередником АКТГ є особлива речовина — *проопіомеланокортин*, складна у вимові, але є «матір'ю» для кількох інших гормоноподібних речовин: ліпотропіну (попередник ендорфінів), β-ендорфіну та мет-енкефаліну (особливий тип білків, що беруть участь у больовій реакції), меланоцитостимулювального гормону або МСГ (контролює вироблення меланіну та пігментацію шкіри).

Із попередніх розділів ви вже дізналися про гонадотропіни — гормони гіпофіза, які контролюють репродуктивну систему людини (гонади). Зв'язок між гіпоталамусом, гіпофізом і яєчниками називають *гіпоталамо-гіпофізарно-яєчниковою віссю*. Але оскільки гіпофіз виробляє кортикотропін, який є критично важливим у формуванні відповіді на стрес (тобто для виживання організму), він може блокувати вироблення гонадотропін-рилізинг-гормону — тобто блокувати гіпоталамо-гіпофізарно-яєчникову вісь і вимикати програму розмноження. Не заглиблюючись у всі деталі такої взаємодії, її можна передати одним реченням: **під час стресу репродуктивна функція людини вимикається або гальмується.**

Як це проявляється на рівні організму? Дозрівання яйцеклітин порушується або повністю припиняється, менструальні цикли зникають. Ми обговоримо порушення менструального циклу в окремому розділі, але найчастіше зустрічається так зване *гіпоталамічне ановуляторне безменструальне порушення* (до 70 % усіх порушень овуляції та менструального циклу). Слово «гіпоталамічне» означає, що програма розмноження гальмується на рівні гіпоталамуса шляхом блокування вироблення гонадотропін-рилізинг-гормону. Через це гонадотропіни — ФСГ і ЛГ — не виробляються у достатній кількості, а отже, яєчники залишаються інертними — овуляція в них не відбувається.

Стрес, який насправді є реакцією численних рецепторів нашого організму на подразники, може проявлятися на будь-якому рівні — психоемоційному, фізичному, метаболічному. Але його вплив на мозок, зокрема на гіпоталамус і гіпофіз, є однаковим. У результаті підвищення рівня АКТГ стимулює вироблення кортизолу надирковими залозами. Кортизол — це гормон стресу, справжній король стресу!

Гострий короткочасний стрес найчастіше діє як стимулятор дозрівання яйцеклітин, тобто не пригнічує репродуктивну функцію жінки. Хронічний тривалий стрес, навпаки, пригнічує вироблення гонадотропінів і призводить до ановуляції.

Визначення рівня АКТГ саме по собі не отримало широкого застосування в медицині. Найчастіше АКТГ є частиною лабораторних панелей при підозрі на низку ендокринних синдромів — насамперед на хворобу Аддісона (недостатність надниркових залоз), синдром Кушинга, а також гіперплазію кори надниркових залоз.

Синтетичний аналог АКТГ широко застосовується в лікуванні багатьох захворювань, навіть тих, які не пов'язані безпосередньо з функцією гіпофіза. Наприклад:

- при розсіяному склерозі,

- деяких аутоімунних станах,

- гострих алергічних реакціях,

- ревматоїдному артриті.

АКТГ не чинить лікувальної дії в сенсі повного усунення захворювання, але може усувати багато симптомів, тим самим покращуючи стан пацієнта.

2.2.7. Меланоцитостимулювальний гормон

Меланоцитостимулювальний гормон (МСГ) часто не називають класичним гормоном через його специфічний вплив на меланоцити — клітини шкіри, які містять пігмент. Ці клітини відповідають за колір шкіри, формують родимки, родимі плями та інші пігментні утворення, зокрема злоякісні пухлини (меланоми).

Існує дві форми МСГ. Альфа-МСГ відповідає за утворення засмаги під впливом ультрафіолетового випромінювання. Меланін захищає клітину, зокрема її ядро, від пошкоджуючого впливу ультрафіолетового світла.

АКТГ, підвищуючи рівень глюкокортикоїдів, зменшує запальну реакцію шкіри, що виникає при впливі сонячного світла, особливо тривалому. Це доповнює ефект α-МСГ.

Бета-ендорфіни, які виробляються одночасно з двома вищезгаданими гормонами, пригнічують больову реакцію після опіку шкіри.

Синтетичні форми МСГ застосовуються для отримання штучної засмаги без ультрафіолетового опромінення. Цікаво, що інші види синтетичного МСГ знайшли застосування в лікуванні порушень потенції у чоловіків.

МСГ також синтезується іншими клітинами мозку, де бере участь у пригніченні апетиту. У випадках генетичних порушень рецепторів, що зв'язуються з МСГ, у людини може розвиватися ожиріння.

2.2.8. Захворювання гіпофіза

З попередніх розділів ви вже маєте уявлення про те, яку важливу роль виконує гіпофіз. Як ендокринна залоза, він також може мати власні захворювання. Крім того, він може піддаватися «атаці» аутоімунних антитіл, які називають *антигіпофізарними антитілами* (АПА). Ці антитіла можуть уражати тканину гіпофіза і викликати запалення — *лімфоцитарний гіпофізит.*

Цікаво, що антитіла до гіпофіза виявляють у людей, які страждають на цукровий діабет 1 типу та тиреоїдити.

На жаль, роль таких антитіл усе ще недостатньо вивчена, а отже, методи діагностики і лікування цього рідкісного захворювання також залишаються невизначеними.

Проте найчастіше руйнування клітин гіпофіза відбувається в якійсь одній зоні, тому дефіцит вироблення стосується лише одного-двох гормонів. Наприклад, якщо руйнуються клітини, що синтезують ТТГ, це може призвести до порушення функції щитоподібної залози. Якщо блокується синтез ФСГ, жінки та чоловіки можуть страждати від безпліддя. У цьому і полягає складність діагностики лімфоцитарного гіпофізиту.

Існує також синдром «*порожнього турецького сідла*», який може виникати або через пухлину, що розростається і здавлює прилеглі тканини гіпофіза, або через те, що м'яка мозкова оболонка впроваджується в порожнину гіпофіза і витісняє залозисту тканину. При цьому порушується вироблення гормонів гіпофіза, також можуть з'являтися аутоімунні антитіла до певних гормонів. Таке стан спостерігається після хірургічних втручань на гіпофізі та радіоактивного опромінення.

У деяких жінок з ожирінням і підвищеним внутрішньочерепним тиском можуть бути ознаки синдрому «порожнього турецького сідла».

Якщо синдром вроджений (первинний) або з'являється в дитячому віці, він може супроводжуватися порушенням статевого розвитку та іншими ендокринними захворюваннями. Основне лікування буде спрямоване на корекцію порушеного гормонального фону.

Інші захворювання гіпофіза мають хромосомно-генетичну природу та зустрічаються вкрай рідко.

2.3. Вилочкова залоза

Вилочкова залоза, або тимус, відома як орган, що бере участь у захисній реакції організму та формуванні імунітету. Вона розташована за грудниною, але з моменту народження зменшується в розмірах, і в дорослої людини її розміри становлять всього близько 1 см у діаметрі.

Вилочкова залоза не є ендокринною залозою, а отже, я не повинна була б розглядати функцію тимуса в книзі, присвяченій гормонам. Але й досі практично в усіх підручниках з медицини та в популярній медичній літературі вилочкова залоза входить до переліку ендокринних залоз. Це викликало чимало дискусій серед лікарів кілька років тому, проте переміг прогрес науки і медицини!

Чому ж так довго вилочкова залоза вважалася ендокринним органом? Ендокринний орган — це залоза або структура, яка виробляє гормони. Тимус не є такою залозою, і в його складі немає структур, що могли б синтезувати гормони. Багато років тому, у 1960-х роках, у тимусі було виявлено *тимозин*, який помилково вважали гормоном. Згодом з'ясувалося, що речовин, які тоді об'єднали під назвою «тимозин», близько сорока. Вони дійсно відіграють роль у кровотворенні та імунній функції, зокрема у виробленні та дозріванні Т-лімфоцитів, але гормонами не є.

Сліди деяких гормонів можна знайти у тканинах вилочкової залози, але вони потрапляють туди з кров'ю, а не виробляються самим тимусом.

Таким чином, назва «вилочкова залоза» є помилковою, адже цей орган не є залозою ані за будовою, ані за функцією.

2.4. Підшлункова залоза

Підшлункова залоза унікальна, тому що вона виконує не лише ендокринну функцію, тобто виробляє не лише гормони. Вона також виробляє підшлунковий сік — особливу рідину, що містить велику кількість речовин, необхідних для перетравлення їжі, розщеплення жирів, білків і вуглеводів та засвоєння поживних речовин.

Підшлункова залоза містить кілька сотень тисяч скупчень клітин, які формують острівці Лангерганса, названі на честь їхнього першовідкривача — німецького патологоанатома Пауля Лангерганса. Ці скупчення є ендокринними залозами, що містять п'ять типів клітин:

- альфа-клітини виробляють **глюкагон**;

- бета-клітини виробляють інсулін і **амілін**;

- дельта-клітини виробляють **соматостатин**;

- ПП-клітини виробляють **підшлунковий поліпептид**;

- епсилон-клітини виробляють **грелін**.

2.4.1. Глюкагон

Якщо про інсулін знає, мабуть, більшість дорослих людей, то про глюкагон чули або читали одиниці, хоча це надзвичайно важливий гормон. Він є антагоністом інсуліну, тобто виконує протилежну дію — підвищує рівень цукру і жирних кислот у крові. Саме глюкагон підтримує нормальний рівень глюкози в крові в період голодування (нічний час, між тривалими прийомами їжі).

У людей із цукровим діабетом першого типу часто спостерігається низький рівень цукру в крові (*гіпоглікемія*) через нестачу глюкагону. Навпаки, при діабеті другого типу може бути гіперглікемія, тобто високий рівень цукру. Саме глюкагон є первинним гормоном, що контролює рівень глюкози і пригнічує активність інсуліну. Він діє через глюкагонові рецептори, які наявні в усьому організмі — у різних тканинах і органах. Найвищі рівні цього гормона спостерігаються між 6 і 12 годинами ранку.

Глюкагон впливає на багато органів:

- у печінці посилюється розщеплення жирів, збільшується вироблення глюкози, покращується виживання клітин печінки (гепатоцитів),

- через мозок виникає відчуття насичення,

- прискорює серцебиття, клітини серця можуть відчувати енергетичне голодування,

- підсилюється моторика кишечника,

- підвищується температура тіла,

- розщеплюється білий жир організму,

- нирки фільтрують і затримують більше рідини,

- контролюється маса тіла.

І це далеко не всі функції глюкагону. Крім того, глюкагон широко застосовується як лікарський препарат.

Хоча контроль ваги — проблема чи не кожної дорослої жінки (або дилема), без належного гормонального рівня глюкагону втрачати вагу або підтримувати її у межах норми — непросто.

2.4.2. Інсулін

Інсулін не потребує особливого представлення — сьогодні про нього згадують дуже часто, адже в усьому світі зростає кількість людей з ожирінням, що часто супроводжується розвитком цукрового діабету другого типу, тобто аліментарного, спричиненого надмірним вживанням вуглеводів (цукор, борошняні вироби тощо). Про інсулін і обмін глюкози згадують і під час вагітності, оскільки в деяких жінок виникає гестаційний діабет вагітних. Також інсулін часто згадується при оцінці менструального циклу і підозрі на синдром полікістозних яєчників.

Інсулін виконує протилежну до глюкагону функцію — знижує рівень цукру в крові. Як тільки підвищується рівень глюкози в крові, активуються механізми вироблення інсуліну, який стимулює скелетні м'язи використовувати більше глюкози і перетворювати її на глікоген.

Дуже часто, коли мова йде про цукровий діабет і необхідність зниження рівня цукру в крові, лікарі акцентують увагу лише на дієті та прийомі цукрознижувальних препаратів. Але першочерговим у контролі рівня глюкози має бути рух — фізична активність.

Скелетні м'язи — це споживач глюкози номер один. Чим більше вони скорочуються, тим більше глюкози використовують, тому що потребують більше енергії.

Малорухомий спосіб життя, навпаки, призводить до надлишку глюкози, яка через низку механізмів перетворюється на жирові відкладення.

Інсулін бере участь у синтезі білків з амінокислот, які циркулюють у крові. Він діє на гепатоцити печінки, які також синтезують глікоген. При цьому блокується вироблення ферментів, що відповідають за розщеплення глікогену. Інсулін впливає і на клітини мозку (гіпоталамуса) — пригнічує апетит. Практично не існує тканини, на яку б не впливав інсулін, адже кожна клітина людського організму потребує енергії.

Глюкоза — це найпростіше, найдешевше, найлегше доступне джерело енергії, основа основ обміну речовин.

Глюкозотолерантний тест

Засвоєння цукру організмом вивчається під час діагностики цукрового діабету за допомогою низки тестів. Найпоширенішими з них є скринінговий тест (Glucose Challenge Test) і діагностичний — глюкозотолерантний тест (ГТТ). Останній набуває дедалі більшої популярності, адже має важливе діагностичне значення.

Кому показаний цей тест? Його призначають не лише для виявлення цукрового діабету, а й у багатьох інших випадках. Надмірна вага й ожиріння часто супроводжуються розвитком метаболічного синдрому, при якому порушуються обмінні процеси в усьому організмі. Клінічно цей стан може залишатися компенсованим і не викликати суттєвого дискомфорту, проте значно підвищує ризик серцево-судинних захворювань.

ГТТ рекомендований у таких випадках:

- індекс маси тіла понад 25;

- артеріальний тиск ≥ 130/85 мм рт. ст.;

- рівень цукру натщесерце ≥ 5,5 ммоль/л;

- рівень тригліцеридів ≥ 1,7 ммоль/л.

Попри те, що ГТТ передбачає визначення рівня цукру через 2 години після прийому 75 або 100 г розчину глюкози, вважається, що найкраще прогностичне значення щодо ризику розвитку цукрового діабету та метаболічного синдрому має рівень цукру через 1 годину після навантаження глюкозою.

Недолік глюкозотолерантного тесту полягає в тому, що наразі не існує єдиних міжнародних стандартів для оцінки рівня цукру в крові. Референтні значення варіюються залежно від рекомендацій різних організацій (ВООЗ, ендокринологічні товариства, професійні медичні об'єднання тощо).

Визначення інсуліну в крові

Здавалося б, рівень інсуліну в крові мав би давати уявлення про його достатню продукцію. Проте виявилося, що **концентрація інсуліну в крові не відображає ступеня його засвоєння тканинами, тобто не характеризує інсулінорезистентність.** Через це визначення інсуліну має обмежене практичне значення в медицині.

Підвищений рівень інсуліну може бути характерним для ранніх стадій метаболічного синдрому, але також є тривожним сигналом надмірної продукції гормону, що трапляється, наприклад, при інсуліномах.

Складність визначення рівня інсуліну полягає в тому, що існує надзвичайно велика кількість лабораторних тестів, але немає «золотого стандарту» для його вимірювання. Іншими словами, на сьогодні відсутні міжнародні стандарти щодо визначення рівня інсуліну.

Найчастіше питання інсулінорезистентності постає при обстеженні жінок із підозрою на синдром полікістозних яєчників. Проте низька чутливість наявних тестів викликає чимало суперечок серед лікарів. При порівняльному аналізі кількох методів визначення інсулінорезистентності виявилося, що результати суттєво відрізняються залежно від типу тесту. Крім того, рівень інсулінорезистентності у тієї самої людини може постійно змінюватися та час від часу повертатися до норми.

Інсулінорезистентність — це дуже складне явище, що характеризується не лише здатністю тканин засвоювати інсулін. Наукові пошуки інших потенційних біомаркерів, які б дозволили оцінити взаємозв'язок між інсуліном і клітинами та мали прогностичне значення щодо ризику розвитку діабету й серцево-судинних захворювань, тривають і досі.

Інші гормони підшлункової залози

Амілин виробляється разом з інсуліном. Він уповільнює евакуацію їжі зі шлунка, що сприяє стабільнішому рівню глюкози в крові, а також формує відчуття ситості. Протягом тривалого часу властивості та функції аміліну залишалися поза увагою дослідників, але згодом з'ясувалося, що він не менш важливий, ніж інсулін. Цей гормон бере участь у розвитку цукрового діабету другого типу. В останні роки амілін застосовується разом з інсуліном для лікування діабету.

Соматостатин називають інгібітором гормону росту. Він пригнічує секрецію інсуліну та глюкагону. Потрапляючи до шлунка, соматостатин зменшує вироблення шлункового соку й соляної кислоти. Крім того, він впливає на синтез багатьох інших речовин в організмі.

Панкреатичний поліпептид, навпаки, пригнічує вироблення соку підшлункової залози, але стимулює секрецію шлункового соку. Інформації про цей гормон наразі небагато.

Грелін вважається гормоном апетиту. Він виділяється в умовах низького рівня цукру в крові, викликаючи відчуття голоду.

Клітини шлунково-кишкового тракту також виробляють низку інших речовин із гормональною активністю. Вони діють локально, головно під час травлення й засвоєння їжі, проте можуть також впливати на нервову систему та інші тканини.

2.5. Яєчники

З чого починається жінка? З яєчників. Це основа основ жіночого організму.

Жінка отримує свої *первинні статеві клітини* в перші тижні після зачаття — ще до того, як формуються самі яєчники. У процесі внутрішньоутробного розвитку ці клітини «осідають» у *гонадах* — майбутніх яєчниках. **Багато жінок не знають, що весь цей запас** статевих клітин (фолікулів), який нараховує кілька мільйонів, зменшується дуже швидко, не поновлюється й не може бути замінений. Лише 300–400 із них упродовж життя дозріють до повноцінних яйцеклітин. Саме цей запас називають *оваріальним резервом* або *яєчниковим запасом*. У дорослому віці лікарі його оцінюють, коли жінка має труднощі із зачаттям або інші симптоми, пов'язані з недостатністю функції яєчників.

Природа наділила яєчники двома унікальними, нерозривно пов'язаними функціями: у них дозрівають яйцеклітини, а в процесі цього дозрівання утворюються як жіночі, так і чоловічі статеві гормони, а також прогестерон.

Дозрівання фолікулів важливе не лише для зачаття, а й для забезпечення нормального рівня естрогенів, тестостерону та прогестерону, які впливають на функції всього організму.

Яєчники — це парні органи. Природа подбала про те, щоб у разі втрати одного з них, жінка могла завагітніти завдяки другому. Правий яєчник завжди дещо більший за лівий, оскільки краще забезпечується кров'ю. Саме тому овуляція частіше трапляється у правому яєчнику.

Неправда, що яйцеклітини дозрівають у яєчниках почергово. Насправді ніхто достеменно не знає, що визначає черговість дозрівання яйцеклітин. Проте майже в 70 % випадків овуляція відбувається в правому яєчнику. **Абсолютно нормально, коли кілька менструальних циклів поспіль овуляція відбувається в одному й тому ж яєчнику.**

Про менструальний цикл ми детальніше поговоримо в окремому розділі далі.

Вироблення гормонів і дозрівання гамет (статевих клітин) — процеси, що тісно взаємопов'язані й не можуть відбуватися незалежно один від одного. Яєчникова недостатність завжди супроводжується порушенням гормонального балансу та порушенням дозрівання яйцеклітин.

Основною структурною одиницею репродуктивних органів жінки є **фолікул** — пухирець, що містить статеву клітину (ооцит). Нерідко після проходження ультразвукового дослідження жінки засмучуються через

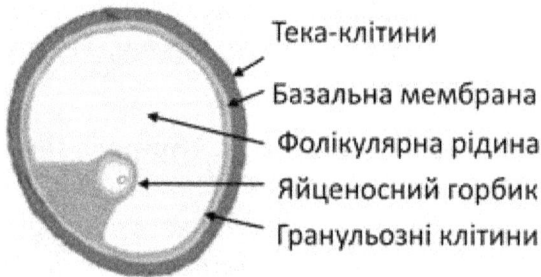

Тека-клітини
Базальна мембрана
Фолікулярна рідина
Яйценосний горбик
Гранульозні клітини

висновок про «фолікулярну будову яєчників» і починають активно шукати спосіб позбутися цієї «фолікулярності». Помилково деякі лікарі ставлять діагноз синдрому полікістозних яєчників лише на підставі наявності великої кількості фолікулів, які в побуті часто називають «кісточками».

Фолікулярна будова яєчників є характерною для всіх ссавців. Ооцити, оточені гранульозними (соматичними або зернистими) клітинами, розташовуються в стромі яєчника. **Строма яєчника** — це своєрідний м'який каркас, який складається з кількох типів тканин: сполучної, м'язової, а також містить кровоносні судини. Зверху яєчник вкритий сполучнотканинною оболонкою.

Фолікул із первинною яйцеклітиною також називають **зародковим пухирцем.** Його оточує шар гранульозних (зернистих) клітин, які відіграють важливу роль у синтезі гормонів. Навколо шару гранульозних клітин розташовується тонкий шар базальної мембрани, а зовні — **тека-клітини**, які з'являються лише у майже зрілих фолікулів.

2.5.1. Роль гонадотропінів у дозріванні яйцеклітин

У гінекології тривалий час існувала так звана теорія «двох клітин і двох гонадотропінів», яка описує процес дозрівання яйцеклітин (фолікулогенез) і вироблення гормонів тека-клітинами та гранульозними клітинами під впливом фолікулостимулювального гормону (ФСГ) і лютеїнізувального гормону (ЛГ). Ця теорія докладно описана в численних медичних публікаціях і підручниках.

Згідно з нею, **гранульозні клітини** є основним джерелом естрадіолу, який утворюється шляхом перетворення (конверсії) андрогенів, синтезованих тека-клітинами, на жіночі статеві гормони через процес ароматизації. Цей процес залежить від рівня ФСГ, що зв'язується з рецепторами гранульозних клітин і активує їх.

На користь цієї теорії свідчили також типові коливання рівнів гонадотропінів, естрадіолу й прогестерону протягом менструального циклу. Однак у багатьох підручниках ці зміни описано неточно або спрощено.

Зазвичай це подається так: у першій фазі циклу підвищення ФСГ стимулює ріст фолікулів і продукцію естрогенів, після овуляції ЛГ стимулює жовте тіло до вироблення прогестерону. Таким чином, у фолікулярну фазу домінують ФСГ і естрогени, а в лютеїнову — ЛГ і прогестерон. Більшість лікарів призначають визначення рівнів ФСГ, ЛГ і естрогенів на 3–8-й день циклу, а прогестерону й (повторно) ЛГ — на 9–21-й день.

Однак **рівні ФСГ і ЛГ майже не змінюються** протягом усього циклу, за винятком періоду перед овуляцією. Рівень естрадіолу на початку фолікулярної фази невисокий, а в лютеїнову фазу він навіть дещо перевищує показники першої половини циклу.

Безумовно, **для синтезу естрогенів необхідне спільне функціонування тека- і гранульозних клітин.** Але деякі дослідження свідчать, що тека-клітини здатні виробляти не лише андрогени, а й естрогени. Інші вчені вважають, що тека-клітини переважно синтезують прогестерон, а не естрогени, оскільки їм бракує ароматази — ферменту, який забезпечує перетворення андрогенів на естрогени.

З урахуванням стадій синтезу статевих гормонів стає зрозуміло, що **теорія «двох клітин — двох гонадотропінів» є надто спрощеною,** оскільки в ній

прогестерон представлений як вторинний гормон — продукт, що утворюється лише після овуляції. Насправді ж **прогестерон відіграє значно важливішу роль** — він є своєрідним матричним гормоном, що «ювелірно вбудовується» у функцію кожної клітини яєчника та регулює її діяльність.

У яєчниках прогестерон пригнічує ріст гранульозних клітин, а отже, **пригнічує ріст фолікулів**, тому під час вагітності, коли рівень прогестерону високий, **фолікулогенез і овуляція не відбуваються**.

Звісно, для дозрівання яйцеклітин і здійснення овуляції необхідні певні рівні й співвідношення гормонів у крові. Але якщо уважно проаналізувати послідовність подій у яєчнику, то стане очевидно: **перша фаза циклу зосереджена на дозріванні яйцеклітини**. У цей період більшість гормонів, які продукує яєчник, діють локально, всередині самого органа — тобто реалізується **паракринна функція**.

У другій фазі основною стає **ендокринна функція** яєчника — вироблення гормонів для підтримки імплантації заплідненої яйцеклітини та розвитку вагітності. У цей час більшість гормонів надходить у кровотік і поширюється по всьому організму, насамперед — до матки й молочних залоз.

Видалення яєчників спричиняє дефіцит не лише естрогенів, а й прогестерону, що може порушити роботу багатьох органів, зокрема інших ендокринних залоз. Саме тому гормональна замісна терапія має включати не тільки естрогени, а й прогестерон.

Яєчники можна справедливо назвати «царством прогестерону» — саме цього гормону, що глибоко впливає на функцію всього органа.

2.5.2. Стероїдні гормони

Настав час розповісти про особливу групу гормонів, які називаються стероїдними. Багато хто чув про стероїди як про лікарські препарати.

Усі без винятку стероїдні речовини мають спільну структурну основу — чотири вуглецевих кільця, які часто називають стероїдним ядром, або гонаном, і позначають латинськими літерами за порядком зліва направо — A, B, C і D.

У природі існують сотні стероїдних сполук. Їх виявляють у рослинах, грибах, у тварин. Сучасна фармакопея налічує декілька сотень синтетичних стероїдів, які застосовуються не лише в медицині, а й у різних галузях господарства.

Вважається, що поява стероїдів у природі пов'язана з підвищенням рівня кисню в атмосфері. Більшість біохімічних процесів у живих організмах базується на приєднанні (окисненні) або втраті атомів кисню.

Традиційно стероїдні гормони поділяють на п'ять класів:

- естрогени,
- прогестини (прогестерони),
- андрогени,
- глюкокортикоїди,

- мінералокортикоїди.

Усі стероїдні гормони, які виробляються яєчниками, сім'яниками та наднирковими залозами, тісно взаємопов'язані, і їх функціонування залежить від трьох ключових чинників на клітинному рівні:

1. Якість і кількість рецепторів, здатних зв'язуватися з гормонами;

2. Наявність достатньої кількості ферментів (ензимів), які беруть участь у метаболізмі стероїдних гормонів;

3. Місце зв'язування гормону — це може бути поверхня клітини, внутрішньоклітинна цитоплазма, ядро клітини або мітохондрії.

Про клітини-мішені

Гормони діють не на всі клітини організму, а лише на клітини-мішені, які мають відповідні рецептори для зв'язування з гормонами або інші механізми їх розпізнавання. Для кожного типу гормону існує свій тип рецептора, подібно до ключа, що підходить лише до одного замка.

Під впливом певних чинників гормони або інші хімічні речовини можуть зв'язуватися з рецепторами, що іноді призводить до їх блокування — це використовується у фармакології для лікування багатьох захворювань.

Щоб краще зрозуміти взаємозв'язок між ендокринними залозами, гормонами та рецепторами, можна навести аналогію з радіомовленням: ендокринна залоза — це радіостанція, що передає сигнал (гормон), який поширюється на великі відстані (по всьому організму), але орган-мішень має бути «налаштований» на потрібну частоту — тобто мати відповідні рецептори, інакше сигнал не буде сприйнятий.

Стероїдні гормони діють вибірково — лише на тканини-мішені. Органи-мішені або тканини-мішені — це ті, на які гормони яєчників впливають безпосередньо, допомагаючи їм виконувати свої функції. У жіночому організмі такими органами є матка, зокрема її внутрішній шар — ендометрій, а частково також середній м'язовий шар — міометрій; і молочні залози, яким гормони необхідні для розвитку тканини та подальшого вироблення молока.

Синтез стероїдних гормонів

Стероїдні гормони є похідними холестерину (міжнародна назва — холестерол). Навколо цієї речовини поширено чимало міфів і хибних уявлень, але завдяки сучасним дослідженням біохімічних процесів на молекулярному та атомному рівнях науковці й лікарі дедалі частіше говорять про холестерин у позитивному ключі, усвідомлюючи його ключове значення для нормального функціонування людського організму.

Слово «холестерол» походить від двох грецьких слів: «chole» — жовч і «stereos» — твердий (як і у слові «стероїди»), адже холестерин уперше був виділений у твердій формі з жовчних каменів у 1769 році французьким лікарем і хіміком Пулетьє де ла Салем. Закінчення «-ол» вказує на те, що ця сполука належить до класу спиртів.

Холестерин є вкрай важливою речовиною — він є основою для синтезу стероїдних гормонів і жовчних кислот, а також структурним елементом клітинних мембран, надаючи їм міцності та водонепроникності. Усі без винятку клітини організму можуть синтезувати власний холестерин, але найбільше його виробляється в печінці, кишечнику, репродуктивних органах і надниркових залозах.

Для синтезу холестерину необхідні жири, що надходять із їжею. Крім того, велика частина готового холестерину потрапляє в організм разом із продуктами харчування, особливо тваринного походження.

При дефіциті жирів в організмі порушується синтез не лише холестерину, а й стероїдних, особливо статевих гормонів, що може пригнічувати або повністю зупиняти репродуктивну функцію.

У природі всі біохімічні процеси мають поетапну організацію (градацію). З одного боку, це складний багаторівневий процес, а з іншого — комбінація багатьох простих реакцій, які можуть взаємно компенсуватися. Якщо одна ланка порушується, організм має здатність активувати інші шляхи, залучаючи інші речовини.

Чим важливіша речовина для життєдіяльності організму, тим простіше механізми її синтезу. Серед стероїдних гормонів прогестерон є одним із ключових. Він виконує роль матриці для синтезу багатьох інших речовин. Його утворення і регуляція забезпечуються декількома незалежними механізмами. Із холестерину спочатку синтезується проміжна стероїдна сполука — прегненолон, який бере участь у синтезі й інших гормонів.

У всіх органах, що синтезують стероїдні гормони з прогестерону, є специфічні рецептори. Гормональні

98

рецептори — це молекули, здебільшого жирової або білкової природи, які можуть зв'язуватися з гормонами. Для кожного типу гормону існує свій специфічний рецептор. Без формування зв'язку «ключ-замок» між гормоном і рецептором його дія на клітину-мішень або орган буде неможливою.

Транспорт стероїдних гормонів

В організмі людини існує кілька шляхів транспорту гормональних речовин. Основна частина стероїдних гормонів транспортується в зв'язаному з білками вигляді. Такі сполуки називаються **кон'югованими**. Якщо молекули гормонів або інших речовин не зв'язані з білками, говорять про їх вільний (**некон'югований**) стан. У крові людини лише близько 2 % стероїдних гормонів перебуває у вільному вигляді.

Гормон, зв'язаний з білком, є неактивним, тобто не справляє впливу на клітини й тканини, поки не вивільниться зі зв'язку. Лише вільні гормони можуть проникати в клітини-мішені й реалізовувати біологічний ефект.

Кров людини містить велику кількість органічних сполук та клітинних елементів. Білки становлять 6–8 % об'єму крові. Найпоширенішими є альбуміни, глобуліни та фібриноген. Альбуміни й глобуліни часто називають сироватковими білками або глобулярними білками, тому що їх молекули мають компактну кулясту форму.

Кров, сироватка і плазма — в чому різниця?

Розуміння різниці між кров'ю, сироваткою і плазмою є важливим, оскільки в різних лабораторіях ті самі показники можуть визначатися в цільній крові, плазмі або сироватці, що впливає на результати аналізу. Неправильна інтерпретація цих результатів без урахування типу біоматеріалу може призвести до помилкових висновків.

- **Цільна кров** — це вся кров, узята з вени, яка містить формені елементи (еритроцити, лейкоцити, тромбоцити) і рідку частину. Зазвичай для аналізів беруть венозну кров, а не капілярну з пальця, оскільки вона є більш інформативною.

- Якщо до пробірки з кров'ю додати антикоагулянт (речовину, яка запобігає згортанню), а потім провести центрифугування, то елементи крові осідають на дно, а зверху залишиться **плазма** — рідина, яка містить усі білки, включно з фібриногеном.

- Якщо з плазми видалити фактори згортання крові (насамперед фібриноген), отримаємо **сироватку** — прозору рідину, яка використовується в багатьох видах лабораторної діагностики.

Білкові компоненти крові можна розділити на фракції методом *електрофорезу*. Під дією електричного струму білки рухаються до електродів з різною швидкістю залежно від своєї маси та заряду, що дозволяє визначити склад білкових фракцій крові, які важливі для оцінки стану організму.

Альбуміни

Приблизно 50 % усіх білків крові становлять альбуміни. Вони синтезуються в печінці й відповідають за транспорт багатьох речовин по всьому тілу, зокрема тих, чиї молекули мають невеликий розмір. Крім того, альбуміни беруть участь у підтриманні *осмотичного тиску* крові — особливого виду тиску, необхідного для регуляції водного балансу між кров'ю та тканинами.

Альбуміни можуть зв'язуватися з молекулами води, іонами натрію, калію, кальцію, гормонами, білірубіном, вітамінами, жирами, а також із численними лікарськими препаратами.

Під час вагітності плід продукує *альфа-фетопротеїн* (АФП) — білок, що відіграє важливу роль у транспорті багатьох речовин у кровоносній системі плода й плаценти. У природі альбуміни накопичуються в насінні багатьох рослин та яйцях тварин (наприклад, яєчний білок у курячому яйці є типовим прикладом альбуміну).

Роль альбумінів у транспорті прогестерону та статевих гормонів була вивчена ще у 1970-х роках на тваринних моделях та у людей. Дослідження проводилися серед жінок різного віку, за наявності різних захворювань, а також під час вагітності. Оскільки прогестерон є одним із ключових гормонів яєчників, саме його обмін і транспорт були обрані для кращого розуміння процесу засвоєння стероїдних гормонів.

За нормального рівня прогестерону (поза станом вагітності) до 80 % цього гормону перебуває у зв'язаному з альбумінами вигляді. Коли концентрація прогестерону підвищується (наприклад, під час вагітності або після введення екзогенного прогестерону), частка прогестерону, зв'язаного з альбумінами, зменшується, хоча загальна кількість альбумінів у крові також зростає.

Однак підвищення рівня альбумінів не завжди збігається з підвищенням рівня гормону, як це часто спостерігається під час вагітності. У таких випадках частина молекул гормону може зв'язуватися з іншими білками, зокрема глобулінами, еритроцитами, або ж залишатися у вільному стані. Вільна фракція гормонів є саме тією, що має біологічну активність і безпосередньо впливає на клітини-мішені.

Глобуліни

Сироваткові глобуліни також відіграють важливу роль у транспорті багатьох речовин. Усі глобуліни можна поділити на три типи або класи: альфа-, бета- і гамма-глобуліни.

• **Альфа-глобуліни** беруть участь у перенесенні багатьох вітамінів і гормонів, зокрема естрогену, тестостерону й прогестерону. Із глобулінами крові пов'язано лише 20 % прогестерону.

• **Бета-глобуліни** беруть участь у транспорті ряду речовин (наприклад, заліза у формі трансферину).

• **Гамма-глобуліни** за своєю функцією є антитілами (їх часто називають імуноглобулінами), які виробляються захисною (імунною) системою людини проти сторонніх агентів і речовин, що потрапляють в організм, або проти власних клітин і частин клітин (ушкоджених, ракових тощо). Кількість антитіл зазвичай зростає при появі інфекційних агентів.

Існує п'ять класів антитіл (Ig), які виробляються по черзі або одночасно залежно від виду стороннього агента. Гамма-глобуліни використовуються для лікування ряду станів і з профілактичною метою (входять до складу багатьох вакцин). Аутоімунні антитіла, які можуть утворюватися та вражати ендокринні залози й впливати на вироблення гормонів, найчастіше належать до класу G.

Специфічні глобуліни, що зв'язують стероїдні гормони

Існує кілька типів білків, до яких можуть приєднуватися статеві гормони. Одним із них є **білок, що зв'язує статеві гормони** (SHBG), який належить до глобулінів. Прогестерон, на відміну від статевих гормонів, рідко зв'язується з цим білком. Із цим білком з'єднуються основні статеві стероїдні гормони — андрогени й естрогени.

Інший тип глобуліну — це **білок, що зв'язує кортикостероїди** (CBG або транскортин), зокрема кортизол. Його молекули великі й містять 135 амінокислот. Білок, що зв'язує кортикостероїди, є «родичем» тих білків, які транспортують гормони щитоподібної залози. Хоча цей тип білка зв'язує 80–90 % кортизолу в плазмі крові людини, він також може з'єднуватися з прогестероном.

Існує ще один тип глобуліну — **α1-кислий глікопротеїн** (AAG), або орозомукоїд. CBG і AAG містять велику кількість цукру. Такі білки наявні в усіх ссавців. У вагітних самок ряду тварин рівень зв'язаного прогестерону зростає в багато разів і швидше, ніж рівень білка, що зв'язує кортикостероїди. Вважається, що у вагітних жінок значно підвищується кількість α1-глобуліну, який зв'язується переважно з прогестероном і меншою мірою з іншими стероїдами, зокрема тестостероном.

Розуміння процесу транспорту стероїдних гормонів, зокрема статевих і прогестерону, допомагає розібратися в причинах підвищення рівня цих гормонів. Адже недостатньо знати лише про підвищення рівня гормону. Важливо знати, у зв'язаній чи у вільній формі він перебуває. Також при дефіциті білків (у разі поганого харчування, голодування) кількість вільного гормону може зростати.

Чому більша частина гормонів, зокрема прогестерону, пов'язана саме з альбумінами, а не з глобулінами? Ступінь формування зв'язків із гормоном залежить від типу білка і температури тіла людини. Здатність глобуліна зв'язувати гормон у 500 разів вища, ніж у альбуміна, але в сироватці крові на одну молекулу CBG припадає 800 молекул альбуміна. Тому велика частина прогестерону, як і інших гормонів, у крові пов'язана з альбумінами (під час вагітності — понад 50 %).

Зв'язування гормону з білками відіграє важливу роль в обміні стероїдних гормонів. Вони практично не розчиняються в рідинах організму незалежно від того, чи виробляються в організмі, чи вводяться ззовні. Тому зв'язок із білками сприяє не лише транспорту гормонів, а й захищає їх від атаки ферментів і, відповідно, передчасного розпаду.

2.5.3. Прогестерон

Про прогестерон, а також про чоловічі й жіночі статеві гормони, що виробляються яєчниками, у цій книзі вже неодноразово згадувалося. Ми продовжимо знайомство з цими дивовижними речовинами, і пальму першості беззаперечно віддамо прогестерону — з огляду на його давність, досконалість і значущість.

Прогестерон — це унікальна речовина, що синтезується живими організмами, у тому числі людиною. Попри те, що без нього неможливе життя багатьох видів тварин, прогестерон може бути як корисним, так і шкідливим для людини — залежно від низки факторів, умов та втручання у біохімічні процеси організму ззовні.

Інші назви прогестерону: гормон жовтого тіла, лютеїновий гормон, прогестаційний гормон, лютеальний гормон, лютеогормон, лютин, гормон вагітності, прегнандіон, прогестеронум. У деяких країнах можуть існувати власні специфічні назви цього гормону.

Не обов'язково знати будову прогестерону напам'ять (навіть біохіміки не знають на пам'ять усі структури органічних речовин), так само не обов'язково досконало орієнтуватися у всіх процесах метаболізму. Але важливо запам'ятати кілька ключових фактів, що стосуються будови та функцій цієї речовини, адже вони допомагають краще зрозуміти, як функціонує людський організм, які процеси в ньому відбуваються і як це впливає як на окремі органи, так і на весь організм у цілому.

Отже, слід запам'ятати, що прогестерон — це стероїдна речовина (про що вже згадувалося вище), і цей факт має сформувати в людей, які мислять критично, розуміння, що між стероїдами існує тісний зв'язок, подібно до зв'язків у великій родині: батьки, брати, сестри, онуки, правнуки тощо. Між прогестероном та іншими стероїдними гормонами теж існує свого роду «сімейний зв'язок», про який ітиметься далі.

Про прогестерон чули майже всі жінки. В багатьох інформаційних джерелах, зокрема медичних, його визначають як статевий гормон. Цю речовину ще на

105

початку минулого століття назвали жіночим статевим гормоном, коли були відкриті чоловічі статеві гормони. Якщо в чоловіків є чоловічі статеві гормони, то логічним здавалося, що в жінок мають бути жіночі. Оскільки з яєчників отримували екстракт, що містив прогестерон, а пізніше цей гормон був виявлений у плаценті (дитячому місці), виникло припущення, яке згодом стало помилковим постулатом на багато десятиліть, — що прогестерон є саме жіночим статевим гормоном.

В організмі людини присутні як жіночі, так і чоловічі статеві гормони — незалежно від статі, але в різній кількості та різному співвідношенні. Чоловічі статеві гормони називають андрогенами, а жіночі — естрогенами.

Хоча прогестерон дійсно впливає на жіночу репродуктивну систему й бере участь у регуляції менструального циклу, цей гормон не є статевим.

Найбільшу кількість прогестерону під час вагітності виробляє плацента — майже в 15 разів більше, ніж яєчники жінки в перші тижні вагітності. Саме тому прогестерон часто називають гормоном вагітності. Але важливо розуміти, що синтез прогестерону після успішної імплантації плодового яйця в стінку матки не пов'язаний із функцією яєчників або жовтого тіла вагітності. Його утворення відбувається незалежно й автоматично, завдяки біохімічним процесам у плаценті, яка є похідним плодового яйця, а не органом матері.

Незалежно від того, є плід хлопчиком чи дівчинкою, кількість прогестерону, що виробляється плацентою і частково самим плодом, однакова. Таким чином, ані стать дитини, ані жіноча стать матері не впливають на рівень прогестерону під час вагітності. Прогестерон, який синтезується плацентою, майже не засвоюється організмом матері, адже використовується самим плодом для синтезу інших важливих гормонів та біологічно активних речовин.

Поширеною є помилкова думка, ніби для жіночого організму основним чинником є співвідношення естрогену до прогестерону. Але якщо так, то що ж тоді є ключовим чинником для функціонування чоловічого організму? Найчастіше відповідають: рівень тестостерону. Та чи правильно це? Якщо врахувати всі біохімічні процеси та синтез усіх статевих гормонів, то як для жінок, так і для чоловіків має значення збалансована фізіологічна пропорція трьох гормонів — прогестерону, тестостерону й естрогену. Це своєрідна «свята трійця», інакше не назвеш.

Слід розуміти, що в процесі дозрівання статевих клітин домінує не співвідношення естроген/прогестерон, а співвідношення тестостерон/естроген, яке реалізується через матричний гормон — прогестерон і гормони гіпофіза. Це співвідношення залежить не лише від дня менструального циклу, але й від віку, харчування, режиму сну й роботи, наявності стресу — і може досить суттєво коливатися.

Прогестерон виробляється яєчниками, сім'яниками й надирковими залозами. Він може частково використовуватися локально: наприклад, у яєчниках — для синтезу статевих гормонів, у надирниках — для утворення стероїдних гормонів, а також транспортуватися до тканин-мішеней, де його споживання є найінтенсивнішим — до матки та молочних залоз.

Про рівні гормонів у крові

Внутрішній прогестерон, хоча й циркулює по організму у вільному стані, — у невеликій кількості. Яку частину цієї активної форми прогестерону використовують клітини й тканини, а яка — розпадається і виводиться з організму, — невідомо. При збільшенні кількості вільного прогестерону він атакуються ферментами крові та інших тканин з метою зменшити його шкідливий вплив.

Зв'язаний прогестерон (98–99 % усього синтезованого прогестерону) доставляється до різних органів, тканин і клітин. Такий вид прогестерону подорожує по всьому організму повільніше і також частково розпадається в процесі транспорту, незважаючи на зв'язок із білками, особливо в печінці. Однак у такому вигляді прогестерон не впливає на клітини — він перебуває в нейтральному стані. Який відсоток зв'язаного прогестерону використовується клітинами і тканинами, також невідомо.

Рівень прогестерону, який визначається у крові жінки, — це кількість зв'язаного неактивного прогестерону, що не відображає реальну картину засвоєння прогестерону клітинами, а отже, і ступінь його впливу на клітини.

Тут необхідно згадати низку інших гормонів. Тривалий час, визначаючи рівні різних гормонів у крові, багато лікарів не знали, що між показниками кількості зв'язаного, вільного і загального гормону існує велика різниця. Ступінь впливу гормональних речовин на організм людини визначається насамперед наявністю вільного гормону. У більшості лабораторій досі визначають загальний рівень гормонів (суму вільної і зв'язаної форм). При цьому показники багатьох зв'язаних гормонів можуть бути підвищені, наприклад, під час вагітності, у той час як некон'юговані форми гормонів можуть залишатися в нормі. Звісно, якщо рівень кон'югованого гормону вищий, причин підвищення цього рівня може бути кілька, але найчастіше це прояв доброї компенсаторної реакції: якимось чином з'явилася надлишкова кількість гормону, отже, необхідно не лише приглушити його активність і запобігти шкоді для клітин і тканин, зв'язавши його з білками, але й швидко вивести його з організму. Тому не дивно, що рівні певних метаболітів (продуктів розпаду) можуть бути підвищені в деяких рідинах організму (кров, сеча) або калі.

Чим більше розвивається медицина, тим зрозумілішими стають багато питань щодо правильного вимірювання рівнів гормонів. Тому, наприклад, порушення функції щитоподібної залози вже не встановлюють лише за визначенням одного рівня загальних гормонів цієї залози (Т4 і Т3), а враховують рівень вільних гормонів, а також рівень гормону гіпофіза (ТТГ), який регулює роботу залози (про захворювання щитоподібної залози ми поговоримо в іншому розділі цієї книги).

Те саме можна сказати про визначення рівнів чоловічих статевих гормонів — рівень вільних андрогенів набагато важливіший за рівень зв'язаного або загального тестостерону. Під час вимірювання рівня пролактину також враховується вільна й зв'язана з білками форма гормону.

Але в сучасній жіночій ендокринології панує справжній хаос, тому що досі в діагностиці багатьох захворювань репродуктивної системи, функція якої залежить від рівнів різних гормонів, проводиться вимірювання рівнів не тих гормонів і не тих метаболітів, без урахування їхнього зв'язку з білками. Іншими словами, **ніхто не визначає рівень вільного естрадіолу, як і вільного прогестерону — активних форм гормонів, але натомість усі висновки робляться на підставі визначення рівнів кон'югованих форм. При цьому ані лікарі, ані науковці не знають, який саме відсоток гормонів буде засвоєний організмом, а який — буде виведений із сечею і калом.**

До того ж кожен день менструального циклу, як і час доби, характеризується своєю унікальною пропорцією рівнів різних гормонів. Дослідники і лікарі поки що знають про цю пропорцію надзвичайно мало, точніше — майже нічого. Якою має бути ця пропорція в нормі не просто за весь цикл, а в окремо взятий день менструального циклу: вранці, ввечері, уночі? Чи змінюється вона в різних циклах? Що впливає на зміну рівнів цієї пропорції? Як зміни пропорції впливають на овуляцію, зачаття і імплантацію? Графіки рівнів гормонів протягом доби існують, але вони відображають коливання гормонів у жінок, які брали участь в експериментах і клінічних дослідженнях, тобто вони індивідуальні. Такі графіки не можуть характеризувати зміни рівнів гормонів у всіх без винятку жінок.

Таким чином, у сучасній жіночій ендокринології існують суцільні дилеми не лише в діагностиці низки ендокринних порушень, але й у виборі методів лікування.

Ще більша дилема спостерігається у призначенні гормонів у пременопаузальному та клімактеричному періодах.

Дві форми прогестерону

Більшість жінок не знає, що існують дві абсолютно різні форми прогестерону, які виробляються різними джерелами й тому виконують кардинально різні функції.

Жовте (лютеїнове) тіло синтезує найбільшу кількість прогестерону у невагітної жінки, і цей вид гормону часто називають лютеїновим прогестероном. Пік його вироблення припадає на 7-й день після овуляції, коли фактично починається імплантація плодового яйця.

З'ясувалося, що норми рівнів прогестерону не є однаковими у жінок репродуктивного віку, як вважалося раніше. У низці етнічних груп рівень прогестерону може бути до 70 % нижчим порівняно з іншими групами, і при цьому рівень безпліддя у цих жінок не відрізняється від середньостатистичних показників.

Після овуляції лютеїновий прогестерон виконує такі функції: • стимулює подальший синтез прогестерону яєчником;

- пригнічує ріст (проліферацію) ендометрія;

- стимулює проліферацію молочних залоз (максимум — на 24-й день циклу);

- пригнічує запальні процеси в яєчниках і матці;

- запускає програму диференціації ендометрія;

- стимулює ріст спіральних артерій міометрія;

111

- активує залози ендометрія та посилює їх секрецію (вироблення особливої рідини);

- викликає притік до матки низки імунних клітин, які беруть участь у формуванні здорового зв'язку між плодом і маткою;

- створює «вікно імплантації» через формування відростків (піноподій) ендометрія;

- регулює вироблення гормонів гіпофізом і гіпоталамусом;

- бере участь у сексуальній поведінці жінки (пригнічує сексуальний потяг);

- впливає на психоемоційний стан жінки (пригнічує настрій);

- знижує моторику кишечника й жовчного міхура.

Після зачаття лютеїновий прогестерон виконує такі функції:

- знижує скоротливу активність матки з початком імплантації плодового яйця;
- стимулює формування децидуальної тканини (важливої ділянки ендометрія в місці прикріплення плодового яйця).

У лютеїнового прогестерону є й інші функції, оскільки рецептори до прогестерону є в багатьох органах людського тіла.

Молода здорова жінка протягом одного менструального циклу тривалістю 28 днів виробляє приблизно 210 мг прогестерону, що становить близько 2500 мг на рік.

З 7–8 тижня вагітності формуюча й зростаюча плацента починає синтез прогестерону, який називають **плацентарним прогестероном**. Його кількість досягає дуже високих рівнів. Хоча цей вид прогестерону легко проходить через плацентарний бар'єр у кров'яне русло матері, все ж більша частина гормону залишається в тканині плаценти, навколоплідних водах та в організмі плода.

З початком продукції прогестерону плацентою вироблення прогестерону в яєчниках значно знижується. Рівень прогестерону в крові матері поступово зростає й досягає максимуму перед пологами — усе це за рахунок гормону, який синтезується плацентою.

Високий рівень прогестерону впливає на роботу органів, однак цей прогестерон майже не засвоюється жіночим організмом, оскільки не спостерігається вираженого підвищення інших стероїдних гормонів — похідних прогестерону й продуктів його обміну в крові й сечі.

Плацентарний прогестерон виявляє унікальну автономність (незалежність) не лише від організму жінки, а й від організму плода, і ця автономність є загадкою для науковців і лікарів.

До кінця вагітності плацента виробляє максимальну кількість прогестерону, і загальний рівень продукції гормону досягає 300 мг/добу — у багато разів більше, ніж виробляють яєчники.

Яку роль виконує плацентарний прогестерон для жінки? Традиційно вважається, що він:

- пригнічує запальну реакцію міометрія на плаценту;
- готує молочні залози до лактації;
- створює баланс між скороченням і розслабленням м'язів матки;
- пригнічує вироблення простагландинів у матці;
- стимулює скорочення матки при доношеній вагітності.

Інакше кажучи, та частина плацентарного прогестерону, яка потрапляє в кров'яне русло матері, впливає головним чином на матку та молочні залози. **Плацентарний прогестерон набагато важливіший для плода, ніж для матері**.

Досі не існує чіткого уявлення про те, яку роль прогестерон відіграє у житті плода, оскільки не виявлено залежності між показниками рівня прогестерону в артеріях і венах пуповини та самим плодом.

Прогестерон плаценти перетворюється у прегнандіол у печінці плода, а потім використовується для синтезу стероїдних гормонів. Прогестерон бере участь у синтезі кортизолу надниковими залозами, але чим більше виробляється кортизолу, тим у більшому стресі перебуває плід. При дистресі плода рівень прогестерону у вені пуповини також підвищується. Підвищений рівень прогестерону в пуповині виявляється у випадках тазового передлежання й після кесаревого розтину, хоча низка дослідників спростовує ці дані.

Якщо процес регуляції синтезу й обміну лютеїнового прогестерону у жінок добре вивчений, то механізм вироблення прогестерону плацентою невідомий. Механізм сигналізації з боку плода до плаценти щодо потреби в прогестероні теж не вивчений.

Інакше кажучи, що саме спонукає плаценту виробляти прогестерон і в якій кількості — залишається невідомим.

Рівень ретроплацентарного прогестерону не має зв'язку з рівнем прогестерону ані в крові матері, ані в пуповині плода. Відсутність цього зв'язку підтверджена низкою клінічних досліджень. І цей феномен вражає своєю унікальністю й винятковістю, адже виходить, що плацента виконує свою програму синтезу прогестерону автономно, а плід — власну програму його використання в необхідній йому кількості теж автономно.

Основна кількість прогестерону міститься в тканині плаценти, і його рівень зростає з розвитком вагітності. Концентрація гормону в ретроплацентарній крові (між плацентою та ендометрієм) становить від 380 до 4650 нмоль/л, тоді як у плазмі крові жінки — від 100 до 620 нмоль/л. Це майже у 15 разів більше, ніж до вагітності. У судинах пуповини, тобто в крові плода, рівень прогестерону становить від 90 до 1800 нмоль/л.

Таким чином, приблизно 30 % прогестерону, який виробляється плацентою, використовується плодом для синтезу багатьох речовин. Частина прогестерону потрапляє в кров'яне русло матері, але більша частина все ж залишається в плаценті.

Рівень прогестерону в ретроплацентарному просторі приблизно у два рази вищий за рівень у пупковій вені в новонароджених після кесаревого розтину. Але і рівень прогестерону в самій плаценті також підвищується перед пологами. Не виявлено залежності між статтю плода та рівнем прогестерону в пуповині.

Дослідження показали, що введення додаткового прогестерону в кров матері не впливає на рівень прогестерону в плаценті та в

крові плода. І цим підтверджується існування унікальної автономності плацентарного прогестерону.

Помилки у вимірюванні рівня прогестерону

Питання визначення рівня прогестерону в організмі жінки виникає в різних ситуаціях: при встановленні діагнозу, при виборі виду гормону з лікувальною метою, при контролі ефективності лікування. При цьому лікаря цікавить оптимальний метод визначення рівня прогестерону з отриманням найбільш достовірних результатів. Після отримання результатів з'являється ще одне питання: наскільки вони «вписуються» в норму. Здається, що при такому підході до обстеження похибок не повинно бути, однак більшість помилок у встановленні діагнозів і призначенні лікування виникає не лише через неправильне визначення рівнів гормонів, але й через неправильну інтерпретацію отриманих результатів аналізів.

У цій книзі вже неодноразово згадувалося, що в крові прогестерон може перебувати у вільному або зв'язаному з білками стані. Прогестерон також може бути зв'язаний з еритроцитами. **Тому рівні прогестерону в крові, сироватці та плазмі будуть різними**.

Вважається, що для пригнічення росту ендометрія рівень прогестерону в сироватці крові має бути не меншим за 5 нг/мл. Однак багато досліджень показали, що введення прогестерону в різних формах часто лише трохи підвищує рівень гормону. Незважаючи на це, лікувальний ефект усе ж може спостерігатися. Як це пояснити в таких випадках? Тим, що рівень прогестерону в крові не відображає його рівень у тканинах і клітинах, які використовують прогестерон, а також можуть містити метаболіти прогестерону. Деякі органи дуже швидко «втягують» прогестерон: ендометрій, слинні залози, легені, мозок, нирки, печінка, шкіра (через кров) і жирові прошарки.

Абсолютно неінформативним і застарілим є визначення «гормонального дзеркала» за цитологічними мазками або кольпоскопією, що досі призначають багато лікарів старої школи, особливо під час вагітності. Абсурдно ставити діагноз прогестеронової недостатності та прогнозувати перебіг вагітності за такими «гормональними дзеркалами».

У різних лабораторіях одиниці вимірювання рівнів прогестерону також можуть бути різними: нг/мл, мкг/л, нмоль/л. Якщо порівнювати лише цифри, без урахування одиниць вимірювання, можна дійти хибних висновків.

Кожна лабораторія має свої референтні значення, тобто мінімальні й максимальні показники, які прийняті за норму. Однак ці межі можуть відповідати лише тому методу, яким визначали рівні гормонів, але не відображати реальну характеристику рівнів гормонів для конкретної популяції жінок. Якщо, наприклад, реактиви були закуплені в іншій країні, то референтні значення можуть відображати норми для тієї країни або регіону, де ці реактиви виготовляються.

Референтні значення рівнів прогестерону часто не враховують стан жінки (вагітна вона чи ні), етнічну групу й національність, вік, що впливає на правильну інтерпретацію результатів обстеження.

Особливості рівнів прогестерону в жіночому організмі

Окрім того, що в різних рідинах і фракціях крові рівні прогестерону й його метаболітів можуть відрізнятися, важливо пам'ятати, що прогестерон швидко розпадається, тому його рівні коливаються в організмі жінки не лише протягом менструального циклу, а й протягом доби. Під впливом пульсуючої продукції гонадотропінів вироблення прогестерону також має пульсуючий характер. Тому **один показник одного вимірювання прогестерону не відображає реальної ситуації гормонального фону жінки**.

У жінок із нормальною репродуктивною функцією трапляються цикли як із низьким рівнем прогестерону, так і навпаки — із високим. Більшість лікарів не враховують важливий факт: усі жінки індивідуальні, а ідеальні 28-денні менструальні цикли частіше зустрічаються в текстах підручників із гінекології, ніж у реальному житті. **Визначення рівня прогестерону на 21-й день менструального циклу — це нераціональний підхід до оцінки ситуації та проблем жінки. Ніколи встановлення діагнозу не повинне ґрунтуватися лише на одному показнику рівня прогестерону**.

Залежно від прийому їжі, вживання алкоголю, паління, занять спортом, способу життя жінки рівень прогестерону також може змінюватися як упродовж кількох годин, так і протягом усього циклу. Прийом лікарських препаратів, зокрема інших стероїдних гормонів, які можуть призначатися терапевтами, сімейними лікарями, хірургами й іншими фахівцями, впливає на рівень прогестерону в жінок.

Даних про те, наскільки відрізняються рівні прогестерону в жінок різних народів і етнічних груп у світі, дуже мало, але досить часто в лабораторіях використовуються стандартні референтні значення показників рівнів гормонів, які абсолютно не враховують етнічні особливості жінок, що мешкають у певній місцевості. Те, що в конкретної жінки можуть вважати лабораторним відхиленням від норми, насправді може бути її фізіологічною нормою.

Стан вагітності є унікальним тим, що рівень лютеїнового прогестерону після 5-го тижня знижується, у той час як рівень плацентарного прогестерону зростає, однак цей вид прогестерону надходить у кров'яне русло жінки в незначній кількості. Рівень прогестерону на ранніх термінах при першій вагітності вищий, ніж при наступних. Стать дитини на рівень прогестерону не впливає — так само, як і маса тіла чи вік матері.

Ще однією особливістю є те, що в крові вагітних жінок підвищується рівень вільного прогестерону, причому швидше, ніж рівень загального прогестерону. Із 24-го до 40-го тижня кількість вільного прогестерону збільшується з 6 % до 13 % від загального прогестерону. Цікаво, що буквально через дві години після пологів рівень зв'язаного й вільного прогестерону різко знижується, однак пропорція вільного прогестерону збільшується до 19 % від загального й може залишатися на такому рівні тривалий період. У лабораторіях рівень вільного прогестерону під час вагітності не визначається, тому можуть бути зроблені хибні висновки про «нестачу гормону вагітності».

Введення екзогенного прогестерону у вигляді лікарських препаратів підвищує рівень вільного прогестерону в крові, але зазвичай ненадовго, адже прогестерон швидко розпадається. Крім того, рівні вільного й зв'язаного прогестерону залежать від дози введеного препарату, шляху введення, а також інших чинників.

Існує ще багато особливостей вироблення, засвоєння й розпаду прогестерону, які згадані в інших розділах цієї книги. Усі ці особливості мають враховуватися лікарями насамперед для правильного встановлення діагнозу.

Міфи про мінімальний рівень прогестерону, харчування та умови життя

Дуже часто жінок цікавить питання: який мінімальний рівень лютеїнового прогестерону є допустимим для зачаття та нормального перебігу вагітності. Багато лікарів також шукають зв'язок між рівнем прогестерону до вагітності та успішною імплантацією й розвитком вагітності.

У різних країнах світу проводилися дослідження на цю тему, і думки науковців розходяться. Одні вважають, що рівень прогестерону в 5 нг/мл (16 нмоль/л) є достатнім для успішного розвитку вагітності на ранніх термінах. Багато репродуктивних клінік визначили мінімальний рівень лютеїнового прогестерону в межах 10–13 нг/мл (32–41 нмоль/л). У більшості жінок рівень лютеїнового прогестерону становить 7–57 нмоль/л. Однак референтні значення в багатьох лабораторіях різняться, як і одиниці вимірювання прогестерону, що вносить чимало плутанини в правильну інтерпретацію результатів аналізів. До того ж, навіть за низького рівня прогестерону в жінки зберігається потенційна можливість виносити дитину. Усі ці численні суперечності породили велику кількість чуток, страхів і міфів про те, якими мають бути мінімальні рівні прогестерону.

Відомо, що найнижчі показники народжуваності нині спостерігаються в білої раси, особливо серед мешканців розвинених країн. Кількість бездітних сімей зростає, у більшості родин є лише одна дитина, рідше — двоє або троє. У медичній літературі можна знайти інформацію про те, що харчування відіграє роль у рівні зачаття і плідності. Але якщо поглянути на рівні вагітностей і пологів у народів країн, що розвиваються, то вони найвищі.

Жінки вагітніють і народжують в умовах низького соціально-економічного розвитку, воєнних дій, нестачі їжі й води. Попри численні труднощі, жінки у країнах, що розвиваються, вагітніють до 12 разів упродовж життя і мають у середньому по 7—8 дітей. Багато дітей помирають від голоду та небезпечних інфекцій, проте темпи приросту населення в цих країнах залишаються високими.

Фертильність дуже мало залежить від харчування, хоча регулярність менструальних циклів і наявність овуляції пов'язані з індексом маси тіла та кількістю жирової тканини в організмі жінки. Дослідження показали, що овуляторна функція яєчників залежить від енергетичного обміну й може порушуватися при його низькому або високому рівні. Найпоширенішою причиною порушення овуляції в жінок розвинених країн є стан стресу, зокрема енергетичного стресу. Фактично будь-який стрес — фізичний, емоційний чи харчовий (поживні речовини — це теж енергія) — може призводити до порушення овуляції.

Питання, чому в жінок «ситого суспільства», де є достатньо їжі, реакцією на стрес є порушення функції яєчників, викликає багато суперечок серед фахівців різних напрямків і досі не має чіткого пояснення. Одна з гіпотез припускала, що такі проблеми пов'язані з нестачею прогестерону, який впливає на зачаття й перебіг вагітності. Але рівень прогестерону до овуляції в нормі дуже низький. Про стрес йтиметься ще в кількох інших розділах цієї книги.

Вивчення рівня прогестерону в американських жінок із сільської (неіндустріальної) місцевості показало, що рівень гормону в них нижчий, ніж у міських мешканок, хоча рівень зачаття і вагітностей — вищий. Оскільки загалом усі американки харчуються майже однаково, говорити про нестачу поживних речовин, за винятком рідкісних випадків, не доводиться.

Науковці вирішили провести міжнародне дослідження й перевірити рівень прогестерону в жінок Болівії з племені аймара, які мешкають у високогірній місцевості. Це плем'я було обране тому, що його поселення розташовані в дуже віддаленій від міст частині країни, високо в горах, і жінки цього племені змушені займатися важкою фізичною працею, часто недоїдають. Крім того, контрацепція серед чоловіків і жінок у цьому регіоні планети була повністю відсутня.

Низка попередніх досліджень показала, що рівень прогестерону в жінок високогірних племен нижчий за рівень прогестерону в жінок міст і індустріальних зон. Найвищі рівні прогестерону зазвичай спостерігалися в вагітних і жінок, які годують грудьми.

Щоб уникнути похибок у отриманні достовірних даних, учасниці в групах американських і болівійських жінок були майже однаковими за віком. Середній вік жінок, які вперше завагітніли, у Чикаго — 31 рік (у Канаді — 30 років, у країнах Європи — 27–29 років, у США — 29 років). Хоча відомо, що рівень прогестерону в зрілих жінок не залежить від віку аж до клімактеричного періоду, вік болівійських жінок було підібрано відповідно до віку американок із Чикаго й у середньому становив 27–28 років. Однак більшість із них у віці між 20 і 30 роками вже пройшли щонайменше через чотири пологи. Після кожних пологів вони годували своїх дітей щонайменше 1–1,5 року, і тривалість післяпологової аменореї (відсутність менструацій) становила щонайменше один рік.

З'ясувалося, що рівень прогестерону в болівійських жінок був значно нижчим і становив у фолікулярну фазу 77 % рівня прогестерону американських жінок, 67 % — у лютеїнову фазу, і на піку лютеїнової фази — 71 %. Ці показники визначалися в циклах, коли відбулося зачаття. Відмінності рівнів прогестерону в американок середнього класу й болівійських жінок із високогірного села у фолікулярну фазу не вважалися важливими для висновків (статистично значущими), але розбіжності в рівнях після овуляції та під час менструацій були значними.

Зростання рівня прогестерону після овуляції було швидшим і вищим в американських жінок, особливо ближче до піку прогестерону. У період імплантації (8–10 день після овуляції) рівень гормону в болівійських жінок був удвічі нижчим, ніж у американських жінок. Незалежно від того, відбулося зачаття чи ні, рівень прогестерону був зниженим у всіх циклах болівійських жінок порівняно з американськими. Це привело дослідників до висновку, що низькі рівні прогестерону не є показниками безпліддя і можуть бути індивідуальною фізіологічною особливістю багатьох здорових жінок.

Низький рівень прогестерону може бути особливістю не лише мешканок сільських територій, але й низки етнічних груп, які проживають у різних регіонах світу. Наприклад, відомо, що в японських жінок нормальний мінімальний рівень прогестерону нижчий, ніж показники американських і європейських жінок. Низькі рівні прогестерону виявлені в сільських жінок Польщі, Непалу, Конго. Ці рівні майже збігаються з рівнями болівійських жінок, які проживають на висоті 4000 метрів над рівнем моря. Це означає, що географічні особливості місцевості не відіграють вирішальної ролі в коливаннях рівнів гормонів. Також було помічено, що рівні прогестерону в жінок усіх цих популяцій знижуються в періоди зменшення кількості харчових продуктів (часто в зимово-весняний період).

Таким чином, рівні прогестерону в крові жінок можуть залежати від тих чинників, на які лікарі зазвичай не звертають уваги. Завжди у випадках зниженого рівня прогестерону необхідно враховувати скарги й ознаки прогестеронової недостатності, що обговорюється в розділі, присвяченому питанням лютеїнової недостатності.

Поняття про «прогестеронову дію»

Ми вже обговорили роль прогестерону в організмі жінки, зокрема вагітної (темі гормонів і вагітності присвячено ще один розділ далі). Ми також розглянули питання визначення рівня прогестерону. Але існує ще одна тема, навколо якої виникло багато міфів. Дуже часто в літературі згадується про «прогестеронову властивість», «прогестеронову дію» або «прогестеронову активність», коли характеризуються властивості прогестерону та його синтетичних форм. Що це за властивості і як вони були визначені?

Усі без винятку *прогестагени* (так називають натуральний і синтетичний прогестерон) мають лише одну спільну властивість або **прогестероновий (прогестагенний) ефект** — усі вони здатні впливати на естрогеном підготовлений ендометрій кролиці, блокуючи його ріст (*проліферацію*) і викликаючи в ньому секреторні зміни. Саме вплив прогестерону та прогестинів на ендометрій самки кролика був прийнятий за еталон «*прогестагенності*». Але окрім прогестагенної властивості прогестерон і прогестини (синтетичні форми прогестерону) проявляють різні інші біологічні властивості при впливі на клітини й тканини не лише у тварин, а й у людей.

Оскільки прогестерон бере участь у синтезі всіх стероїдних гормонів, виникає запитання: якими властивостями володіє цей гормон? Чи надає йому таке «родинне» походження властивостей інших стероїдів? Виявляється, прогестерон може мати як подібні властивості до андрогенів, естрогенів, глюкокортикоїдів і мінералокортикоїдів, так і протилежні. Це залежить від того, з якими рецепторами взаємодіє прогестерон, у яких тканинах, у які метаболіти він перетворюється, а також у якій концентрації знаходиться в крові та тканинах.

За своєю будовою прогестерон найближчий до чоловічих статевих гормонів, тому найчастіше він може проявляти андрогенну дію. Більшість прогестинів, що використовуються в медицині, також мають андрогенну дію. Такий ефект спостерігається при високих дозах прогестерону. Низькі дози гормону, навпаки, мають антиандрогенний ефект. Залежно від дози прогестерон також може мати антиестрогенну, антиглюкокортикоїдну й антимінералокортикоїдну властивість. Крім того, ефект прогестагенів залежить від шляху введення препаратів.

Окрім прогестагенів, в організмі людини є чимало речовин із дією, схожою на прогестеронову. Ці речовини виробляються яєчниками, надниркровими залозами, плацентою й низкою інших органів.

Тепер ми залишимо прогестерон, щоб розглянути роль інших гормонів, які виробляються в яєчниках. Але ми ще не раз повернемося до прогестерону на сторінках цієї книги.

2.5.4. Чоловічі статеві гормони

Навколо чоловічих статевих гормонів створено чимало міфів, особливо щодо їхнього впливу на жіноче здоров'я. Слово «чоловічі» викликає в деяких жінок подив: чому щось чоловіче повинно бути в організмі жінки? Але мало хто знає, що в жіночому організмі кількість чоловічих статевих гормонів значно перевищує кількість жіночих. Крім того, саме з чоловічих статевих гормонів синтезуються жіночі. Тобто без чоловічого не буде жіночого.

Існує п'ять основних видів андрогенів:

• сульфат дегідроепіандростерону (DHEA-S);

• дегідроепіандростерон (DHEA);

- андростендіон (А);

- тестостерон (Т);

- дигідротестостерон (DHT).

Перші три речовини часто називають *прогормонами*, тобто попередниками гормонів, тому що вони можуть перетворюватися на тестостерон і таким чином опосередковано виявляти свою активність. DHT часто називають метаболітом тестостерону або продуктом його розпаду. Але саме дигідротестостерон і тестостерон мають найвищу гормональну активність. Концентрація DHEA-S у сироватці крові — найвища серед усіх андрогенів, однак його активність — одна з найнижчих.

Яєчники виробляють 25 % андрогенів, головним чином тестостерон, а решту кількості чоловічих статевих гормонів продукують надниркові залози. У чоловіків андрогени виробляються в яєчках і надниркових залозах.

Залежно від дня циклу, кількість тестостерону, який виробляється яєчниками та надниркови́ми, може змінюватися. Чим ближче до овуляції, тим більше тестостерону продукують яєчники (до 65–75 %) і менше — надниркові. Яєчники також виробляють 50 % андростендіону і 20 % DHEA. У надниркових залозах синтезується практично весь DHEA-S і 80 % DHEA. Тому при дуже високих показниках цих гормонів необхідно перевірити функцію надниркових залоз.

Окрім гонад і надниркових, джерелами андрогенів є печінка, жирова тканина й шкіра. Андростендіон і невелика кількість DHEA перетворюються в шкірі на тестостерон. Жирова тканина також накопичує стероїдні гормони, які при їхньому надлишку можуть перетворюватися на андрогени.

Щодня організм жінки виробляє від 0,1 до 0,4 мг тестостерону, проте рівні гормону в сироватці крові залежать від дня циклу. Найвищий рівень тестостерону спостерігається в середині циклу — майже на 20 % вищий, ніж на початку чи наприкінці, хоча при обстеженні жінки день менструального циклу для визначення рівня тестостерону ролі не відіграє. У вагітної жінки з'являються й інші джерела тестостерону.

Тут важливо зазначити, що близько 80 % тестостерону з'єднується з *глобуліном, що зв'язує статеві гормони* (SHBG — sex-hormone-binding globulin). Цей вид білка виробляється печінкою, тому від нормального функціонування печінки залежать рівні активного (вільного) і неактивного (зв'язаного) тестостерону в організмі жінки.

Андрогени, як і всі стероїдні гормони, викликають інтерес у лікарів-дослідників, тому все глибше вивчається вплив цих гормонів не лише на репродуктивну систему людини, а й на інші органи, зокрема мозок, і на формування людської поведінки. Давайте розглянемо, яку роль відіграють чоловічі статеві гормони.

Як уже згадувалося раніше, із чоловічих статевих гормонів утворюються жіночі статеві гормони — і це, мабуть, найважливіший, ключовий момент у формуванні жінки як жінки.

Чи знаєте ви, що статеве дозрівання, зокрема й у дівчаток (фактично, незалежно від статі), починається зі збільшення рівня гормонів у крові, у тому числі чоловічих статевих гормонів? Детальніше про статеве дозрівання й роль андрогенів у становленні менструального циклу написано в моїй книзі «Основи здоров'я дівчаток: Практичний путівник для батьків».

Цікаво, що коли йдеться про андрогенну дію, то мається на увазі вплив гормонів на статеве дозрівання й фізичний розвиток чоловіків. Уперше андрогени були описані ще в XVIII столітті, хоча тоді про них як про гормони нічого не знали. У 1771 році Джон Хантер пересадив яєчка півня курці, і в неї згодом виріс півнячий гребінь і борідка. У 1849 році німецький учений Арнольд Бертольд пересадив яєчка від здорового півня кастрованому — й отримав той самий ефект: ріст гребеня й борідки. Також відновилася поведінка півня. Але тільки в 1935 році Леопольд Рузика описав будову речовини, отриманої з яєчок (testes), і назвав її тестостероном.

Саме вплив тестостерону й інших андрогенів на поведінку людини нині вивчається багатьма вченими. Виявляється, у клітинах мозку є андрогенні рецептори двох підвидів — AR-A та AR-B. Основний вплив андрогенів на мозок полягає у формуванні агресивної поведінки як у чоловіків, так і у жінок. Надлишок чоловічих статевих гормонів також підтверджує таку дію гормонів на поведінку людей. Нестача андрогенів асоціюється з розвитком депресії та дратівливості, особливо у жінок у період менопаузи. Різкі коливання рівня тестостерону, зокрема зниження андрогенів, помічено в людей із розладами настрою й психозами. Вважається також, що андрогени можуть виконувати нейрозахисну функцію, підвищуючи виживаність нервових клітин.

Отже, крім того, що андрогени є попередниками естрогенів і що вони відіграють

129

дуже важливу роль у статевому дозріванні та становленні менструального циклу, вони також необхідні для дозрівання статевих клітин як у чоловіків, так і в жінок. Між статевими гормонами існує тісний взаємозв'язок, заснований на певному гормональному балансі. А що відбувається, коли підвищуються рівні чоловічих статевих гормонів? Чому ці рівні зростають? Про це ми поговоримо далі.

Чому підвищуються рівні чоловічих статевих гормонів

Якщо врахувати механізм вироблення, транспорту й засвоєння стероїдних гормонів, до яких належать і чоловічі статеві гормони, то всі причини підвищення рівня андрогенів можна поділити на чотири групи:

1. Андрогени виробляються у надлишку.

2. В організмі недостатньо білка, що зв'язує андрогени.

3. Порушується засвоєння й обмін андрогенів.

4. Порушується виведення андрогенів з організму.

Джерела андрогенів у невагітних і вагітних жінок різняться, як і рівні різних чоловічих статевих гормонів, тому ми розглянемо це докладніше. Спершу зосередимося на випадках гіперандрогенії, тобто підвищеного рівня чоловічих статевих гормонів у крові жінки поза вагітністю.

Одразу варто зазначити, що в житті кожної жінки можуть бути періоди підвищеного рівня андрогенів. Гіперандрогенія зустрічається не настільки часто, як про це зазвичай говорять: лише до 5−8 % жінок можуть мати підвищений рівень чоловічих статевих гормонів. Найчастіше гіперандрогенія спостерігається в підлітковому віці (до 21–22 років), на тлі прийому певних лікарських препаратів, при стресі, і може супроводжуватися нерегулярними менструальними циклами.

Коли ми оцінюємо результати аналізів, важливо знати, які саме чоловічі статеві гормони підвищені, у якій формі (зв'язаній чи вільній), і як цей стан відображається на функціонуванні жіночого організму (тобто як проявляється на фізичному рівні).

Підвищення гормонів внаслідок надмірного вироблення андрогенів може бути незначним або вираженим. Саме виражене підвищення потребує негайної реакції, оскільки воно не тільки супроводжується скаргами, а й може свідчити про наявність небезпечної пухлини яєчників або надниркових залоз. Будь-яке швидке підвищення рівня чоловічих статевих гормонів вимагає термінового обстеження.

Існує десять видів пухлин (вісім яєчникового та два надниркового походження), які виробляють чоловічі статеві гормони. Майже всі ці пухлини злоякісні й можуть метастазувати в інші органи. Хоча пухлини, що продукують андрогени, трапляються дуже рідко, проте 30 % із них є злоякісними. За допомогою УЗД можна виявити новоутворення в яєчниках або надниркниках, але неможливо визначити, чи є це новоутворення гормонально активним.

Іншою причиною підвищення рівня андрогенів у невагітних жінок є вроджена *гіперплазія надниркових залоз* (точніше — кори наднирників) і, рідше, набута гіперплазія кори наднирників. Існує класична та некласична гіперплазія надниркових залоз, з цілою низкою різних симптомів. Усі вроджені гіперплазії наднирників пов'язані з недостатністю вироблення певних ферментів і мають генетичну природу.

Існує п'ять основних видів гіперплазії кори наднирників, але, крім них, нараховується понад двадцять інших різновидів вродженої гіперплазії. Для визначення виду цього захворювання застосовуються спеціальні алгоритми обстеження, тобто визначається рівень низки речовин у сироватці крові, рідше — в сечі жінки. Комбінація порушень у виробленні гормонів та інших речовин при кожному виді гіперплазії може відрізнятися. Найпоширенішими є недостатність *21-гідроксилази* (аутосомно-рецесивне захворювання) та *11а-гідроксилази*. Надзвичайно важливим є точний діагноз, адже далеко не всі форми цього захворювання можна скоригувати медикаментозно.

Окрім надмірного вироблення гормонів, частою причиною гіперандрогенії є порушення синтезу білків, що зв'язують андрогени — SHBG. При надлишку білка в крові підвищується рівень зв'язаного тестостерону, що не є небезпечним для здоров'я, але може призвести до помилкової інтерпретації результатів аналізів. Якщо визначати лише загальний тестостерон, його рівень буде підвищеним.

Кількість SHBG зростає під час вагітності, прийому естрогенів, комбінованих оральних контрацептивів (КОК), гіперфункції щитоподібної залози. Навпаки, препарати, що містять андрогени або синтетичний прогестерон, знижують рівень цього білка. Деякі синтетичні прогестини використовують для лікування легкої та помірної гіперандрогенії. Також рівень SHBG знижують глюкокортикоїди, гормон росту, інсулін і АКТГ. Гіпотиреоз може супроводжуватися підвищеним рівнем вільного тестостерону, як і ожиріння, через зменшення кількості білка, що зв'язує андрогени.

Гіперандрогенія може спостерігатися при порушеннях обміну андрогенів, тобто їх розпаду на метаболіти. Метаболізм андрогенів потребує наявності спеціальних ферментів (ензимів). При їх дефіциті навіть нормальний рівень андрогенів може спричинити надлишок гормонів унаслідок неповного їх виведення з організму. *Ензимопатії* зазвичай мають вроджений, рідше набутий характер, і ґрунтуються на генетичних змінах. У нормі більшість циркулюючого в крові тестостерону перетворюється в печінці на андростендіон і етіохоланолон, зв'язуючись із глюкуроновою та сірчаною кислотами. При захворюваннях печінки обмін андрогенів може порушуватися, що й призводить до гіперандрогенії.

Продукти обміну андрогенів виводяться у вигляді 17-кетостероїдів (17-КС) із сечею. Лише 20–30 % 17-КС у сечі походить з андрогенів яєчників. Уся інша частка — це метаболіти андрогенів наднирників. При стресі, коли рівень кортизолу в крові підвищується, кількість 17-КС також зростає, що може бути помилково сприйнято як ознака порушення функції наднирників.

Гіперандрогенія — це не діагноз. Це завжди лабораторний показник, що може супроводжуватися різноманітною симптоматикою. Підвищений рівень різних андрогенів може спостерігатися при багатьох захворюваннях, тому акцент повинен робитися не лише на рівень чоловічих статевих гормонів, а й на скарги, клінічну картину та результати інших аналізів.

Як проявляється гіперандрогенія

Підвищений рівень андрогенів, або гіперандрогенія, може проявлятися по-різному залежно від віку жінки, рівня чоловічих статевих гормонів і тривалості їх впливу. Оскільки андрогени впливають на різні органи, зміни можуть проявлятися не лише на рівні функції яєчників.

Вплив андрогенів на плід жіночої статі може призводити до змін зовнішніх статевих органів, зокрема до збільшення клітора та зрощення малих статевих губ. Плоди дуже чутливі як до надлишку, так і до дефіциту чоловічих статевих гормонів. Цікаво, що в плодів чоловічої статі відсутність андрогенів призводить до недорозвинення чоловічого статевого органа, яєчок, простати, і новонароджений у подальшому розвивається за жіночим типом.

У дівчаток-підлітків при наявності гіперандрогенії спостерігається передчасне або атипове статеве дозрівання, яке характеризується посиленим ростом волосся на тілі та одночасним випадінням волосся на голові (облисінням), появою акне, збільшенням клітора, підвищеним виділенням шкірного сала. Голос стає грубішим, знижується тембр. Місячні зазвичай не починаються вчасно, тобто перша менструація може бути відсутня до більш зрілого віку. Високі рівні андрогенів також можуть призводити до збільшення м'язової маси. Оскільки андрогени впливають на жировий обмін, ожиріння також може бути проявом гіперандрогенії.

У жінок, які завершили статеве дозрівання, гіперандрогенія часто проявляється гірсутизмом (у 70–80 % випадків). Під гірсутизмом мається на увазі надмірний ріст термінального волосся. Що таке термінальне волосся? Існує три типи волосся: пушкове, щетинисте й довге (термінальне). Первинне волосся новонароджених (лануго) та пушкове волосся є однаковими за походженням і не чутливими до чоловічих статевих гормонів. Щетинисте волосся утворює брови, вії, росте в носі й вушних раковинах. Довге або термінальне волосся росте на голові, в ділянці пахв, на лобку й зовнішніх статевих органах. Щетинисте й термінальне волосся чутливе до андрогенів, тому при гіперандрогенії його ріст посилюється.

Також необхідно пам'ятати, що кількість волосяних фолікулів і ріст волосся на тілі контролюються генами, а отже, спадковий (або конституційний) гірсутизм — це поширене явище в житті жінок, особливо серед певних народів та етнічних груп. Перш ніж робити висновки про нібито наявну гіперандрогенію, важливо оцінити сімейну історію — чи були в роду «волохаті» жінки (мати, сестра, тітки).

Досить часто в молодих жінок на тлі прийому гормональних засобів і низки медикаментів може спостерігатися незначне підвищення тестостерону. Найчастіше це зв'язаний або загальний тестостерон. Такі жінки починають надмірно прискіпуватися до жирності шкіри, «прищиків» і появи волосся у тих місцях, де воно небажане. Грубою помилкою в таких випадках буде нав'язування неіснуючого діагнозу гіперандрогенії без уточнення всіх деталей анамнезу, а також призначення гормонального лікування.

Гірсутизм як патологічне явище з'являється і розвивається дуже швидко на тлі справжньої гіперандрогенії. Оскільки андрогени впливають на вироблення шкірного сала, разом із гірсутизмом значно підвищується жирність шкіри. Acne vulgaris (вугрова хвороба) також з'являється на шкірі через надлишок андрогенів, оскільки бактерії *Propionibacterium acnes* починають активно розмножуватися і спричиняють запалення шкіри та волосяних фолікулів. Хоча досі точаться суперечки щодо того, чи є акне ознакою гіперандрогенії, у понад 70 % жінок з акне виявляють підвищені рівні андрогенів у крові.

Ще одним проявом гіперандрогенії в жінок є порушення менструального циклу, що може супроводжуватися відсутністю дозрівання статевих клітин і безпліддям. Чим вищий рівень андрогенів, тим більше, як правило, проблем із циклом. Тому припинення менструацій потребує обстеження та дослідження рівнів чоловічих статевих гормонів.

Гіперандрогенія є характерною ознакою синдрому полікістозних яєчників, про який ми докладніше поговоримо в розділі, присвяченому найпоширенішим ендокринним захворюванням у жінок.

Крім вищезазначених порушень, підвищений рівень андрогенів асоціюється з інсулінорезистентністю та високим ризиком розвитку цукрового діабету другого типу, особливо в жінок у пременопаузальному та клімактеричному періодах, а також з порушенням жирового обміну (дисліпідемією), підвищеним артеріальним тиском (гіпертонією), захворюваннями судин. Гіперандрогенія підвищує ризик розвитку серцево-судинних захворювань.

Поява скарг, характерних для підвищеного рівня чоловічих статевих гормонів, потребує обстеження, яке може бути простим або складним, із використанням кількох тестів. Ці тести проводяться для уточнення джерела гіперандрогенії: яєчники, надниркові залози або інші органи й тканини. Але це зовсім не означає, що всі без винятку можливі аналізи й тести слід проводити в однієї жінки.

17-гідропрогестерон

Усі стероїдні гормони розщеплюються на інші речовини та зазвичай виводяться з організму у вигляді 17-кетостероїдів. 17-гідроксипрогестерон (17-ПГ, 17-ОПГ) також є похідним прогестерону та інших стероїдних гормонів. Звичайно, його рівень підвищується під час вагітності — це нормальне фізіологічне явище. У невагітних жінок 17-ПГ може бути підвищеним на тлі пухлин, що виробляють тестостерон, а також при некласичній вродженій гіперплазії кори надниркових залоз, найчастіше при дефіциті 21-гідроксилази. Рівень 6,05 нмоль/л і більше потребує проведення стимулювального тесту з кортикотропіном.

У багатьох країнах світу визначення 17-гідроксипрогестерону проводять усім новонародженим для виявлення вродженої гіперплазії надниркових залоз.

Дефіцит чоловічих гормонів

Попри те, що про надлишок андрогенів відомо дуже багато, практично нічого не відомо про дефіцит чоловічих статевих гормонів. Дотепер не встановлено допустимих мінімальних значень андрогенів у жінок. Нестача чоловічих статевих гормонів набагато відчутніша у чоловіків.

Вважається, що дефіцит андрогенів у жінок може спричиняти сонливість, втому, зменшення м'язової маси, зниження статевого потягу, втрату мотивації, поганий настрій. Насправді подібні симптоми можуть виникати і при нестачі інших гормонів, і при різних захворюваннях (анемія, депресія, аутоімунні хвороби).

Найчастіше гіпоандрогенія спостерігається з віком, особливо у жінок у постменопаузі, а також після видалення яєчників, при яєчниковій недостатності, зокрема штучно викликаній хіміотерапією чи після опромінення яєчників і органів малого таза. Прийом естрогенів може знижувати продукцію андрогенів. Гіперпролактинемія може супроводжуватися як підвищенням рівня чоловічих гормонів (наприклад, при СПКЯ), так і їх зниженням. Практично будь-які стани, що призводять до порушення функції яєчників, можуть супроводжуватися зниженням продукції андрогенів.

Інша група причин гіпоандрогенії пов'язана з порушенням роботи надниркових залоз, зокрема з розвитком надниркової недостатності.

Діагностувати дефіцит чоловічих статевих гормонів непросто, адже не існує жодного достовірного тесту та чітких референтних значень мінімальних рівнів андрогенів у крові жінки. Оскільки пік тестостерону зазвичай спостерігається вранці, перевірку рівня гормонів рекомендується проводити саме зранку. День менструального циклу не має великого значення, хоча зазвичай перед овуляцією продукція тестостерону зростає. Загалом перевірку рівнів тестостерону та інших гормонів рекомендовано проводити з 8 по 20 день менструального циклу.

Стандартного лікування дефіциту чоловічих статевих гормонів не існує. Мазі з тестостероном часто призначають жінкам у клімактеричному періоді, а також жінкам репродуктивного віку. Існуючі форми тестостерону містять занадто високі дози гормону, оскільки розроблені для чоловіків. Замісна терапія тестостероном у жінок використовується дуже рідко.

2.5.5. Жіночі статеві гормони

Чоловічі статеві гормони важливі для жінки, але жінку без жіночих гормонів просто неможливо уявити. Основна маса естрогенів (так умовно називають жіночі статеві гормони) виробляється в яєчниках під час дозрівання фолікулів, а незначна частина — у надниркових залозах.

Цікаво, що в організмі жінки (як і чоловіка) не може бути нульового рівня естрогенів, навіть після видалення яєчників або припинення їх функції. Яєчники містять безліч фолікулів, які навіть у стані спокою можуть продукувати певну кількість жіночих гормонів — і цього зазвичай вистачає для організму. Під час менопаузи, коли в яєчниках залишається дуже мало фолікулів, естрогени все одно продовжують вироблятися. Навіть при зниженому рівні естрогенів ще жодна жінка не стала зовні схожою на чоловіка.

Існує понад 20 видів естрогенів, проте найчастіше увагу звертають на три основні:

- **Естрон (Е1)** — дуже слабка форма естрогену, яка зазвичай домінує у жінок із настанням менопаузи. Певна кількість естрону наявна в м'язових

139

тканинах, жировій та багатьох інших тканинах. Естрон може перетворюватися на естрадіол.

- **Естрадіол (Е2)** — найпоширеніший жіночий гормон, який виробляється яєчниками. Це також найсильніший за впливом гормон, у 1,25–5 разів сильніший за естрон. Його ще називають 17β-естрадіол. Він домінує у жінок репродуктивного віку. Саме цей вид естрогену замішаний у ряді гормонозалежних захворювань, таких як ендометріоз, рак ендометрію, ріст фіброміом. За добу в організмі жінки виробляється від 70 до 500 мкг естрадіолу.

- **Естріол (Е3)** — як і естрон, є дуже слабким гормоном, найчастіше це продукт розпаду естрадіолу. Під час вагітності в організмі жінки з'являється велика кількість естріолу (як і естрадіолу). На відміну від естрону, він не може перетворюватися назад у естрадіол чи естрон.

Жіночі статеві гормони вважаються дуже потужними стероїдними гормонами, які мають як позитивні, так і негативні властивості. Причетність естрогенів до розвитку деяких видів раку відносить їх до групи канцерогенів — речовин, що асоціюються з виникненням злоякісних захворювань.

До 3 % естрадіолу циркулює в крові у вільному стані, тобто не пов'язаному з білками. Шістдесят відсотків гормону зв'язано з альбумінами, решта 37 % — із SHBG (глобуліном, що зв'язує статеві гормони).

Останні роки вплив естрогенів на жіночий організм, зокрема на різні системи органів, вивчається дуже інтенсивно, адже рецептори до естрогенів виявляють у багатьох тканинах і клітинах в різних частинах тіла. Кількість естрогенових рецепторів змінюється протягом менструального циклу, і ці зміни тісно пов'язані з коливаннями кількості та пропорції прогестеронових рецепторів.

Рівень естрогену знижується при надмірному споживанні клітковини, а також у жінок зрілого та передклімактеричного віку. Вважається, що дієти, багаті на харчові волокна, знижують активність β-глюкуронідази в товстій кишці під час формування калових мас, що порушує всмоктування естрогену в кишківнику. Клітковина також може знижувати засвоєння жирів і холестерину, зокрема через частіше випорожнення кишківника.

Визначення рівня естрогенів

Здається, що естрогени є основними жіночими гормонами, тому важливо знати їхній рівень, але насправді порушення їх вироблення перш за все проявляється у вигляді порушення менструального циклу. Якщо немає овуляції, рівні естрогенів можуть бути зниженими, хоча на тлі ановуляції жінки не перетворюються на чоловіків. Іншими словами, критично низьких рівнів естрогенів не існує.

Що важливо пам'ятати про естрогени при перевірці їх рівнів? Оскільки домінуючим є естрадіол, то зазвичай визначають саме його рівень. Як і будь-який стероїдний гормон, естрадіол циркулює в крові у зв'язаній і вільній формах.

Рівень естрогенів залежить від віку, дня менструального циклу, наявності вагітності, лактації та багатьох інших факторів.

Найчастіше рівень естрадіолу визначають у сироватці крові при безплідді, порушеннях менструального циклу, у період менопаузи, а також при затримці або порушеннях статевого дозрівання. Зазвичай при порушеннях статевого дозрівання застосовують спеціальні естрогенові панелі, до яких входить і визначення рівня естрону.

Якщо для оцінки гормонального фону менструального циклу рівень естрадіолу зазвичай визначають на 3-й день (або просто у перші дні циклу), то для підтвердження овуляції рівень естрадіолу важливо перевіряти у передовуляторний період (за 2–3 дні до овуляції), коли його кількість зростає на 500–1000 % порівняно з базовим рівнем на початку фолікулярної фази. У лютеїнову фазу менструального циклу рівень естрогенів значно знижується. На тлі дуже низьких рівнів прогестерону та естрадіолу виникає так зване «менструальне кровотеча відміни».

Визначення коливань рівня естрадіолу важливе для ухвалення рішення щодо стимуляції овуляції при ЕКЗ (екстракорпоральному заплідненні) та інших допоміжних репродуктивних технологіях. При хронічній ановуляції, коли дозрівання фолікулів не відбувається з якоїсь серйозної причини, штучна стимуляція овуляції може бути неефективною. Часто таким жінкам потрібні донорські яйцеклітини для проведення ЕКЗ. Ановуляторні цикли частішають із віком, тому чим старша жінка, тим складніше отримати потрібну кількість яйцеклітин для ЕКЗ.

Під час дослідження рівнів естрогенів враховують три показники:

- рівень вільного естрадіолу;

- загальний естрадіол (сума вільного і зв'язаного);

- співвідношення вільного і зв'язаного естрадіолу.

Рівень естрадіолу може визначатися не лише у сироватці, але й у плазмі крові (і тоді показники будуть різнитися). Надзвичайно рідко естрадіол визначають у слині або сечі (нині такі тести не мають практичного значення).

Низькі рівні естрогенів

Низькі рівні естрогенів трапляються частіше, ніж підвищені, але зазвичай це *фізіологічна гіпоестрогенія*. Наприклад, під час кожного менструального циклу низькі рівні естрадіолу спостерігаються перед менструацією — це може супроводжуватись скаргами на свербіж і сухість піхви. Передменструальний період є сприятливим ґрунтом для росту грибків, тому саме в цей час найчастіше загострюється кандидоз. Однак коли жінка зі скаргами на дискомфорт, свербіж, печіння перед місячними звертається до лікаря, і у неї не виявляють жодних відхилень у мазках виділень із піхви, дуже часто причиною таких скарг є якраз фізіологічна передменструальна гіпоестрогенія. Специфічного лікування не існує, але жінкам, які не планують вагітність, можуть запропонувати гормональні контрацептиви.

Ще один період фізіологічної гіпоестрогенії спостерігається після пологів, особливо на тлі грудного вигодовування, коли менструальний цикл ще не відновився повністю. Дозрівання яйцеклітин може початися вже через 6 тижнів після пологів, але в більшості жінок перша менструація з'являється лише через кілька місяців після народження дитини. Якщо жінка не годує грудьми, цикл поновлюється зазвичай через 3–4 місяці. У годуючих матерів менструації з'являються через 5–6 місяців. Найчастіше цикл є нерегулярним, оскільки підвищений при годуванні рівень пролактину, а також інші фактори (недосипання, втома, порушення функції щитоподібної залози, коливання ваги, стрес) можуть негативно впливати на відновлення циклу. На фоні грудного вигодовування менструації взагалі можуть бути відсутніми протягом кількох місяців — аж до завершення лактації.

Якраз на фоні відсутності регулярної овуляції після пологів у жінок можуть з'являтися ознаки гіпоестрогенії.

Фізіологічна гіпоестрогенія спостерігається також у жінок у постменопаузі. У цьому віці вона має більш негативний вплив на здоров'я, ніж у будь-якому іншому. Вважається, що гіпоестрогенія підвищує ризик розвитку серцево-судинних захворювань. Підвищена смертність від інфарктів та інсультів також спостерігається у молодих жінок, у яких гіпоестрогенія виникла через порушення функції гіпоталамуса.

Гіпоестрогенія проявляється не лише симптомами з боку піхви, а й може супроводжуватися болючим сечовипусканням, що часто плутають із циститом чи іншими захворюваннями сечовидільної системи. З боку шкіри можуть з'являтись сухість і збільшення кількості зморшок.

Окрім фізіологічної гіпоестрогенії, буває й патологічна — особливо після припинення функції яєчників (їх видалення, передчасна недостатність яєчників), а також на тлі підвищених рівнів чоловічих статевих гормонів і прогестерону або при застосуванні препаратів, що пригнічують функцію яєчників. З огляду на складну регуляцію функції яєчників, будь-який збій на рівні гіпоталамо-гіпофізарно-яєчникової системи може призвести до розвитку гіпоестрогенного стану.

Високі рівні естрогенів

Високий рівень естрогенів у крові називають **гіперестрогенією**. Найчастішою причиною гіперестрогенії є гормональні пухлини яєчників, рідше — наднирників або інших тканин, у яких також можуть вироблятись естрогени.

Найбільш поширеним джерелом надлишку естрогену є зернисто-текальні пухлини яєчників — до 70 % таких утворень є гормонально активними. У 90 % випадків пухлини виявляють у дорослих жінок, у 5 % — у підлітків. Естроген-продукуючі пухлини становлять близько 2 % усіх пухлин яєчників. Близько 10 % таких утворень можуть з'явитися під час вагітності, що ускладнює діагностику, адже в цей період спостерігається фізіологічна гіперестрогенія.

Попри те що пухлини виробляють гормони, найчастішою скаргою у таких жінок буде дискомфорт у нижній частині живота.

Причини розвитку пухлин яєчників остаточно не з'ясовані, але вважається, що до появи гормонопродукуючих новоутворень можуть бути залучені деякі гени.

Іншою частою причиною гіперестрогенії є синдром гіперстимуляції яєчників, який виникає після застосування препаратів для стимуляції овуляції.

Оскільки багато жінок планують вагітність у більш пізньому віці (після 35 років), вони частіше звертаються по допомогу до репродуктивних технологій. Через це частота синдрому гіперстимуляції яєчників значно зросла.

Дуже рідкісним станом є синдром надлишку ароматази або сімейний гіперестрогенізм, що виникає на тлі генетичного порушення. Ароматизація — це процес перетворення андрогенів в естрогени. Якщо з якоїсь причини підвищується активність ферменту ароматази, яєчники починають виробляти більше естрогенів.

На подив багатьох жінок, гіперестрогенний стан може виникати і на фоні прийому гормональних контрацептивів або замісної гормональної терапії через надлишок екзогенного (зовнішнього) естрогену. Рідше гіперестрогенія виникає через захворювання печінки (наприклад, цироз), оскільки саме печінка бере участь у метаболізмі естрогенів.

Хоча жіночі статеві гормони дуже важливі для функціонування організму (без них жінка не була б жінкою), надлишок естрогенів може проявлятись низкою симптомів: порушенням менструального циклу, пригніченням овуляції, зниженням рівня андрогенів, збільшенням розмірів матки та молочних залоз, а також кров'янистими виділеннями з піхви. У чоловіків надлишок естрогенів викликає *гінекомастію* — збільшення грудних залоз.

Надлишок естрогенів вимагає медикаментозного або хірургічного лікування — залежно від причини.

2.5.6. Вплив харчування на рівень гормонів яєчників

У попередніх розділах вже згадувалося про синтез стероїдних гормонів із холестерину, який частково надходить із їжею, а частково утворюється з жирів в організмі людини. На вироблення гормонів, особливо статевих та прогестерону, впливає харчування жінки, адже всі стероїдні гормони для своєї синтезу потребують надходження достатньої кількості холестерину з їжею, а також нормального рівня жирів у плазмі крові та тканинах для засвоєння та обміну статевих гормонів.

Баланс необхідних поживних речовин у харчуванні — це запорука здоров'я кожної жінки (як і чоловіка).

Багато жінок обмежують себе в харчуванні, намагаючись зберегти або досягти бажаної фігури. Часто вони дотримуються жорстких дієт, приймають велику кількість хімічних чи натуральних добавок для схуднення, піддають тіло екстремальним фізичним навантаженням, захоплюються екзотичними системами харчування, обмежуючи себе у важливих поживних речовинах. Результат майже завжди однаковий: порушення менструального циклу. Це порушення багато лікарів називають "гормональним дисбалансом" і одразу призначають гормональні контрацептиви, не заглиблюючись у справжню причину проблеми та не пояснюючи жінці, що їй потрібно змінити не лише своє харчування та перейти до здорового способу життя, а й своє мислення — усвідомити, що вона перетворюється на ворога власного тіла.

Дієтичне харчування та зниження ваги кардинально впливають на рівень статевих гормонів і прогестерону. Дослідження показали, що втрата ваги через фізичні навантаження (заняття спортом) значно знижує рівень прогестерону, а також естрогенів.

Прогестерон і статеві гормони є жиророзчинними речовинами, тому прийом їх разом із жирами або жиророзчинними вітамінами (E, A, D) підвищує їх засвоєння. І навпаки, нестача жирів знижує засвоєння гормонів як з внутрішніх джерел, так і з зовнішніх (наприклад, лікарських препаратів). Їжа, багата на жири, покращує засвоєння гормонів. Відомо, що при вживанні цільного молока, яке містить певний відсоток жирів, рівень прогестерону та естрогенів у сироватці крові підвищується. Натомість знежирена або маложирна їжа призводить до зниження прогестерону більш ніж на 50 % у порівнянні з жінками, які харчуються збалансовано.

Цікаві результати дали кілька експериментів, які показали, що дієта з низьким вмістом калію підвищує концентрацію прогестерону у гризунів, а також у чоловіків (на жінках подібні експерименти не проводилися).

Поєднання активних занять спортом і знежиреної дієти може значно знижувати рівень прогестерону й естрогенів і серйозно порушувати овуляторну функцію яєчників.

Також відомо, що жінки, які страждають на недоїдання, особливо в зимовий період через нестачу продуктів харчування, частіше мають ановуляторні цикли.

Споживання клітковини та засвоєння гормонів

Захоплення дієтами, різноманітними схемами «очищення» кишківника, жовчного міхура, лімфатичної системи є грубим втручанням у роботу людського організму. У більшості випадків це призводить не до покращення здоров'я, а до негативних наслідків. Однією з таких модних тенденцій стало вживання великої кількості клітковини, або рослинних волокон.

Клітковина належить до вуглеводів, але, на відміну від простих цукрів, в організмі людини майже не розщеплюється, а отже, не засвоюється. У світі рослин клітковина виконує структурну функцію, і залежно від хімічної будови волокна можуть мати різну товщину й довжину, наприклад, целюлоза, з якої виготовляють папір (існує також штучна целюлоза — район), бавовна. Клітковину дерев використовують у різних галузях промисловості.

Волокна тваринного походження — це волосся, хутро, шерсть, шовк. Усім відомий азбест належить до мінеральних волокон. Існує ціла група мінеральних волокон. Крім натуральних, у промисловості та господарстві використовують велику кількість штучних волокон. Таким чином, клітковина та волокна супроводжують людство з моменту його появи.

Рослинні волокна, здебільшого похідні овочів, злаків, фруктів, надходять до організму людини з їжею. Хоча полісахариди практично не засвоюються, вони надзвичайно важливі для нормального функціонування кишечника, адже допомагають організму позбуватися залишків перетравлення. Клітковина є своєрідною сіткою, яка затримує неперетравлені залишки їжі, токсини, продукти обміну речовин, а також стимулює перистальтику кишечника, забезпечуючи просування їжі травним трактом.

Від кількості клітковини залежить робота прямої кишки та її своєчасне очищення від калових мас. Здорове очищення організму, зокрема кишківника, значною мірою залежить від кількості рослинних волокон у раціоні. Тому не дивно, що багато дієтологів, нутриціологів і терапевтів рекомендують клітковину практично всім. Часто при закрепах або порушеннях роботи кишечника призначають препарати клітковини в різних формах — від порошків, таблеток і брикетів до спеціальних харчових продуктів (батончики з насінням та горіхами, вівсяні та зернові суміші, напої тощо).

Проблема сучасної людини в тому, що вона стала залежною від аптечних препаратів, тобто від форм натуральних продуктів, які механічно й хімічно оброблені й продаються у вигляді таблеток, капсул, порошків. Замість того щоб навчити людину збалансованому харчуванню, у колах, пов'язаних із «індустрією здоров'я», домінує практика призначення (і продажу) добавок. Людей не навчають їсти свіжі овочі й фрукти, зате всюди рекламують препарати рослинної клітковини та інших важливих речовин у таблетованій чи порошковій формі.

Доведено, що клітковина корисна для людей, які страждають на серцево-судинні захворювання, хвороби кишківника, діабет. Вживання клітковини значно знижує ризик розвитку раку товстої кишки, а також раку молочної залози. Тому не дивно, що вживанню клітковини почали надавати перевагу люди старшого віку, які потерпають не лише від різних захворювань, а й від малорухливості, шкідливих звичок, накопичених з роками, зайвої ваги та переїдання.

Однак з'ясувалося, що надмірне вживання клітковини має і свої негативні наслідки, зокрема негативно впливає на гормональний фон жінки. Як показали дослідження, вживання великої кількості клітковини асоціюється з низьким рівнем статевих гормонів і прогестерону, збільшує частоту ановуляторних циклів, особливо в молодих жінок. Іншими словами, надмірне захоплення клітковиною призводить до порушення овуляції. На жаль, лікарі досі не беруть до уваги цей факт.

Рівень естрогену знижується при надмірному споживанні клітковини також і в жінок зрілого та передклімактеричного віку. Вважається, що дієти, багаті на волокна, призводять до зниження активності β-глюкуронідази в товстій кишці під час формування калових мас, що порушує всмоктування естрогену в кишківнику. Клітковина також може знижувати засвоєння жирів і холестерину, зокрема через частіші випорожнення кишківника.

У жінок, які зловживають клітковиною, спостерігаються низькі рівні фолікулостимулювального гормону (ФСГ) і лютеїнізувального гормону (ЛГ), які впливають на фолікулогенез. У жінок із нормальною функцією яєчників такі зміни рівнів гормонів можуть певний час компенсуватися, тому випадки ановуляції можуть бути поодинокими. Але в жінок, у яких уже є порушення менструального циклу, вживання великої кількості клітковини ще більше погіршить проблему. Додатковими негативними факторами для таких жінок є низька вага (як і низький індекс маси тіла), інтенсивні фізичні навантаження та обмеження у кількості їжі й споживанні ряду продуктів.

Алкоголь і гормони

Вплив алкогольних напоїв на організм жінок різного віку був описаний у численних дослідженнях за останні півстоліття або навіть раніше. Такі дослідження часто проводилися з метою визначення мінімальних безпечних доз алкоголю під егідою різних державних програм у багатьох країнах світу, оскільки вживання алкогольних напоїв є частиною традиційної національної кухні народів світу.

Вивчення впливу алкоголю на репродуктивну функцію жінки також проводилося, як і на рівні статевих гормонів і прогестерону, фертильність, настання менопаузи.

Дослідження показали, що помірне вживання алкоголю (100 мл на тиждень) незначно знижує рівень успішного зачаття дитини, а також підвищує ризик виникнення ендометріозу.

Під час спостереження за здоровими сімейними парами, які намагалися зачати першу дитину впродовж шести місяців, були отримані такі результати: вживання 100 г алкоголю на тиждень знижує рівень успішного зачаття вдвічі порівняно з вживанням 10—50 г алкоголю.

Порівняльний аналіз впливу куріння, алкоголю і комбінації куріння та вживання алкоголю також дав цікаві результати. Рівень зачаття у жінок, які не вживали алкоголь і не курили, становив трохи більше ніж 24 % на місяць, у жінок, які курили, але не вживали алкоголь — майже 22 %. Вживання алкоголю, незалежно від куріння, є серйозним чинником, що значно знижує фертильність жінки. Дослідження показали, що рівень зачаття у досліджуваній групі жінок, у яких були овуляторні цикли, при вживанні понад 90 г алкоголю на тиждень становив близько 11 % на місяць. Вживання алкоголю в цьому дослідженні було короткочасним — з 14 по 21 день циклу, коли ймовірність зачаття й імплантації є найвищою. Але вплив алкоголю був очевидним.

Інші дослідники вивчали ефект вживання алкоголю протягом тривалішого періоду (до 10 років). Постійне вживання алкоголю, навіть у помірних кількостях, погіршує проблеми з безпліддям, підвищуючи частоту ановуляторних циклів.

Недоліком усіх проведених досліджень було те, що кількість алкоголю виражалася в різних одиницях (грами, мілілітри), напої також були різними, як і тривалість вживання алкоголю.

У низці країн, де алкогольні напої входять до складу традиційного харчування (Італія, Іспанія, Франція), залежність між періодичним або помірним вживанням алкоголю та рівнем фертильності не спостерігалася.

Визначення впливу алкоголю на рівні естрогенів, андрогенів і гонадотропінів проводилося як у менструюючих жінок, так і у жінок у постменопаузі, з урахуванням прийнятої дози алкоголю — гостре сп'яніння або хронічний алкоголізм.

Вживання великої кількості алкоголю призводить до значного підвищення рівня естрадіолу в плазмі, що пояснюється впливом алкоголю на опіоїдні рецептори гіпоталамуса, які стимулюють вироблення гіпофізом ЛГ, ФСГ і пролактину. Найбільший вплив алкоголю спостерігається в передовуляторний період (кінець першої фази менструального циклу) та період ранньої імплантації (друга половина другої фази). Такий вплив пояснюється тим, що алкоголь порушує співвідношення ферментів печінки, необхідних для метаболізму естрадіолу в естрон, оскільки для нейтралізації алкоголю також потрібні ферменти (ензими) печінки. Таким чином, у плазмі залишається більша кількість естрадіолу, який не пройшов процес розщеплення в печінці.

У різні фази (дні циклу) при регулярному вживанні алкоголю спостерігається підвищення рівнів різних жіночих статевих гормонів (естрадіолу, естрону, естріолу) як у плазмі крові, так і в сечі жінок. Очевидним є те, що підвищення біологічно активних форм естрадіолу спостерігається перед овуляцією в усіх жінок, які

153

регулярно й помірно вживають алкоголь. При менших дозах алкоголю в багатьох жінок, навпаки, відзначалося зниження рівня естрадіолу.

У жінок у постменопаузі алкоголь підвищує рівень естрогенів навіть більше, ніж у жінок репродуктивного віку.

Вживання алкоголю підвищує не лише рівень естрогену в крові жінки, а й рівень низки чоловічих статевих гормонів. Попри те, що пояснення таким коливанням гормонів існує (це пов'язано з роботою печінки та впливом алкоголю на гіпоталамо-гіпофізарну систему), практичних лікарів більше цікавить питання взаємодії алкоголю з гормональними препаратами, зокрема при замісній гормональній терапії та прийомі гормональних контрацептивів.

Алкоголь значно підвищує рівень естрогенів при використанні гормональних контрацептивів і замісної гормональної терапії, однак навіть при високих рівнях жіночих статевих гормонів екзогенного походження їхнє засвоєння може порушуватись, так само як і швидкість виведення з організму, що може посилити побічні ефекти такої відносної гіперестрогенії.

Низка досліджень показала, що вживання алкоголю не впливає на рівень прогестерону у фолікулярній фазі та в середині лютеїнової фази, хоча теоретично передбачалося, що при порушенні співвідношення ферментів, які беруть участь у синтезі та розпаді прогестерону, процес перетворення прегненолону в прогестерон також мав би бути порушений.

Дослідження впливу алкоголю на рівень прогестерону на початкових етапах вагітності за участю вагітних жінок не проводилося (і було б неетично проводити такі експерименти на вагітних, знаючи про тератогенну дію алкоголю). Однак у невагітних жінок створювався стан хибної вагітності, зокрема шляхом введення хоріонічного гонадотропіну (ХГЛ) у певні дні, коли при нормальній вагітності цей гормон також з'являється в крові. Виявилося, що алкоголь знижує рівень прогестерону в таких випадках. Тому існує припущення, що алкоголь може перешкоджати нормальній імплантації плодового яйця.

Інші дослідження за участю жінок, які приймали оральні контрацептиви та проходили замісну гормональну терапію, підтвердили факт, що рівень прогестерону в крові при вживанні алкоголю знижується, причому суттєво.

Також проводилися лабораторні експерименти з вивчення впливу алкоголю на клітини плаценти та на її здатність синтезувати прогестерон. Виявилося, що алкоголь перешкоджає проникненню молекул холестерину, з якого згодом утворюється прогестерон, у клітини плаценти. Кількість алкоголю, що викликала такі зміни, була еквівалентна 0,10–0,20 % алкоголю в крові (1,5–3 склянки вина або 110–230 мл горілки).

2.5.7. Куріння і гормони яєчників

Про шкоду куріння для здоров'я людини та його роль у розвитку низки захворювань, зокрема раку легень, відомо давно. У жінок, які курять, рівень фертильності нижчий, якість яйцеклітин гірша, що також знижує успішність ЕКЗ і потребує більшої кількості ембріонів (практично вдвічі більше) для настання вагітності. Це явище можна пояснити прямим токсичним впливом нікотину та інших шкідливих інгредієнтів тютюну на статеві клітини.

У жінок, які курять, вищий ризик позаматкової вагітності, частіше трапляються багатоплідні вагітності та підвищується ризик передчасних пологів.

Слід зазначити, що в молодих жінок, які курять, до початку процесу старіння яєчників (до 25–27 років), навпаки, відзначається дещо підвищена фертильність. Було виявлено, що у жінок, що курять, підвищена активність рецепторів прогестерону в ендометрії, що збільшує його чутливість до прогестерону. Можливо, саме тому в молодих жінок, що курять, рівень імплантації вищий.

Дивовижно, але в жінок, які курять, рівень раку ендометрія та ендометріозу також нижчий порівняно з некурцями. Як можна пояснити це явище? Виявилося, що у жінок, які курять, особливо старшого віку, загалом знижений рівень естрогену, що зменшує ріст ендометрія. І ендометріоз, і рак ендометрія значною мірою є естроген-залежними захворюваннями.

Інші дослідження показали, що при тривалому курінні рівні естрогенів, прогестерону та білка, який зв'язує статеві гормони, майже не змінюються. Водночас у частини жінок спостерігається незначне зниження рівня прогестерону та підвищення рівня естрадіолу в другу фазу циклу. Наскільки достовірними є ці дані, сказати важко. Без сумніву, потрібна більша кількість досліджень у цьому напрямку.

Інша теорія пояснює зниження рівня ендометріозу та раку ендометрія у жінок, які курять, впливом нікотину та інших речовин на яєчники, що призводить до їхнього старіння, зменшення запасу яйцеклітин, а отже, до зниження продукції естрогенів. Прогестерон, частка якого при цьому збільшується, також пригнічує ріст ендометрія. У жінок, які страждають на ендометріоз, кількість прогестеронових рецепторів зменшена, як і їхня активність — як у матці, так і в позаматкових ендометріоїдних осередках.

У жінок, які курять, через підвищену активність прогестеронових рецепторів рівень ендометріозу нижчий. Але помилковим буде вважати, що куріння корисне в профілактиці раку ендометрія та ендометріозу, оскільки цей захисний ефект украй слабкий у порівнянні з шкідливим впливом куріння на весь організм, зокрема на яєчники.

Сигаретний дим містить понад 4000 компонентів, лише один із яких може впливати на прогестеронові рецептори та стимулювати гени, що впливають на ріст і диференціацію ендометрія. Тому варто зосередитися не на заохоченні куріння, а на пошуку речовин, які можуть мати лікувальний вплив на ендометрій.

Але навіть у жінок із низьким рівнем естрогену, що спостерігається при ановуляторних циклах та аменореї, рівень раку ендометрія підвищений. Це пов'язано з тим, що в таких жінок також відзначається низький рівень прогестерону, оскільки немає овуляції, а отже, і жовтого тіла. Гіперплазія ендометрія, яка виникає при ановуляторних циклах, є результатом диспропорції гормонів — естрогенів і прогестерону, попри їхні низькі рівні. Малоймовірно, що незначне зниження рівня естрогену захистить курцівок від гіперплазії. У жінок у передклімактеричному періоді, коли спостерігаються коливання естрогенів, не компенсовані зростанням рівня прогестерону через рідкісну овуляцію або її відсутність, також може розвиватися гіперплазія ендометрія.

2.5.8. Поняття про яєчниковий резерв

Оскільки мова вже зайшла про яєчники й гормони, які вони виробляють, важливо згадати про яєчниковий резерв, адже цей термін часто вживають надмірно або помилково.

Звертаючись до лікаря по допомогу після невдалих спроб завагітніти чи виносити вагітність, багато жінок проходять тестування на визначення яєчникового запасу, або ж яєчникового резерву.

Що таке яєчниковий резерв і чому він такий важливий? Кожна жінка ще в період ембріонального розвитку — тобто перебуваючи в утробі матері — отримує свій запас статевих клітин, або яйцеклітин, які містяться в маленьких пухирцях (фолікулах) яєчників. Цей запас постійно зменшується: статеві клітини гинуть, і швидкість їх загибелі протягом життя жінки змінюється — то пришвидшується, то сповільнюється.

Визначено кілька хвиль прискореної загибелі яйцеклітин, найбільш виражені з яких припадають на підлітковий вік (період статевого дозрівання) та передклімактеричний період (із 37–38 років і до припинення менструацій).

Від чого залежить загибель яйцеклітин? Це генетично запрограмований процес, який не піддається свідомому контролю або впливу з боку самої жінки. Проте на нього суттєво впливають такі негативні чинники:

- хірургічні втручання на яєчниках і в інших органах малого таза, зокрема лапароскопії, що порушують кровопостачання яєчників;

- прийом, а тим більше зловживання медикаментами, які стимулюють дозрівання статевих клітин або ж порушують мікроциркуляцію крові в органах малого таза;

- опромінення й хіміотерапія;

- будь-які порушення кровопостачання та іннервації яєчників і органів малого таза;

- шкідливі звички, передусім куріння, яке призводить до порушення мікроциркуляції в тканинах яєчників;

- зміни в низці генів (мутації), наприклад FMR1. Такі мутації можуть виникати спонтанно або передаватися у спадок.

Кожній жінці необхідно пам'ятати:

- втраченого яєчникового резерву не відновити: що втрачено — те втрачено назавжди;

- у сучасній медицині не існує жодного лікарського засобу й жодного методу, який би дозволив зупинити виснаження яєчникового запасу та темпи втрати яйцеклітин; навпаки, є чимало препаратів, а також неправильних схем їх застосування, що можуть прискорити загибель яйцеклітин (наприклад, часті перерви в прийомі гормональних контрацептивів);

- гормональні контрацептиви, як і гормональна замісна терапія, не забезпечують «відпочинку» яєчників, не омолоджують їх, не зберігають і не збільшують яєчниковий резерв;

- разом із втратою статевих клітин, особливо під впливом негативних зовнішніх факторів, погіршується якість яйцеклітин і зростає кількість генетичних мутацій.

Під час дозрівання однієї яйцеклітини гине близько 70 фолікулів. За наявності інших факторів, що впливають на темпи дозрівання яйцеклітин, за один місяць жінка може втратити близько 100 фолікулів.

Як можна оцінити яєчниковий резерв? Досі не існує чіткого визначення поняття «яєчниковий резерв», а також адекватних методів його оцінки. Існує кілька тестів і способів, однак для жодного з них не доведено перевагу над іншими.

Наприклад, можна визначити рівень фолікулостимулювального гормону (ФСГ), який безпосередньо впливає на ріст фолікулів на їхній фінальній стадії розвитку. Рівень ФСГ залежить від рівня естрадіолу, що виробляється фолікулом, та інгібіну В — особливого виду білка, який також утворюється в ньому. Якщо фолікули не ростуть, значить, рівень цих речовин низький, і тому автоматично підвищується рівень ФСГ. Це явище називається негативним зворотним зв'язком. Саме тому підвищений рівень ФСГ (>18–20 МО/л) часто пов'язують зі зменшенням яєчникового запасу.

У репродуктивній медицині вимірювання рівня ФСГ найчастіше проводиться з метою дослідження відповіді яєчників на їхню штучну (медикаментозну) стимуляцію, що краще допомагає оцінити яєчниковий резерв. За поганої відповіді на стимуляцію (помітне підвищення рівня ФСГ) жінка має несприятливий прогноз щодо можливості народження дитини, і їй може бути запропоновано ЕКЗ з донорськими яйцеклітинами.

Одноразове визначення рівня ФСГ у крові (наприклад, лише для оцінки яєчникового резерву) часто має обмежене практичне значення, оскільки він може змінюватися в кожної жінки від циклу до циклу й не відображати реальної картини. Тому обстеження необхідно повторити ще кілька разів упродовж пів року.

Антимюлерів гормон (АМГ) — це білок, який виробляється маленькими фолікулами. Розрізняють кілька стадій розвитку фолікула: від *примордіальних* до *антральних*, а далі — домінантних. АМГ продукується гранульозними клітинами зростаючих фолікулів. Щороку в жінки розвивається від 20 до 150 фолікулів розміром 0,05−2 мм, однак виявити їх доступними методами діагностики неможливо. Саме тому визначають рівень АМГ, який часто пов'язують із кількістю антральних фолікулів.

Досі не відомо, чи існує зв'язок між рівнем цього гормону та кількістю фолікулів розміром менше ніж 2 мм. Твердження, що кількість антральних фолікулів або рівень АМГ відображає обсяг яєчникового резерву, ще не визнано достовірним. Протягом усього циклу рівень АМГ майже не змінюється.

Рівень АМГ не відображає шансів жінки завагітніти в майбутньому. Проте визначення рівня АМГ використовується в процесі лікування безпліддя, і його низькі показники свідчать про відсутність позитивної реакції яєчників на лікування. З одного боку, це може бути результатом неправильної терапії, зокрема через неточний діагноз. З іншого боку, це справді може бути пов'язано з виснаженням яєчникового резерву.

АМГ не є прогностичним показником для ранньої менопаузи.

За допомогою УЗД можна побачити та підрахувати фолікули розміром 2–10 мм у двох яєчниках. *Підрахунок антральних фолікулів* (ПАФ) пов'язують із рівнем АМГ. Половина з цих фолікулів припинить свій ріст і загине — тобто відбудеться їх атрезія. УЗД не дозволяє визначити, чи фолікул зростаючий, чи *атретичний* — під час обстеження всі вони виглядають однаково.

Проблема також полягає в тому, що не існує чітких рекомендацій щодо того, фолікули яких розмірів потрібно враховувати: за одними джерелами — 2–5 мм, за іншими — 2–8 мм, ще за іншими — 2–10 мм. Така строкатість рекомендацій може призвести до хибних висновків і, відповідно, неправильної тактики лікування безпліддя.

Показники підрахунку антральних фолікулів мають практичне значення при вирішенні питання щодо стимуляції яєчників і отримання яйцеклітин, зокрема для ЕКЗ. Якщо кількість фолікулів менше ніж 7, вважається, що яєчники дадуть слабку відповідь на стимуляцію, а отже, прогноз є несприятливим.

Пробна стимуляція яєчників часто дозволяє з'ясувати, чи чутливі видимі фолікули до ФСГ і чи реагують на нього ростом, тобто чи вони є зростаючими, чи атретичними. Якщо переважають «вмираючі» фолікули, стимуляція буде неефективною. У поєднанні з АМГ підрахунок антральних фолікулів має лише обмежене прогностичне значення щодо можливості настання вагітності.

У сучасній репродуктивній медицині при оцінці безпліддя використовують лише три біомаркери: АМГ, інгібін В і ФСГ. Інших маркерів не існує. Вважається, що низькі рівні АМГ та *інгібіну В* і високий рівень ФСГ (у фолікулярну фазу) можуть свідчити про ймовірне безпліддя, пов'язане зі згасанням або порушенням функції яєчників.

Однак нові дослідження показали, що ці біомаркери не пов'язані з фертильністю жінок віком 30–44 роки, які не мали в анамнезі безпліддя й не намагалися завагітніти хоча б упродовж трьох місяців. Виявилося, що ймовірність зачаття дитини протягом 6 та 12 місяців у жінок із низьким АМГ (<0,7 нг/мл) така ж, як і в жінок із нормальним рівнем АМГ.

Визначення рівня ФСГ також показало, що частота зачаття протягом 6- та 12-місячних циклів була однаковою у жінок із нормальним рівнем ФСГ і в тих, у кого він перевищував 10 мМО/мл.

Рівень інгібіну В також не мав значення, якщо його визначали в ранню фолікулярну фазу — показники зачаття були однаковими в обох групах жінок.

Якщо жінка не планувала вагітність хоча б упродовж 6–12 місяців, вимірювання рівнів АМГ, ФСГ, а також інгібіну В не є методами оцінки її потенційної фертильності. Навпаки, це може створити негативний психологічний фактор і призвести до зайвого та непотрібного обстеження і лікування.

Чи можна за рівнем прогестерону визначити яєчниковий резерв у жінок, які страждають на безпліддя? Якщо вимірювання проводити без визначення рівнів інших гормонів, такі результати не матимуть діагностичного значення. **Рівень прогестерону та естрогену практично не залежить від віку жінки аж до передклімактеричного періоду й менопаузи, тому не відображає стан яєчникового резерву**. Також визначення рівня прогестерону під час підготовки жінок до ЕКЗ не має практичного значення, особливо при оцінці яєчникового резерву, тому проводиться рідко.

Попри те, що існує кілька методів оцінки яєчникового запасу, всі вони, навіть у поєднанні одне з одним, не зарекомендували себе як точні практичні методи з прогностичним значенням для оцінки фертильності жінки. Водночас результати обстеження все ж мають враховуватися — разом з історією безплідної пари, оглядами чоловіка та жінки та іншими аналізами. Наприклад, якщо в жінки високий рівень ФСГ за низького рівня АМГ і ПАФ, і при цьому в минулому вона перенесла операцію на яєчниках із видалення кіст, прогноз буде несприятливим. Також враховується вік жінки — саме він може пояснити погані показники обстеження. У молодих жінок такі показники мають менше прогностичне значення, ніж у жінок старшого віку.

Підхід до оцінки ситуації завжди має бути індивідуальним!

2.6. Наднирники

Наднирники викликають великий інтерес у лікарів та науковців, оскільки мають дуже складну будову, продукують кілька різних гормонів, мають унікальну іннервацію та виконують чимало функцій, важливих для всього організму. Ці ендокринні залози складаються з двох основних частин — кори (10 %) і мозкової речовини (90 %), які виробляють абсолютно різні гормони. Порушення роботи наднирників може призвести до загибелі людини.

Вперше наднирники описав Бартоломео Еустахіо в 1552 році, назвавши їх *glandulae renibus incumbentes*, підкреслюючи їхнє близьке розташування до нирок. До цього наднирники не помічали навіть такі відомі анатоми, як Леонардо да Вінчі та Гален. Але сам факт, що ці органи одразу назвали залозами, свідчить про те, що їхня будова як залоз була описана правильно. У 1845 році німецький ембріолог і анатом Еміль Гушке вперше описав дві частини наднирників — кору і мозкову речовину (медулу).

Функції наднирників вивчають уже майже століття — з часу відкриття деяких гормонів, які вони продукують. Але впродовж останніх десяти років дослідження цих унікальних залоз ведеться в двох важливих напрямках: вплив гормонів наднирників на ріст і розвиток плода та стресова реакція людини й участь у ній наднирників.

Тут важливо згадати про таке поняття, як пренатальний стрес, що означає стресову реакцію жінки на вагітність і її ускладнення. Оскільки жінки в розвинених країнах почали вагітніти та народжувати не лише рідше, а й пізніше, вони частіше стикаються з ускладненнями вагітності. Про негативний вплив стресу на перебіг вагітності знали ще деякі лікарі XVIII–XIX століть, які писали про це у своїх працях. Але серйозно до цієї теми науковці підійшли лише на початку XXI століття. Виявилося, що стрес дійсно підвищує рівень втрати вагітності, особливо на ранніх термінах, і супроводжується вищою частотою ускладнень. Але є велика різниця між тим, коли стрес впливає на організм дорослої жінки, і тим, коли мішенню стресу стає ембріон або плід, що розвивається.

Вивченням впливу зовнішніх і внутрішніх факторів на плід як на майбутню дорослу людину займається епігенетика. Стресова ситуація у вагітної жінки може проявитися виникненням захворювань у дитини в майбутньому. До речі, доведено зв'язок між перинатальним стресом і розвитком серцево-судинних захворювань у дорослих чоловіків, чиї матері зазнали такого стресу, особливо при гіпертонії вагітних.

Але також важливо враховувати, що поняттям «пренатальний стрес» можна маніпулювати, адже не існує чіткого визначення цього стану. А емоційність, переживання, страх втратити вагітність притаманні майже всім вагітним жінкам, і так чи інакше це супроводжується підвищенням рівнів гормонів наднирників.

Наднирники плода — це фабрика андрогенів, і вони з'являються буквально з перших тижнів вагітності. Уже з 8 тижнів в організмі ембріона починає синтезуватися кортизол. Оскільки під час вагітності трофобласт-плацента виробляє величезну кількість прогестерону, частина якого перетворюється на андрогени, кортизол виконує захисну функцію, особливо у плодів жіночої статі: він запобігає негативному впливу тестостерону на організм дівчинки та порушенню розвитку її геніталій.

Статева диференціація під впливом гормонів відбувається на 7–12 тижні (цей період нерідко називають вікном статевої диференціації), коли розвиваються зовнішні статеві органи плода. Після 12 тижнів наднирники плода продукують у великій кількості два андрогени — DHEA та DHEAS, які можуть перетворюватися на жіночі статеві гормони в плаценті, що також має велике значення для розвитку плода. Плодом і плацентою синтезується до 90 % естріолу та 50 % естрону й естрадіолу, які циркулюють у крові матері. Проте роль стероїдних гормонів для плода досі повністю не вивчена.

У дорослих людей наднирники синтезують глюкокортикоїди, мінералокортикоїди та андрогени з єдиного попередника — холестерину. Найголовніший гормон наднирників — це кортизол, який вважається гормоном стресу. Часто можна прочитати або почути, що кортизол — це «поганий» гормон, який може пошкоджувати судини, спричиняти серцево-судинні захворювання, підвищувати артеріальний тиск, порушувати функції багатьох органів. Його називають «королем стресу». Але насправді не все так погано!

Андрогени наднирників унікальні тим, що саме завдяки підвищенню їхнього рівня розпочинається статеве дозрівання як у дівчаток, так і у хлопчиків.

Цікаво, що синтез андрогенів наднирниками залежить від віку. Зазвичай після 30 років їхній рівень починає знижуватися і поступово досягає мінімального значення — це стан, який називають *адренопаузою*. Адренопауза — це не менопауза в жінок і не клімакс у чоловіків. Це стан, коли вироблення андрогенів наднирниками не припиняється повністю, але досягає найнижчих рівнів. Це явище майже не вивчене, і ми дуже мало знаємо про те, у якому саме віці чи з яких причин може настати адренопауза.

Колись вважалося, що наднирники є єдиним джерелом глюкокортикоїдів і мінералокортикоїдів. Але виявилося, що ці гормони також синтезуються в кишечнику, шкірі, лімфатичній системі, головному мозку, можливо — у серці та судинах. Значення синтезу гормонів у цих органах досі залишається невідомим.

2.6.1. Глюкокортикоїди

Кора наднирників є фабрикою з вироблення групи гормонів, які умовно називають **кортикоїдами** або **кортикостероїдами**. До цієї групи входять глюкокортикоїди й мінералокортикоїди. Адренокортикотропний гормон (АКТГ), що виробляється гіпофізом, є гормоном, який стимулює роботу кори наднирників.

Назва «глюкокортикоїди» вказує на асоціацію цих гормонів із засвоєнням глюкози (цукру). Вони справді підвищують рівень цукру в крові. У розвитку цукрового діабету стрес відіграє дуже важливу роль. Відомо чимало випадків, коли після сильного стресу в людей порушувався обмін вуглеводів. Глюкокортикоїди стимулюють утворення цукру (глюконеогенез) у печінці з жирів і білків.

Чому при підвищенні рівня глюкокортикоїдів зростає рівень глюкози? Це своєрідна захисна реакція організму на стрес, оскільки глюкоза — найдешевше та найпростіше джерело енергії, яке може засвоюватися будь-якою клітиною. Гострий і нетривалий стрес підвищує рівень енергії в усьому тілі, що підвищує виживаність людини (а також тварин). При цьому поліпшуються увага, моторика, координація рухів. Хронічний і тривалий стрес, навпаки, виснажує енергетичні запаси й знижує виживаність людини. Тому вироблення додаткової енергії печінкою через синтез глюкози під впливом кортизолу та інших глюкокортикоїдів допомагає людині пройти через стрес і вижити з мінімальними втратами для організму. Втім, потрібно пам'ятати, що всьому є межа, і запаси енергії та поживних речовин не безмежні. Саме тому хронічний стрес може призвести як до хвороб, так і до загибелі людини.

Коли йдеться про стрес, важливо розуміти, що це не лише реакція на зовнішні чинники (стресори), з якими людина стикається в повсякденному житті (у побуті, родині, на роботі тощо). Це також і її спосіб життя загалом (фізичні навантаження, тип мислення, недоїдання або переїдання, погані стосунки з певними людьми), і хвороби — часто раптові, гострі, небезпечні. Чим більше людина страждає від хвороби, тим більше в її організмі виробляється гормонів стресу.

Існує також таке критичне стан, як **шок**. Він може проявлятися по-різному, із залученням різних органних систем. При певних захворюваннях може виникати гемодинамічний шок, коли порушується кровообіг і обмін рідини в організмі. Це дуже небезпечний стан, який може призвести до смерті. Глюкокортикоїди допомагають людині впоратися з шоковим станом, поліпшуючи кровопостачання серця, мозку, легень — органів, що забезпечують життєво важливі функції всього організму.

Найважливіший глюкокортикоїд — це кортизол, який раніше називали гідрокортизоном. Якщо ви стикалися з лікарським засобом під назвою «гідрокортизон», то, можливо, згадаєте, що цей гормон відіграє важливу роль у зменшенні запальної реакції, особливо при ревматоїдних та аутоімунних захворюваннях. Глюкокортикоїди також застосовують для лікування астми — тобто для пригнічення алергічної реакції, а також для кращого приживлення пересаджених органів.

Як я вже писала, під час короткочасного стресу кортизол відіграє позитивну роль. Але в умовах хронічного стресу кортизол перетворюється на справжнього ворога: він не лише накопичується в надлишку в організмі, а й негативно впливає на багато органів. Ви, напевно, помічали, що у стані переживань, депресії, страждання часто тягне до холодильника і хочеться постійно щось жувати? Це пов'язано з тим, що первинне підвищення глюкози в крові спричиняє посилену секрецію інсуліну. Якщо спочатку жири можуть перетворюватися на глюкозу, то затяжний стрес, навпаки, провокує перетворення цукру та білків на жири, тому їхнє відкладення по всьому тілу зростає, найчастіше — в області живота, сідниць, стегон. З'являється так званий синдром Кушинга, хоча в більшості випадків це не істинний синдром, який виникає при надмірному надлишку кортизолу. Частіше вживають термін

170

«метаболічний синдром», який краще характеризує цей стан — синдром порушення обміну речовин.

Найчастіше цей синдром виникає у зрілому віці, коли до нього додаються й інші негативні чинники: малорухливий спосіб життя, помилки в харчуванні (вживання більш калорійної їжі), шкідливі звички (куріння, вживання алкоголю).

Як і всі стероїдні гормони, кортизол зв'язується з білками, головним чином з *кортикостероїдзв'язувальним глобуліном* (CBG або транскортином), і приблизно 10–15 % кортизолу зв'язується з альбумінами. Лише вільний кортизол має гормональну активність, тобто здатен впливати на клітинні рецептори. У стані без стресу лише 5 % кортизолу перебуває у вільному вигляді. Під час стресу рівень вільного кортизолу зростає. Цікаво, що між зв'язаним і вільним кортизолом існує рівновага, яка запобігає шкідливому впливу гормону на тканини, але це рівновагу визначають температура та кислотно-лужний баланс (pH).

У жінок рівень кортизолу в крові залежить від рівня естрогенів, які підвищують синтез транскортина, що своєю чергою підвищує рівень загального кортизолу. Прийом естрогенів та препаратів, що містять естрогени (КОК), також підвищує рівень кортизолу в крові, причому він може залишатися підвищеним ще кілька тижнів після припинення прийому естрогенів. Для правильної оцінки рівня кортизолу та інших стероїдів необхідно припинити прийом гормональних контрацептивів з естрогенами мінімум за 6 тижнів до обстеження.

На жаль, сучасні методи визначення кортизолу не враховують його стан — зв'язаний він чи вільний. Загальний кортизол, який найчастіше визначають у сироватці крові, не є точним показником біологічної активності гормону, що може призводити до хибних висновків. Отже, запам'ятаймо: надзвичайно важливо визначати вільний кортизол!

Високі рівні кортизолу спостерігаються при наявності пухлин кори наднирників, а також при зловживанні лікарськими засобами, що підвищують рівень цього гормону — зокрема при тривалому прийомі глюкокортикоїдів. У таких випадках виникає синдром Кушинга. Якщо наявна пухлина, що виробляє кортизол, говорять про **ендогенний синдром Кушинга**, а коли глюкокортикоїди надходять ззовні у вигляді лікарських препаратів — про **екзогенний синдром Кушинга**.

Існує також **хвороба Кушинга**, яка виникає при надлишку адренокортикотропного гормону (АКТГ), що виробляється гіпофізом, зокрема при пухлині цієї залози.

Найпоширенішою причиною синдрому Кушинга є **аденома наднирників** — гормонально активна, але доброякісна пухлина.

Синдром Кушинга — це рідкісне захворювання, яке супроводжується швидким набором маси тіла, появою жирових відкладень у ділянках обличчя, грудної клітки й живота. У той час руки й ноги можуть залишатися худими. Часто підвищується артеріальний тиск, виникає втрата кісткової маси (остеопороз), на шкірі з'являються фіолетові розтяжки й крововиливи, зменшується м'язова маса. Люди, які страждають на цей синдром, стають більш дратівливими, агресивними, а дехто, навпаки, впадає в депресію. Настрій нестабільний, часто змінюється — від піднесеного до пригніченого й навпаки. Статевий потяг знижується, іноді зникає повністю.

У жінок підвищений рівень кортизолу внаслідок стресу, як і при синдромі Кушинга, супроводжується порушенням овуляції. Менструальні цикли стають нерегулярними, іноді тимчасово зникають. Про гіпоталамічну або стресову аменорею вже згадувалося раніше в цій книзі. Саме стресове порушення менструальних циклів відбувається внаслідок підвищення рівня кортизолу та вимкнення репродуктивної програми: у стані стресу організм не може займатися зачаттям і виношуванням потомства, адже йому потрібно зосередитися на власному виживанні. Саме тому в умовах стресу ризик втрати вагітності значно зростає.

Останніми роками великий інтерес науковців викликає вплив глюкокортикоїдів на психоемоційний стан, психосоматику та виникнення психічних захворювань, зокрема депресії та тривожного розладу. Наразі практично значущих даних щодо цього небагато.

При нестачі кортизолу виникає **хвороба Аддісона**. Це дуже рідкісне захворювання, яке розвивається на тлі пошкодження наднирників, зокрема внаслідок аутоімунного процесу, коли в організмі утворюються антитіла проти тканини наднирників. У таких випадках з'являються слабкість, втомлюваність, запаморочення, втрата ваги, м'язова слабкість, потемніння шкіри.

Хвороба Аддісона названа на честь Томаса Аддісона — англійського вченого та лікаря, який у 1855 році описав стан наднирникової недостатності в 11 пацієнтів. Усі вони померли, а зменшення розмірів наднирників було виявлено під час розтину.

Операції з видалення наднирників проводили як у тварин, так і в людей протягом багатьох років, починаючи з кінця XIX століття. Перше видалення пухлини наднирника було проведено в 1905 році. Проте тривалий час роль наднирників залишалася незрозумілою, навіть попри те, що більшість тварин гинуло після видалення цих залоз, а у понад 30 % людей такі втручання були фатальними. Лише з появою кортизону в 1934 році, який почали застосовувати як замісну гормональну терапію, поняття наднирникової недостатності стало науково обґрунтованим.

Навколо гормонів існує чимало міфів, і моя книга якраз присвячена спростуванню цих міфів та науковому поясненню багатьох процесів, у яких беруть участь гормони, що виробляються людським тілом. Останнім часом в обігу з'явився неіснуючий у реальності діагноз, вигаданий, очевидно, деякими лікарями з метою отримання прибутку від довірливих пацієнтів. Йдеться про так званий **синдром виснажених наднирників**.

Такого діагнозу в медицині **не існує**, тому немає ні діагностичних критеріїв його встановлення, ні необхідного обстеження, ні доведених схем лікування. Цим вигаданим діагнозом часто зловживають, призначаючи різні препарати — від гормонів (що дуже небезпечно, оскільки вони приймаються без показань) до засобів, які взагалі не є ліками, чия ефективність не доведена, як і їхня безпека. Зазвичай цим діагнозом зловживають у країнах, де система охорони здоров'я

174

перебуває на низькому рівні, і не існує серйозного контролю за діяльністю лікарів та медичних установ.

2.6.2. Мінералокортикоїди

Мінералокортикоїди — це другий тип стероїдних гормонів, які виробляються корою наднирників. Вони контролюють водний і сольовий обмін (баланс) в організмі людини. **Альдостерон** — один із найважливіших мінералокортикоїдів.

Хоча в обмін натрію залучені різні речовини, саме альдостерон відіграє ключову роль. Його було відкрито одним із останніх гормонів — у 1953–1956 роках, але значення альдостерону для організму не менше, ніж інших стероїдних гормонів.

Говорячи про кортикостероїди, важливо згадати **ренін-ангіотензинову систему (РААС)** — складну гормональну систему, що контролює вироблення мінералокортикоїдів. Ренін — це особливий фермент, який виробляється в нирках у відповідь на зміну кров'яного тиску в них, об'єму циркулюючої крові та концентрації натрію і калію в сироватці крові. Ренін діє на інший білок — ангіотензиноген, який перетворюється на ангіотензин I, а далі — на ангіотензин II. Саме ангіотензин II стимулює вироблення альдостерону в наднирниках.

При захворюваннях нирок, пов'язаних із порушенням їх кровопостачання (наприклад, звуження ниркових артерій), одним із симптомів є підвищення артеріального тиску. Такий тип гіпертонії часто називають **реніновою (нирковою)** або

реноваскулярною. Вона практично не піддається лікуванню гіпотензивними препаратами та супроводжується порушенням виведення натрію й води з організму. Реноваскулярна гіпертонія супроводжується не лише високим тиском, а й порушеннями вироблення альдостерону.

Альдостерон впливає не лише на нефрони нирок, а й на кишечник, де відбувається всмоктування натрію. Нестача цього гормону може супроводжуватись виникненням реноваскулярної гіпертензії, а також дуже небезпечною для життя втратою мінералів — натрію і калію. Низький рівень мінералокортикоїдів у крові може призвести до серцевого нападу й зупинки серця.

Про вплив альдостерону на жіноче здоров'я практично нічого не відомо.

2.6.3. Катехоламіни

У наднирниках виробляється ще кілька важливих речовин з гормональною активністю. Упевнена, що про **адреналін** та **норадреналін** чули багато хто. Часто, характеризуючи чиюсь поведінку, кажуть, що в «нервової» людини багато адреналіну в крові. Коли хтось займається екстремальними видами спорту, ми чуємо, що такій людині «бракує адреналіну», щоби відчути себе щасливою.

І справді, в організмі є кілька гормонів, які відіграють дуже важливу роль як **нейромедіатори** (нейротрансмітери), що передають сигнали в центральній нервовій системі й допомагають контролювати моторну функцію, емоції, когніцію, формування пам'яті, роботу ендокринних залоз. До цих речовин належать **адреналін (епінефрин), норадреналін (норепінефрин)** та **дофамін (допамін)**, які виробляються мозковою частиною наднирників.

Я вже згадувала про **кортизол**, який також виробляється наднирниками, як про гормон **хронічного стресу**. Але згадаємо реакцію людини на **гострий, короткочасний стрес**, наприклад, переляк. Напевно, кожен дорослий може описати цю реакцію, адже відчував її не раз: різке серцебиття, прискорене дихання, спочатку кидає в холод, потім у піт. Тиск підвищується, а потім різко падає. Часто з'являється біль унизу живота, можуть виникати позиви до сечовипускання. І, звісно, «підкошуються» ноги — стояти важко.

У такій реакції основну роль відіграють не кортизол (він з'являється в крові трохи пізніше), а саме **епінефрин і норепінефрин**. Оскільки вони швидко розщеплюються, їхня дія короткочасна. Вже за кілька хвилин людина може оговтатись: серцебиття та дихання нормалізуються, і від переляку залишаються лише спогади.

Якщо ж стресовий фактор діє тривалий час, до катехоламінів приєднується і кортизол, що вже забезпечує довготривалу адаптацію.

Епінефрин і норепінефрин діють у певній пропорції, тобто у балансі, і порушення цього балансу призводить до виникнення неврологічних і психічних захворювань. Роль катехоламінів у роботі мозку та організму загалом детально вивчається, зокрема на тваринних моделях. Експерименти на мишах показали, що, наприклад, порушення синтезу дофаміну призводить до порушень моторики, зменшення рухової активності, погіршення запам'ятовування сигналів.

Оскільки виділення катехоламінів часто є синергічним, дуже складно уявити їхню дію окремо один від одного, і так само складно визначити, що саме контролює кожен з них. Відомо, що норепінефрин залучений до формування довготривалої пам'яті, накопичення навичок, процесу навчання з різних джерел інформації-сигналів. Дофамін бере участь у формуванні емоцій і почуттів, зокрема емоційної пам'яті. Але найважливішим серед катехоламінів вважається епінефрин, який бере участь у формуванні захисної реакції типу «бий або біжи». Він виділяється у будь-якій несприятливій ситуації: страх, тривога, шок, стрес.

В організмі людини немає такого органа або тканини, на які б не впливали катехоламіни, адже вони беруть участь у запуску програми самозбереження. Їх сміливо можна назвати гормонами захисту. Вони впливають на роботу всіх без винятку ендокринних залоз і регулюють синтез інших гормонів.

Катехоламіни не впливають безпосередньо на репродуктивну функцію людини (хоча можуть бути дотичними до виникнення порушень ерекції). Але оскільки вони є однією з найважливіших складових реакції на стрес, то опосередковано можуть посилювати чинники, що пригнічують дозрівання статевих клітин і порушують менструальний цикл. Ряд досліджень довів, що хронічний стрес спричиняє втрати вагітності на будь-якому терміні, затримку внутрішньоутробного розвитку плода та передчасні пологи.

Визначення рівнів різних катехоламінів на практиці майже не проводиться, оскільки вони дуже швидко розпадаються й виводяться з організму. Але в усьому світі триває величезна кількість наукових і клінічних досліджень, що вивчають роль катехоламінів у найрізноманітніших функціях людського організму — від народження до глибокої старості. За останнє десятиліття опубліковано майже сто тисяч наукових статей про роль катехоламінів в обміні речовин, ожирінні, навчанні, розвитку дегенеративних захворювань, порушеннях пам'яті, формуванні та порушенні уваги, виникненні хвороб серця й судин.

Ми не будемо зупинятися на детальному описі всієї значущості катехоламінів, але зробимо важливий висновок:

Дійсно, всі хвороби — від нервів, бо виділяються гормони. Багато гормонів!

2.7. Щитоподібна залоза

У попередніх розділах уже згадувався ТТГ — гормон гіпофіза, який регулює функцію щитоподібної залози. Це також ендокринний орган, що виробляє гормони.

Чи знаєте ви, що першою ендокринною залозою, яка розвивається у людського ембріона, є саме щитоподібна? На 22-й день після зачаття в ділянці глотки починає формуватися майбутня щитоподібна залоза, і зазвичай до кінця 49-го дня ембріонального розвитку з'являється примітивна залоза з фолікулами, що формуються спереду трахеї. З 11-го тижня в залозі починає накопичуватись йод і синтезується **тироксин** (Т4). Проте плід значною мірою залежить від гормонів щитоподібної залози матері, адже його власна залоза починає продукувати достатню кількість гормонів лише з другого триместру вагітності.

Щитоподібна залоза є найбільшою залозою у новонароджених (1,2–2 грами) та дорослих людей (20–30 г). З віком об'єм залози зменшується, з'являються відхилення в її функції. У майже 40 % людей віком 60 років виявляють зміни в будові щитоподібної залози (кісти, пухлини). У 75–80 років понад 30 % людей мають порушення її функції. З віком у тканинах залози накопичуються лімфоцити, і у майже 50 % жінок старшого віку в крові з'являються антитіла до тиреоїдних гормонів.

Два основні гормони щитоподібної залози — це **тироксин** (Т4) та **трийодтиронін** (Т3), для синтезу яких необхідні йод, селен, бор та низка інших мікроелементів. Т4 завжди виробляється у більшій кількості, ніж Т3, а співвідношення цих гормонів у крові становить 14:1. Т3 вважається активнішим гормоном (у 4 рази), ніж Т4, але його період напіврозпаду — близько доби, тоді як для Т4 — 5–7 днів.

Близько 99,9 % усього тироксину в крові зв'язано з білками плазми: 85–90 % — з *тиреоїдзв'язувальним глобуліном* (TBG), приблизно 10 % — з транстиретином і альбуміном.

Щитоподібну залозу можна вважати найдавнішою, адже згадки про неї, точніше — про лікування зоба морськими водоростями (які багаті на йод), містяться в китайській медицині ще з 1600 року до н. е. Практично не існує жодної стародавньої цивілізації, в якій би не згадували щитоподібну залозу та її захворювання. Оскільки вона розташована в найпомітнішому місці людського тіла, зміни в ній — збільшення — легко помітити. Римський письменник Цельсій (не плутати зі шведським ученим, на честь якого названа шкала температури) у 15 році н. е. назвав зоб *bronchocele* — пухлина шиї. Цікаво, що кілька століть поспіль у Європі зоб лікували обгорілою губкою (йдеться про морську або прісноводну тварину, яку вживали всередину).

Історія вивчення щитоподібної залози та лікування її захворювань — дуже довга і цікава, вона також містить згадки про анекдотичні методи лікування. У XVI столітті Парацельс уперше припустив, що хвороби щитоподібної залози можуть виникати через брак певних мінералів у питній воді.

Протягом тривалого часу вважалося, що щитоподібна залоза зволожує трахею, а також має косметичну функцію в жінок. Збільшення залози вважалося небезпечним сигналом, на який мали звертати увагу чоловіки, адже їхні дружини ставали дратівливішими, плаксивими й примхливими. І справді, проблеми зі щитоподібною залозою частіше трапляються у жінок, як у давнину, так і нині — тому її сміливо можна назвати «жіночою залозою». Це правда, що порушення функції щитоподібної залози супроводжуються психоемоційними змінами. Залежно від типу порушення, жінки можуть бути плаксивими, дратівливими, агресивними, апатичними — від сплеску негативу до повної байдужості.

Вперше збільшену щитоподібну залозу було видалено у 1884 році. Але чи може лікар, який просто видаляє орган, отримати Нобелівську премію? Виявляється, може. Шведський хірург Теодор Кошер отримав цю нагороду в 1909 році, виконавши понад 2000 таких операцій (рівень смертності тоді становив 5 %).

Тироксин був уперше виділений у 1914 році, а синтетичне виробництво гормону розпочалося лише в 1926 році. Це дозволило використовувати замісну гормональну терапію в людей, у яких видалено щитоподібну залозу або вона не працює повноцінно.

Яка роль щитоподібної залози? Щоби детально описати роль цього ендокринного органа, знадобиться ще одна книга такого ж обсягу, як ця. І такі книги вже створено. Але я вас, напевно, здивую, коли скажу, що основним споживачем гормонів щитоподібної залози є м'язи.

При надмірному підвищенні рівня тироксину в крові, що спостерігається при гіпертиреозі, знижується моторна активність м'язів, порушується енергетичний та сольовий обмін у них, що значно гальмує процеси окиснення й засвоєння глюкози. Тривала дія високих рівнів T4 призводить до втрати м'язової маси. Період розслаблення (релаксації) м'язів також скорочується. Саме тому серце скорочується частіше, але не встигає повноцінно розслабитися, тобто відпочити між скороченнями. При нестачі гормонів, навпаки, період розслаблення затягується, що погіршує кровопостачання всього організму.

Тироксин впливає на роботу окремих структур клітини, зокрема мітохондрій, на синтез і розпад білків, чутливість тканин до катехоламінів, рівень антиоксидантних ферментів, ріст капілярів, диференціацію м'язових волокон, циркуляцію крові, зокрема в мозку.

Протягом останнього десятиліття з'явилась величезна кількість наукових публікацій, присвячених впливу гормонів щитоподібної залози на роботу мозку і всієї центральної нервової системи. Виявилося, що ці гормони відіграють критичну, незамінну роль у розвитку й функціонуванні ЦНС, починаючи з ембріонального періоду. Без достатньої кількості тироксину не відбувається правильне формування людського мозку. Саме тому сьогодні стан і функція щитоподібної залози вагітних жінок (а також тих, що планують вагітність) є предметом пильної уваги.

Тироксин регулює цитоархітектуру нейронів, ріст нервових волокон і формування їх оболонки (мієлінізацію). Нестача або надлишок гормону може призвести до невідворотних порушень у нервових клітинах на різних рівнях — дезорганізації нейронів, порушення їхньої біохімії й життєвих функцій. І ці необоротні процеси можуть розпочатися не лише в перші роки життя дитини, а ще до її народження — на ембріональному рівні.

Якщо ми говоримо про жіноче здоров'я, то нормальна функція щитоподібної залози є надзвичайно важливою для дозрівання статевих клітин. У жінок із захворюваннями щитоподібної залози часто бувають порушення менструального циклу, маткові кровотечі, труднощі із зачаттям дитини.

Давайте розглянемо деякі з цих захворювань.

2.7.1. Скринінг функції щитоподібної залози

Дуже часто протягом тривалого часу проблеми зі щитоподібною залозою можуть компенсуватися організмом і не проявлятися скаргами чи симптомами. Універсальних рекомендацій щодо скринінгу тиреоїдних захворювань не існує, однак він рекомендований таким групам людей:

- вагітним жінкам;

- жінкам віком понад 50–60 років;

- пацієнтам із цукровим діабетом 1 типу;

- пацієнтам із будь-яким аутоімунним захворюванням;

- пацієнтам, які мають в анамнезі опромінення шиї.

Ці категорії людей також називають групою високого ризику щодо розвитку гіпотиреозу.

Професійні ендокринологічні товариства рекомендують проводити скринінг усім жінкам із 35-річного віку кожні 5 років.

Скринінг починають із визначення рівня ТТГ (тиреотропного гормону). У більшості випадків цього аналізу достатньо. Якщо рівень ТТГ перевищує або нижчий за норму, рекомендовано додатково визначити Т4 і рідше Т3.

Чи потрібно визначати рівень антитіл до щитоподібної залози? Існує кілька типів антитіл, які утворюються при *аутоімунних тиреоїдитах* (особливо при гіпотиреоїдитах). Найбільше практичне значення має визначення антитіл до тиреоїдної пероксидази (анти-ТПО) та антитіл до тиреоглобуліну (анти-Тг). Це дозволяє з'ясувати, чи має захворювання аутоімунний характер.

Однак, якщо одного разу вже виявлено позитивний рівень антитіл, повторне тестування на антитіла згодом не має практичного сенсу.

Крім того, рівень антитіл не визначає вираженості патологічного процесу. Низькі рівні (трохи вищі за норму) можуть супроводжуватись серйозними скаргами й симптомами, а у випадку високих рівнів антитіл скарг може не бути зовсім. Водночас знайдено зв'язок між високим рівнем анти-ТПО та зниженою фертильністю, викиднями і завмерлими вагітностями на ранніх термінах.

У таких випадках рекомендована терапія тироксином. Її ефективність невисока, однак ймовірність зачаття та успішного виношування вагітності підвищується.

Так званий ТТГ-стимулювальний тест проводиться переважно в осіб старшого віку — жінок і чоловіків, у першу чергу для оцінки функції гіпофіза і гіпоталамуса.

2.7.2. Захворювання щитоподібної залози

Як уже було сказано, щитоподібну залозу сміливо можна назвати жіночою залозою, оскільки найчастіше її захворювання трапляються саме у жінок. Зазвичай перевага за частотою таких хвороб спостерігається вже в підлітковому віці.

Якщо говорити про захворювання щитоподібної залози, їх умовно можна поділити на такі групи:

- гіпотиреоз — знижене вироблення гормонів щитоподібної залози (гіпотиреоїдизм);

- гіпертиреоз — підвищене вироблення гормонів (гіпертиреоїдизм);

- аутоімунне запалення щитоподібної залози — тиреоїдити. Вони можуть супроводжуватись як підвищеним, так і зниженим або нормальним рівнем гормонів;

- кісти й пухлини щитоподібної залози (доброякісні, рак щитоподібної залози, гормонально активні або неактивні).

Поділ на такі групи є умовним, оскільки причини захворювань можуть бути різними.

Дисфункціональні розлади щитоподібної залози іноді називають мавпою, що копіює багато хвороб. Скарги й симптоми гіпотиреозу та гіпертиреозу настільки різноманітні та проявляються з боку різних органів, що часто їх можна сплутати з іншими захворюваннями. Наприклад, на прискорене серцебиття (тахікардія) та біль у ділянці серця часто скаржаться люди з гіпертиреозом, і це може бути помилково віднесено до серцево-судинних захворювань. Дратівливість і плаксивість, як і проблеми зі сном, можуть бути сприйняті як прояви депресії. Набряки шкіри та слабкість у тілі можуть зустрічатися при порушеннях обміну речовин і ряді системних захворювань.

Протягом тривалого часу на щитоподібну залозу звертали увагу лише тоді, коли вона збільшувалась у розмірах, тобто з'являвся зоб і він викликав у людини дискомфорт. Сьогодні функцію цього ендокринного органа вивчають у маленьких дітей, підлітків, дорослих, під час вагітності та в людей старшого віку.

Під час постановки діагнозу обов'язково необхідно враховувати вік та загальний стан жінки, особливо при оцінці показників ТТГ. Визначення рівнів Т4 і Т3 має менше практичне значення і зазвичай проводиться при відхиленнях у рівні ТТГ.

Гіпотиреоз

Нестача гормонів щитоподібної залози, або гіпотиреоз (гіпотиреоїдизм), зустрічається значно частіше, ніж гіпертиреоз. Найчастіше гіпотиреоз діагностується в жінок віком 30–50 років, хоча може виникати у будь-якому віці. У середньому від 1,4 до 2 % жінок страждають на різні форми гіпотиреозу.

Вперше гіпотиреоз описав японський лікар Хакару Хасімото у 1912 році, і саме завдяки йому з'явився діагноз хвороба Хасімото, або тиреоїдит Хасімото. Це аутоімунний стан, при якому в тканинах щитоподібної залози спостерігається інфільтрація лімфоцитами (їх накопичення). У таких випадках залоза збільшується, часто стає болючою, і виникає дефіцит тироксину. Водночас інфільтрація лімфоцитами — це не завжди хвороба: вона може з'являтися просто з віком. У жінок старших 60–70 років інфільтрація лімфоцитами різного ступеня тяжкості трапляється майже у половини випадків.

При гіпотиреозі рівень ТТГ буде вищим за референтні показники цього гормону (зазвичай понад 4 мМО/л). Дехто помилково вважає, що підвищення ТТГ — це ознака гіпертиреозу, тобто надлишку Т4. Насправді — навпаки: рівень ТТГ підвищується саме при гіпотиреозі, коли щитоподібна залоза не виробляє достатньо гормонів, і гіпофіз намагається стимулювати її роботу.

Гіпотиреоз не завжди супроводжується скаргами. Часто він може тривалий час протікати безсимптомно. Підвищений рівень ТТГ на тлі відсутності симптомів і при нормальних рівнях Т4 і Т3 називають субклінічним гіпотиреозом. Щодо цього стану в медичному середовищі існує багато дискусій, особливо стосовно доцільності замісної гормональної терапії.

Водночас виявлення субклінічного гіпотиреозу надзвичайно важливе для жінок, які планують вагітність, а також вагітних, оскільки гормони вагітності пригнічують роботу щитоподібної залози. Ми досі не знаємо, яку роль відіграє субклінічний гіпотиреоз у невагітних жінок і в чоловіків. Підвищений рівень ТТГ у будь-якому випадку може вимагати додаткового обстеження щитоподібної залози, а іноді — й інших органів.

Слід також пам'ятати, що деякі лікарські препарати пригнічують функцію щитоподібної залози, тому перед призначенням гормональної терапії важливо враховувати наявні захворювання та медикаментозне навантаження на організм.

Гіпотиреоз може супроводжуватись різноманітними симптомами. Найчастіше зустрічаються такі:

- слабкість, відчуття відсутності енергії, сонливість;
- зниження апетиту;
- набір ваги (часто через набряки);
- сухість шкіри;
- випадіння волосся;
- безсоння;
- непереносимість холоду, озноб;
- біль у м'язах;
- емоційна нестабільність, депресія;
- порушення пам'яті;
- погіршення зору;
- відчуття оніміння в ногах і руках;
- порушення менструального циклу;
- хибне безпліддя;
- біль у горлі та під час ковтання (якщо залоза збільшена).

До цього списку можна додати ще понад п'ятдесят інших скарг і симптомів. Їхня наявність і вираженість залежать від ступеня порушення функції щитоподібної залози, хоча рівні ТТГ, Т4 і Т3 не завжди відповідають тяжкості стану. Реакція організму завжди індивідуальна.

Вважається, що для встановлення діагнозу достатньо визначити рівень ТТГ, і якщо він вищий за норму, наступним кроком буде визначення вільного Т4, а також індексу вільного тироксину. При гіпотиреозі зазвичай спостерігається зниження рівня вільного Т4.

Визначення Т3 у більшості випадків не рекомендоване. Чому? При первинному гіпотиреозі (вперше виявленому в житті) відбувається підвищення ТТГ. Організм намагається виробити більше Т4, а отже, більша кількість Т4 перетворюється на Т3. Тому на початку хвороби ТТГ підвищений, Т4 може бути в межах норми або зниженим, а Тз залишається в нормі. Але для призначення лікування та контролю його ефективності ключовим індикатором завжди буде рівень ТТГ.

УЗД щитоподібної залози рекомендоване у випадках скарг на біль і дискомфорт у горлі, при виявленні збільшеної залози, наявності сімейного анамнезу захворювань щитоподібної залози, а також в ряді інших клінічних ситуацій. Додаткові методи обстеження, включно з використанням радіоактивного йоду, проводяться лише за показаннями. При виявленні вузлів обов'язковою є біопсія для виключення раку щитоподібної залози.

Лікування гіпотиреозу проводиться синтетичними препаратами тиреоїдного гормону (левотироксин, еутирокс тощо), що називається замісною гормональною терапією. Повна доза гормону може бути призначена відразу людям, які не мають інших фонових захворювань. У літньому віці рекомендовано поступове збільшення дози тироксину — починають з ¼ або ½ дози, поступово збільшуючи її протягом 4–6 тижнів після повторного вимірювання ТТГ.

Клінічне покращення зазвичай спостерігається вже через 3–5 днів після початку лікування.

Гіпертиреоз

Гіпертиреоїдизм охоплює кілька видів захворювань щитоподібної залози різного походження, які супроводжуються надмірною продукцією гормонів. Оскільки цей орган тісно пов'язаний з обмінними процесами, надлишок гормонів щитоподібної залози часто призводить до стану, який називають *гіперметаболічним синдромом* або *тиреотоксикозом* (тиротоксикозом).

Найпоширеніші форми тиреотоксикозу:

- дифузний токсичний зоб (хвороба Грейвса),

- токсичний вузловий зоб (хвороба Пламмера),

- токсична аденома.

Вперше зв'язок між збільшенням щитоподібної залози та гіпертиреозом описав у 1786 році англійський провінційний лікар Калеб Паррі, завдяки якому в медичній класифікації хвороб є також синдром Паррі–Ромберга. Хоча публікація на цю тему з'явилась лише у 1825 році, майже одночасно ірландський лікар Роберт Грейвс (1835 р.) та німецький лікар Карл Адольф фон Базедов (1840 р.) описали стан, який нині відомий як хвороба Грейвса (в англомовному світі) або Базедова хвороба, також іноді як хвороба Паррі.

Доктор Грейвс спостерігав збільшення щитоподібної залози у трьох жінок, і в однієї з них — 20-річної дівчини — це супроводжувалося істеричною поведінкою, вираженою тахікардією, блідістю шкіри та випуклими очима, які вона не могла заплющити навіть уві сні.

Прояви тиреотоксикозу дуже різноманітні, симптоми залежать від віку та наявності інших системних захворювань. Його легко сплутати з іншими хворобами. Наприклад, у молодих людей тиреотоксикоз часто проявляється психоемоційними порушеннями: тривожність, придирливість, гіперактивність, дратівливість, злість, істерія. Часто спостерігається тремор рук.

У людей старшого віку основні скарги при гіпертиреозі пов'язані з серцево-судинною системою:

- артеріальний тиск,
- тахікардія,
- задишка,
- біль у ділянці серця.

На ЕКГ у таких пацієнтів часто виявляють відхилення, зокрема різні види фібриляцій.

Незалежно від причини гіпертиреозу, він найчастіше супроводжується такими симптомами:

• нервозність, тривожність, дратівливість;
• підвищене потовиділення;
• непереносимість спеки та високих температур;
• підвищена моторна активність;
• тремтіння (тремор) рук;
• м'язова слабкість;
• відчуття серцебиття (пальпітація);
• волога, гаряча шкіра;
• зміни з боку очей: великі, «випуклі» очі, що створює враження пильного погляду, повіки можуть не змикатися навіть уві сні;
• підвищений артеріальний тиск;
• пришвидшене серцебиття (тахікардія);
• підвищений апетит;
• втрата ваги («їжа згорає»);
• порушення менструального циклу.

Гіпертиреоз, на відміну від гіпотиреозу, не справляє вираженого впливу на овуляцію та менструальний цикл. Якщо менструації стають рідшими й менш рясними, то це радше пов'язано з втратою ваги, гіперактивністю, негативним психоемоційним станом. Найчастіше спостерігаються порушення самої менструації — вони стають мізерними, іноді розтягуються на кілька днів у вигляді кров'янистих виділень. На зачаття та виношування дитини гіпертиреоз впливає менше, ніж гіпотиреоз.

Для діагностики гіпертиреозу визначають рівень ТТГ, вільного тироксину (Т4), індексу вільного тироксину, а також трийодтироніну (Т3). У таких випадках ТТГ нижчий за норму, Т4 зазвичай підвищений, Т3 може бути в межах норми або підвищений.

Існує також стан, який називають субклінічний гіпертиреоз, коли рівень ТТГ знижений, але Т4 і Т3 — у межах норми. Такий діагноз не має значного практичного значення, тому його доцільність оспорюється багатьма лікарями.

Визначення антитіл до щитоподібної залози при гіпертиреозах зазвичай не рекомендується. Анти-ТПО виявляють лише в 8 % пацієнтів із хворобою Грейвса. Однак при цій хворобі в крові можуть бути виявлені інші види антитіл: тиреотропний або тиреостимулюючий імуноглобулін (TSI), антитіла до рецепторів ТТГ (TRab), тривало діючий тиреоїдний стимулятор (LATS) — їх часто об'єднують у групу *тиреостимулюючих антитіл* (TSab). Ці антитіла виявляють у майже 80 % людей із хворобою Грейвса.

Комбінація антитіл дозволяє розрізнити тип тиреотоксикозу.

Лікування залежить від стану пацієнта та вираженості симптомів, тому може проводитися як у стаціонарі, так і амбулаторно, із застосуванням різних медикаментів. Деякі види терапії протипоказані при вагітності та жінкам, які планують вагітність. Хірургічне видалення щитоподібної залози вважається радикальним методом лікування, і проводиться за різними показаннями, в будь-якому віці, в тому числі й під час вагітності.

Тиреоїдити

Тиреоїдити рідко розглядаються лікарями як захворювання щитоподібної залози, лише тому, що протягом тривалого часу запалення цього органа навіть не згадувалося в підручниках з медицини. Збільшена й до того ж болісна залоза може бути ознакою зоба та інших захворювань.

Тиреоїдит може виникати як самостійне захворювання, а може протікати на тлі наявної дисфункції залози. Найчастіше тиреоїдити спостерігаються при гіпотиреозі. Існує три групи тиреоїдитів:

- **Бактеріальний тиреоїдит** частіше зустрічається у випадках порушення розвитку щитоподібної залози, коли бактерії з верхніх дихальних шляхів можуть потрапляти в залозу. Зазвичай бактеріальний тиреоїдит викликається золотистим стафілококом, рядом стрептококів і пневмококами. У запалення можуть бути залучені будь-які бактерії, що живуть на слизових оболонках та шкірі людини.

194

- **Вірусний тиреоїдит** виникає як ускладнення загальної вірусної інфекції, частіше у дітей, які хворіють на грип, кір, інфекційний мононуклеоз, коксакі-вірусну інфекцію, ГРВІ та інші. Звичайна застуда може завершитися розвитком тиреоїдиту. Ураження щитоподібної залози вірусами частіше спостерігається в осіб з наявністю людського лейкоцитарного антигену HLA-Bw35, роль якого ще повністю не вивчена. Такий тиреоїдит зазвичай виникає в дитинстві.

- **Хронічний аутоімунний тиреоїдит** — це один із найпоширеніших видів тиреоїдитів, при якому відбувається утворення антитіл до власних тканин щитоподібної залози. Його називають хронічним, тому що це постійний запальний процес без участі інфекції, з періодами загострення і ремісії. Кількість антитіл не відображає ступінь запального процесу чи порушення функції щитоподібної залози.

Тиреоїдити можуть супроводжуватися порушенням функції залози, або ж її функція може залишатися нормальною. Найчастіше спостерігаються тиреоїдити з гіпофункцією щитоподібної залози. При цьому розміри залози можуть збільшуватися у 2–3 рази порівняно з нормальними, а іноді й більше. Такий стан часто називають зобом.

Причин розвитку аутоімунних тиреоїдитів чимало, але захворювання настільки складне й не піддається медикаментозному контролю, що й досі немає чітких даних, чому воно виникає.

Залежно від вираженості симптомів тиреоїдити можуть бути гострими, підгострими і хронічними. Гострі тиреоїдити потребують протизапального лікування. Підгострі або субклінічні тиреоїдити можуть перебігати без виражених симптомів, у більшості випадків залоза приходить у норму протягом 2–7 місяців без лікування. Хронічний аутоімунний тиреоїдит у дорослих частіше спостерігається з чергуванням загострень і ремісій, і частота цих епізодів залежить від впливу інших чинників, зокрема стресу, прийому гормональних контрацептивів і стероїдних препаратів. Нормалізація процесу нерідко займає кілька років.

Хвороба Грейвса і хвороба Хашимото — це найпоширеніші хронічні аутоімунні тиреоїдити, які важко піддаються лікуванню та потребують постійного контролю функції щитоподібної залози.

Хворобою Грейвса, про яку згадувалося вище, страждають переважно жінки — у 8 разів частіше, ніж чоловіки. Вона супроводжується гіпертиреозом. Хвороба Хашимото, навпаки, характеризується зниженою функцією щитоподібної залози, хоча можуть спостерігатися й періоди гіпертиреозу. Спочатку цей тип тиреоїдиту називали лімфоцитарним тиреоїдитом, аутоімунним тиреоїдитом, лімфатичним аденоїдним зобом. Це захворювання зустрічається у жінок у 15–20 разів частіше, ніж у чоловіків. Вважається, що воно може мати генетичну природу. Людський лейкоцитарний антиген (HLA) також відіграє важливу роль у виникненні тиреоїдиту. Поява антитіл може спостерігатися за кілька років до перших ознак порушення функції щитоподібної залози.

Оскільки аутоімунним тиреоїдитом найчастіше хворіють жінки, існує виражений зв'язок між статевими гормонами та виникненням цього захворювання. До періоду статевого дозрівання випадки аутоімунного тиреоїдиту у дітей вкрай рідкісні, і частота захворювання у дівчаток та хлопчиків є однаковою. Але з настанням статевого дозрівання і появою менархе рівень захворюваності серед дівчат і жінок значно підвищується.

У невагітних жінок додаткові дози прогестерону можуть призвести до виникнення гіпертиреозу, і навпаки — нестача прогестерону на тлі підвищеного рівня естрогенів (навіть тільки щодо низького рівня прогестерону) сприяє розвитку зоба і гіпотиреозу. Тому перед призначенням прогестерону необхідно провести обстеження щитоподібної залози і корекцію її функції, якщо виявлено порушення.

Гормональні контрацептиви чинять захисну дію на щитоподібну залозу, і перевага надається естрогенам через їх позитивний вплив на цей ендокринний орган. Прогестерон, навпаки, підвищує рівень антитиреоїдних антитіл і ризик виникнення тиреоїдиту.

Чому прогестерон підвищує ризик розвитку одних аутоімунних станів і знижує ризик розвитку інших — невідомо. Але, найімовірніше, це пов'язано з участю речовин, які по-різному взаємодіють із прогестероном, зокрема різних класів і підкласів антитіл.

2.7.3. Захворювання щитоподібної залози та вагітність

Довгий час роль щитоподібної залози в перебігу вагітності не вивчалася, але, як я вже не раз згадувала, цей ендокринний орган є надзвичайно важливим для нормального дозрівання яйцеклітин, зачаття та виношування вагітності. Про роль щитоподібної залози для вагітності я також писала в книзі «9 місяців щастя».

Гіпертиреоз — рідкісне явище при вагітності, його виявляють значно рідше (до 0,4 % випадків), ніж гіпотиреоз (2–3 %). Прогестерон, рівень якого при вагітності значно підвищується, пригнічує роботу щитоподібної залози.

Вагітність впливає на аутоімунний тиреоїдит: чим частіше жінка вагітніє та народжує, тим вищий у неї ризик розвитку цього захворювання. У свою чергу, тиреоїдит негативно впливає на вагітність. Антитіла до щитоподібної залози можуть проникати через плаценту та уражати ембріон, зокрема тканини щитоподібної залози і мозку. Відомо, що у жінок, які страждають на аутоімунний тиреоїдит, особливо з гіпофункцією залози, рівень спонтанних втрат вагітності та невиношування вищий порівняно зі здоровими жінками. Лише в невеликої кількості жінок хвороба Грейвса може стихати під час вагітності, але після пологів вона знову загострюється.

Післяпологові тиреоїдити зустрічаються набагато частіше, ніж до і під час вагітності (4–10 %). Цей діагноз виділений як самостійний, його ставлять протягом першого року після пологів. Таке захворювання щитоподібної залози часто протікає безсимптомно, але може переходити в хронічний тиреоїдит.

Гіпертиреоз найчастіше небезпечний для другої половини вагітності. Він може призвести до виникнення прееклампсії, передчасних пологів, втрати вагітності, відшарування плаценти. У новонароджених може розвинутися вроджена серцева недостатність. Але найбільш небезпечним для жінки є так званий тиреоїдний шторм (тиреотоксичний криз), який потребує негайного лікування через високий ризик втрати життя. Гіпотиреоз зустрічається частіше і також супроводжується великою кількістю ускладнень. В першій половині вагітності такий стан щитоподібної залози може призвести до викидня.

У другій половині гіпотиреози, особливо аутоімунні гіпотиреоїдити, можуть бути причетними до виникнення прееклампсії, відшарування плаценти, втрати вагітності, передчасних пологів, а також до розвитку у матері порушень роботи серця, анемії, кровотеч під час пологів та після них. Такі вагітності супроводжуються великою кількістю відхилень у плодів і новонароджених: низька вага, вроджені аномалії, поганий неврологічний розвиток, вроджені захворювання щитоподібної залози.

Вважається, що гормони щитоподібної залози матері впливають на розвиток мозку дитини, як зазначалося раніше, оскільки власні гормони щитоподібної залози у плода почнуть вироблятися не раніше 10–12 тижня. Антитіла, які можуть проникати через плаценту та потрапляти в кровоносну систему плода, негативно впливають на нього. У свою чергу, лікування захворювань щитоподібної залози може мати негативний вплив на майбутню дитину, викликаючи в неї ятрогенний фетальний гіпотиреоз. Тому необхідно контролювати дозу лікарського препарату та рівні ТТГ.

Вагітність — це стан фізіологічно підвищених рівнів антитіл, причому практично всіх класів. До 15 % вагітних жінок мають антитиреоїдні антитіла. Але в ряді випадків вони можуть підвищуватися значно. Відомо, що підвищення рівня антитіл на 300 % і більше може призвести до виникнення зоба та порушень функції щитоподібної залози у плода, що вимагає проведення УЗД-контролю розмірів щитоподібної залози та серцевої діяльності (через високий ризик серцевої дисфункції). Навіть якщо у матері не перевіряли роботу щитоподібної залози, при виявленні постійної тахікардії у плода (більше 160 ударів на хвилину) необхідно провести обстеження щитоподібної залози у жінки.

Лікування щитоподібної залози у вагітних жінок має проводити досвідчений ендокринолог, який знає, як змінюється стан і робота цього органа при вагітності.

2.7.4. Вузли та рак щитоподібної залози

У щитоподібній залозі можуть утворюватися кісти й пухлини, що також можуть виявитися раковим процесом. Оскільки визначити, що собою являє кістозно-пухлинне утворення, без вивчення будови тканин неможливо, такі знахідки часто називають словом «вузол». Це не зовсім правильна назва з точки зору медицини, але до неї звикли і лікарі, і пацієнти.

Нині можна почути, що кількість людей із різними пухлинами щитоподібної залози зросла, але це не зовсім точні дані. У минулому УЗД щитоподібної залози проводили дуже рідко, а зараз це частина профілактичних оглядів у низці країн. Таким чином, кількість людей, у яких можуть бути виявлені вузли, значно зросла.

Хоча збільшення щитоподібної залози трапляється у 15 % людей, вузли виявляють лише у 3–7 % випадків. Зазвичай вузли не є злоякісними і виникають із багатьох причин. Це може бути йодна недостатність, запальний процес. Кісти можуть бути справжніми, коли накопичується рідина без утворення додаткової тканини (тиреоїдні кісти), або виникати зі старих аденом. Але найчастіше пухлиноподібне розростання тканин супроводжується накопиченням рідини, і тоді ми говоримо про тиреоїдні аденоми. Закінчення «ома» означає «пухлина». Дуже рідко такі утворення можуть містити ділянки злоякісних клітин.

Існує також вузловий зоб, коли в тканині щитоподібної залози можна знайти кістозні утворення. Звичайно, найчастіше нас турбує те, що будь-яке утворення в цьому ендокринному органі може виявитися раком.

Вперше лікарі забили на сполох через зростання кількості порушень функції щитоподібної залози та раку після аварії на Чорнобильській АЕС у 1986 році. Ця катастрофічна подія показала реальний зв'язок між радіоактивним йодом і раком щитоподібної залози. Найгірше те, що частота появи раку зросла серед дітей і підлітків. Теоретично передбачається, що до 10 000 випадків раку виникло у дітей після опромінення

201

радіоактивним йодом під час цієї аварії, але справжні показники можуть бути гіршими. Величезна кількість людей із зони аварії переселилася в різні міста й села колишнього СРСР. Облік захворювань вели лише серед людей, які безпосередньо працювали в зоні ліквідації наслідків аварії, тоді як більшість населення залишилася без належного медичного контролю. Крім того, часто не враховувався фактор часу: від моменту аварії до розвитку раку в конкретної людини.

Звичайно, такі дані тривалий час оскаржувалися. Але коли у 2011 році сталася аварія на японській атомній електростанції «Фукусіма» через сильний землетрус і цунамі, сплеск раку щитоподібної залози у дітей повторився.

Рак щитоподібної залози відносять до дуже рідкісних злоякісних захворювань, він найчастіше спостерігається в сім'ях (існує певний спадковий фактор) та за наявності раку інших ендокринних залоз. Цим видом раку частіше хворіють чоловіки, ніж жінки, хоча доброякісні пухлини й кісти частіше трапляються у жінок. Негативний вплив має радіація, особливо опромінення ділянки шиї та голови.

Існує кілька видів раку щитоподібної залози, найпоширеніші — папілярний або сосочковий (80 %), фолікулярний, анапластичний і медулярний рак (карциноми). Надзвичайно рідко можуть зустрічатися лімфоми та саркоми.

Своєчасне лікування раку щитоподібної залози є успішним, тому надзвичайно важливо виявити його якнайшвидше. Що для цього необхідно робити?

• Визначити рівень ризику (високий чи низький) розвитку раку щитоподібної залози. У цьому допоможе лікар.

• Висока група ризику потребує регулярного проведення УЗД. Частота УЗД визначається групою ризику та виявленням у залозі якихось утворень.

• Хоча рак частіше трапляється у чоловіків, все ж таки акцент потрібно робити на дітях і дорослих до 30 років і після 60 років.

• Швидке зростання вузла та/або поява скарг потребує термінового обстеження (поява болю частіше характерна для запалення або крововиливу у вузол).

У разі потреби лікар може запропонувати провести біопсію вузла за допомогою спеціальної голки.

Будь-які зміни в ділянці шиї, поява скарг, дискомфорту потребують консультації лікаря — і це буде запорукою своєчасної діагностики та лікування всіх захворювань щитоподібної залози.

2.7.5. Чи існує тиреоїдна дієта?

Збалансоване (здорове) харчування відіграє важливу роль у роботі багатьох органів, зокрема щитоподібної залози. Для синтезу тироксину необхідні йод і селен. Відомо, що йодна недостатність супроводжується гіпотиреозом.

Оскільки дисфункція щитоподібної залози — не рідкісне явище в житті людей, особливо жінок, з'явилася і продовжує з'являтися велика кількість дієт, нібито таких, що покращують її роботу. Та все ж давайте погодимось, що існують різні «поломки» цього органа, тому не може бути однієї універсальної тиреоїдної дієти «на всі випадки життя».

Гіпотиреоз і гіпертиреоз — це абсолютно протилежні стани, вони можуть супроводжуватися аутоімунною реакцією з утворенням антитіл. Пухлини щитоподібної залози взагалі не мають зв'язку з харчуванням.

Ще не так давно додатковий прийом йоду рекомендувався вагітним жінкам і матерям, які годують груддю, але дози були значно вищими, ніж зараз. Річ у тім, що реальний дефіцит йоду трапляється в розвинених країнах рідко. Теоретично передбачається, що близько 1 мільярда людей можуть перебувати в групі ризику щодо розвитку йодної недостатності, але це здебільшого жителі соціально-економічно бідних країн.

Наразі йодові добавки є, наприклад, у солі (йодована сіль), морепродуктах (водорості та риба), деяких видах борошняних виробів і зернових продуктів. Але під час виробництва харчових продуктів і їх фортифікації (збагачення мінералами, вітамінами та іншими добавками) дуже часто не вказується кількісний вміст йоду, оскільки не існує законодавчого регулювання дозування цього мінералу.

Є ще один мінус: чітких рекомендацій щодо кількості споживання йоду (як і інших мінералів і вітамінів) немає, оскільки за останнє десятиліття старі норми кардинально переглянуто. Наприклад, вважається, що дорослій людині достатньо 150 мкг йоду на добу, вагітні жінки повинні отримувати 220 мкг, а в період лактації — до 290 мкг йоду на день. У минулому кількість йоду, рекомендованого для додаткового прийому, була значно вищою. Крім того, вміст йоду в багатьох продуктах харчування зріс, тому більшість людей усе ж не страждає від його нестачі.

У багатьох «магазинах здоров'я», як і в низці аптек, зокрема онлайн, продаються БАДи «для щитоподібної залози», що містять йод та інші інгредієнти. У багатьох таких добавках кількість йоду перевищує добові норми не лише в кілька разів, а й у кілька сотень разів, що насправді є небезпечним для здоров'я. Надмірне споживання йоду, навпаки, може призводити до ще більшої дисфункції щитоподібної залози. У таких випадках частіше загострюються аутоімунні тиреоїдити.

Поняттям нестачі йоду в питній воді в окремих регіонах часто спекулюють, оскільки людина отримує йод не лише з води. У минулому часто говорили про ендемічний зоб через йодну недостатність. Слово «ендемічний» означає «властивий певній місцевості або народу». Дійсно, існували села, де рівень гіпотиреозу був вищим, ніж у інших регіонах. Але не враховувався той факт, що в минулому люди менше мігрували, багато сіл були ізольованими через великі відстані, тому родинні шлюби в таких закритих поселеннях траплялися часто. Звичайно, певні геологічні особливості місцевості можуть впливати на якість питної води, зокрема на низьку або високу концентрацію низки мінералів. Але у виникненні ендемічного зоба відіграє роль не лише вода. Сучасні люди харчуються різноманітно і в достатній кількості, навіть надмірно, тому ймовірність дефіциту йоду зводиться практично до нуля.

Помічено також, що саме в тих, хто приймає йод додатково через можливу його нестачу в місцевості, де вони проживають, частіше спостерігаються порушення функції щитоподібної залози через передозування йодових препаратів, особливо у людей з певними порушеннями роботи залози. Звичайно, цим людям бажано приймати йод, але добова доза не повинна перевищувати 500 мкг.

До складу деяких добавок входить спіруліна, якій приписують мало не магічні властивості, називаючи суперїжею для щитоподібної залози. Ефективність спіруліни не доведена.

Протягом останніх 10–20 років на ринку різних країн з'явилася величезна кількість різноманітних добавок — кілька десятків, а можливо, і сотні тисяч найменувань. Серед них — так звані гойтрогени або зобогенні речовини, які пригнічують функцію щитоподібної залози. З одного боку, їх рекомендують при гіпертиреозах. З іншого — ендокринологи та дієтологи попереджають, що при гіпотиреозах необхідно уникати гойтрогенів і особливо тих видів їжі, що їх містять. Дуже часто зобогенною речовиною називають усе, що може призвести до виникнення зоба — збільшення щитоподібної залози. Найчастіше це так звана група хрестоцвітних овочів і продукти з сої.

Хрестоцвітні овочі — це білоголова капуста, броколі, брюссельська капуста, редька, цвітна капуста, кейл (кале), бок-чой та низка інших зелених овочів. Вони багаті речовинами, яким приписують протиракові властивості. Проте ці речовини можуть порушувати обмін йоду й пригнічувати вироблення гормонів щитоподібної залози. Це не означає, що люди з дисфункцією щитоподібної залози повинні уникати цих овочів. Навпаки, різні види капусти та редьки дуже корисні. Передбачається, що необхідно не зловживати кількістю цих овочів у добовому раціоні, особливо при наявності гіпотиреозу.

Точних даних про те, яка максимальна порція хрестоцвітних є допустимою, щоб не зашкодити щитоподібній залозі, не існує. Зазвичай експерименти проводяться на здорових людях із використанням завищеної кількості овочів або продуктів з них. Крім того, різноманіття овочів не дозволяє визначити їх сумарний вплив. Найчастіше негативний ефект спостерігається в людей, які мають певні порушення обмінних процесів, і в старшому віці. Вживання 1–2 кг сирих овочів, особливо капустяних, для покращення здоров'я не виправдане.

Загалом, клінічних досліджень щодо реальної шкоди або користі хрестоцвітних овочів для функції щитоподібної залози не існує.

Ще одним модним і популярним продуктом, що почав завойовувати західний ринок, є соя. Найчастіше використовують соєве молоко, тофу, соєвий соус і місо. Соя містить низку речовин, які називаються ізофлавонами. Їх мало не обожнюють, приписуючи масу корисних властивостей, хоча вони мало вивчені й не відповідають вимогам доказової медицини. Вважається, що ізофлавони сої можуть пригнічувати дію пероксидази щитоподібної залози — особливого ферменту, необхідного для утворення гормонів. Теоретично передбачалося, що надмірне вживання продуктів із сої може бути пов'язане з гіпотиреозом, а тому не корисне для людей з дисфункцією щитоподібної залози. Практично низка досліджень показали, що вживання сої здоровими людьми, які проживають у зонах із нестачею йоду, не має негативного впливу на щитоподібну залозу. Вплив сої на хворих людей не вивчався. Таким чином, сою й соєві продукти можна вживати людям із порушеннями щитоподібної залози, але ними не слід зловживати.

Я вже не раз згадувала, що для вироблення гормонів щитоподібної залози необхідний селен.

Вважається, що його добова доза — 55 мкг для всіх дорослих людей, включно з вагітними та жінками, які годують груддю. Таку кількість мінералу людина отримує з їжею. Багато селену міститься в морепродуктах, субпродуктах, зернових, хлібі, рибі та яйцях. У низці випадків ендокринологи рекомендують приймати селен додатково (100–400 мкг на добу), особливо при аутоімунному тиреоїдиті. Часто курси прийому селену тривалі — не менше 6 місяців.

До складу деяких добавок «для щитоподібної залози» входять магній, мідь і цинк. Їхнє значення в роботі цієї залози не вивчене. Усі рекомендації є теоретичними припущеннями й не мають достовірної клінічної бази.

Хоча існує чимало спекуляцій щодо шкідливості кави, цей напій не впливає на функцію щитоподібної залози, як і чай, алкоголь. Однак відомо, що кава може знижувати засвоєння тироксину в людей, які приймають замісну гормональну терапію для лікування гіпотиреозу.

Ще один модний тренд — це безглютенова дієта (gluten-free diet), яка з'явилася буквально десятиліття тому. Нині в багатьох супермаркетах продаються продукти без глютену, ціни на які значно вищі. Я згадала про неї, тому що дуже часто зустрічаю людей, зокрема серед пацієнтів, які використовують модні дієти. Понад 63 % «тих, хто сидить на дієтах», вважають, що це покращить їхнє здоров'я, хоча насправді ефект найчастіше протилежний. Найгірше те, що такі дієти рекомендуються людьми без медичної освіти, але нерідко й лікарями, які далекі від понять харчування й обміну речовин.

Безглютенова дієта — це медична необхідність, і вона не може бути рекомендована всім підряд, навіть якщо її радять новоспечені модні гуру з харчування.

Близько 1 % людей страждають на серйозне захворювання — целіакію або глютенову хворобу. Вони не можуть переносити особливий вид рослинного білка — глютен, якого багато в злакових культурах. Такі люди потребують дієти, що не містить глютену, з раннього дитинства.

Щодо безглютенової дієти існує багато перебільшень, а отже, й хибної інформації. Клінічні ж дослідження показали, що безглютенова дієта:

• не дає користі в профілактиці серцево-судинних захворювань, а навпаки — незначно підвищує їх рівень;

• призводить до нестачі фолієвої кислоти, вітамінів B12, D, кальцію, заліза, цинку, магнію, а також клітковини;

• підвищує ризик діабету та не знижує рівень метаболічних синдромів;

• значно підвищує рівень миш'яку, ртуті, міді, кадмію та інших токсичних речовин у крові й тканинах людини.

Безглютенова дієта показана тим, хто страждає на глютенову хворобу або інші розлади травлення, пов'язані з підвищеною чутливістю до глютену (FODMAPs). При захворюваннях щитоподібної залози вона абсолютно неефективна й не корисна — як і безсольова, безвуглеводна, пробіотична, кетонова та низка інших модних дієт.

Як показують дослідження доказової медицини, у світі не існує жодної ефективної тиреоїдної дієти.

2.8. Паращитоподібна залоза

Багато людей навіть не здогадуються, що в їхньому організмі є чотири маленькі залози, які називають паращитоподібними залозами. Сама назва вказує на їхнє розташування — поруч із щитоподібною. Їхні розміри настільки малі (3–4 мм у діаметрі), що їх не так просто помітити за допомогою УЗД.

Тим більше їх було важко виявити навіть відомим анатомам минулого. Вперше ці залози описав сер Річард Оуен, куратор Музею природничої історії, британський лікар і анатом, але не у людини, а в носорога, який помер у Лондонському зоопарку, в 1850 році. У 1877–1880 роках Івар Сандстрьом, 25-річний студент і майбутній лікар, вперше виявив паращитоподібні залози під час вивчення анатомії й був вражений різноманіттям їхнього розташування відносно щитоподібної, що досі є певною головоломкою для лікарів. Фактично це було останнє анатомічне відкриття в медицині.

Навіть сучасні медичні публікації присвячені не вивченню функції паращитоподібних залоз, а анатомічним особливостям їхнього розташування, що важливо під час видалення щитоподібної залози.

Про роль паращитоподібних залоз нічого не було відомо аж до початку минулого століття, коли французький фізіолог Юджин Глей пов'язав появу судом із видаленням щитоподібної залози. Тривалий час щитоподібну залозу видаляли разом із паращитоподібними, що в окремих випадках призводило до смерті пацієнтів з «незрозумілих причин». А в 1907 році після смерті людини через розм'якшення кісток були виявлені значно збільшені паращитоподібні залози, і це наштовхнуло на думку, що вони впливають на стан кісткової тканини.

Паращитоподібні залози відіграють важливу роль в обміні кальцію, без якого кісткова тканина не буде здоровою. Вони виробляють паратиреоїдний гормон (ПТГ) або паратгормон. З одного боку, він підвищує рівень кальцію в крові за рахунок вимивання цього мінералу з кісткової тканини. З іншого боку, він збільшує засвоєння кальцію з їжі, а також впливає на утримання кальцію в циркулюючій крові, впливаючи на нирки. Отже, дві основні мішені паратгормону — це кістки й нирки.

Особливістю паратгормону є його участь у перетворенні вітаміну D на активнішу форму, що також важливо для кісткової тканини й багатьох інших органів.

Кальцій, вітамін D, кістки — із чим асоціюються ці слова? Із таким станом, як остеопороз, що найчастіше виникає в жінок у клімактеричному періоді. Але значення паращитоподібних залоз у розвитку остеопорозу якраз невідоме.

Найпоширенішим захворюванням, пов'язаним із функцією паращитоподібної залози, є гіперпаратиреоз, коли виробляється надто багато паратгормону. Це призводить до підвищення рівня кальцію в крові й руйнування кісткової тканини — остеодистрофії.

Приблизно в однієї людини зі ста (в однієї жінки з п'ятдесяти віком понад 50 років) виникає пухлина паращитоподібної залози, що може супроводжуватися гіперпаратиреоїдизмом, тобто підвищеним виробленням паратгормону. У жінок старшого віку стан остеопорозу може значно погіршуватися. Також підвищується ризик серцевого нападу, крововиливу в мозок та інших ускладнень. Найчастіше потрібне видалення пухлини.

Набагато рідше трапляється рак паращитоподібної залози, але його важко діагностувати на початкових стадіях. Гіпопаратиреоз зустрічається вкрай рідко й, як правило, виникає після операції з видалення щитоподібної залози, особливо якщо її проводив недосвідчений хірург.

Загалом, дуже мало відомо про вплив паращитоподібного гормону на жіноче здоров'я, зокрема на плід і жінку під час вагітності.

Розділ 3. Менструальний цикл і гормони

Менструальний цикл — це основа жіночого репродуктивного здоров'я. Це саме те, заради чого відбувається статеве дозрівання кожної дівчинки, яка перетворюється на дівчину, а згодом — на жінку.

Хоча сама назва підказує, що менструації (місячні) мають циклічний характер, однак саме менструація не визначає регулярність циклу. Якось я вивела свій філософський закон жіночого здоров'я, яким охоче ділюся на семінарах і лекціях, у багатьох публічних дописах. Про нього я вже згадувала на початку книги, але ще раз повторю тут:

Овуляція — первинна, менструація — вторинна.

Що означає цей закон? Усе статеве дозрівання майбутньої жінки й чоловіка спрямоване на запуск дозрівання статевих клітин. У жінок — це яйцеклітини, і процес їхнього дозрівання називається фолікулогенезом, а вихід дозрілої яйцеклітини з фолікула — овуляцією. У чоловіків — це сперматозоїди, які дозрівають у процесі сперматогенезу й виходять назовні через еякуляцію (сім'явиверження).

Хоча резерв яйцеклітин жінка отримує ще в ембріональному періоді, вони проходять деякі етапи поділу, а завершальний етап дозрівання настає з формуванням менструальних циклів. Оскільки дозрівання яйцеклітин супроводжується виробленням гормонів, гормональний фон залежить від віку жінки, а також від її стану (вагітність, лактація), про що ми поговоримо далі.

3.1. Як змінюється гормональний фон жінки в різні вікові періоди

Гормональний фон жінки — це завжди певна загадка природи. З одного боку, природа любить стабільність багатьох процесів, забезпечуючи функціональність і виживання живих організмів, зокрема людини. З іншого боку, жінки унікальні тим, що в тваринному світі не існує таких видів (немає таких самок), у яких усі гормональні й репродуктивні процеси збігалися б із жіночими.

З попередніх розділів ви дізналися, що в жіночому організмі існує кілька ендокринних органів і виробляється близько 50 гормонів, які можуть впливати на якість менструального циклу — від дозрівання яйцеклітин до менструальної кровотечі.

Рівні гормонів змінюються не лише протягом доби (ви вже дізналися з попередніх розділів, що багато гормонів виділяються в пульсуючому режимі), але також залежно від дня менструального циклу, що також може впливати на загальний стан тканин, органів і всього організму. Ще в період мого навчання на лікаря хірурги рекомендували проводити операції в першій половині менструального циклу, не знаючи всіх деталей ендокринології, які ми знаємо сьогодні. Вони пояснювали свої рекомендації тим, що після місячних загоєння тканин (рубців) краще і запальна реакція менш виражена.

Хірурги мали рацію! Під впливом підвищення рівня естрогенів завдяки росту фолікулів поліпшується загоєння післяопераційних розрізів, зменшується набряклість тканин, що сприяє формуванню якісного рубця. До того ж хірургічне втручання в першій фазі циклу виключає ризик впливу на можливу вагітність (у цей період жінка не може бути вагітною).

Рівні гормонів також залежать від віку жінки, про що ми поговоримо далі.

3.1.1. Дивні явища у новонароджених

З народженням дитини батьки, лікарі та медсестри приділяють велику увагу її росту й розвитку, годуванню та активності. Рівні різних гормонів зазвичай не досліджуються, і в цьому найчастіше немає потреби. Але в перші тижні життя новонародженого можуть з'являтися дивні ознаки, які практично не описані в книжках для батьків. Зазвичай це пояснюють тим, що гормони матері потрапляють у кров'яне русло дитини і після пологів можуть викликати такі зміни.

У книзі «Основи здоров'я дівчаток: Практичний путівник для батьків», присвяченій питанням формування жіночого організму від моменту народження дівчинки до завершення статевого дозрівання, я пояснюю багато гормональних змін, зокрема й у немовлят. Але оскільки багато з вас, можливо, не читали цієї книги, я коротко згадаю про ці зміни тут — для кращого розуміння унікальності людського організму, особливо жіночого.

Під час вагітності, буквально з 7—8 тижня, основним «заводом» із вироблення необхідних для плода гормонів стає плодове місце (плацента). Трохи пізніше багато гормонів виробляє і сам плід. У цьому проявляється автономність, тобто незалежність плода від гормональних процесів в організмі жінки.

Яєчники майбутньої матері стають цілком інертними, і можна сміливо стверджувати, що гормони, які виробляє плацента, мають набагато більший вплив на організм жінки, ніж її власні.

Плацента стає основним виробником прогестерону, який витрачається на вироблення естрогенів, тестостерону та інших стероїдних гормонів. Із підвищенням його продукції автоматично зростають рівні естрогенів і андрогенів — настільки, що неможливо навіть порівняти ці рівні з такими в невагітних жінок. Яка частина прогестерону та інших гормонів плаценти використовується плодом для власних потреб, точно невідомо, але передбачається, що від чверті до третини, хоча насправді можливо й більше. Але концентрація цих гормонів у рідинах і тканинах плодового яйця, що оточують плід, значно вища, ніж у крові матері. Фактично плід перебуває в певному гормональному «розсолі».

Отже, правильним висновком буде такий: **від матері плід до кінця вагітності отримує переважно поживні речовини, тоді як гормони виробляються дитячим місцем і самим плодом**. Ми не зачіпаємо випадки гормональних порушень у матері перед зачаттям або в перші тижні вагітності, коли вплив материнських гормонів на формування і розвиток ембріона цілком можливий. Але практично всі стероїдні гормони, зокрема естрогени, тестостерони й прогестерон, плід отримує зі власного джерела — дитячого місця.

Що відбувається в перші дні після народження? Дійсно, рівень стероїдних гормонів в організмі новонародженого в перші хвилини життя надзвичайно високий — такий рівень не зустрічається у нормі в дорослої людини. У більшості лабораторій чітких значень показників нормального рівня гормонів для новонароджених не існує, особливо для дітей перших двох місяців.

Немовля, з одного боку, не є гормонально активним, оскільки більшість його ендокринних та інших залоз є незрілими, і потрібно певний час (від кількох місяців до років), щоб ці залози почали функціонувати повноцінно. З іншого боку, сироваткові рівні гормонів, які виробляла плацента, дуже високі. Із народженням дитина втрачає таке щедре джерело гормонів, а ті, що циркулюють у її крові після пологів, починають дуже швидко розщеплюватися й виводитися з організму.

Посилений розпад стероїдних гормонів відбувається в перші 24 години життя дитини, а далі швидкість розпаду й виведення гормонів поступово знижується. Наприклад, рівень прогестерону в плазмі матері перед пологами становить приблизно 45–400 нг/мл (у середньому 130 нг/мл). У новонародженого рівень прогестерону в пуповині становить від 440 до 2000 нг/мл (у середньому 1030 нг/мл). Протягом 12 годин після пологів рівень прогестерону знижується до 20 нг/мл, до кінця першої доби життя — до 16 нг/мл, а через три дні — до 8 нг/мл.

В організмі дитини після народження значно знижується рівень естріолу в крові. Рівень іншого гормону — кортизолу, який є похідним прогестерону плаценти (у дорослих цей гормон виробляється наднирковими залозами), також знижується.

Оскільки рівні стероїдних гормонів у крові новонародженого одразу після пологів дуже високі, то й кількість метаболітів також підвищена. Одним із них є 17-ОПК (17-оксипрогестерон). У крові пуповини безпосередньо після пологів рівень 17-ОПК становить 10 000–30 000 нг/л, а вже через 24 години він знижується до 1000 нг/л і зазвичай не перевищує 2000 нг/л упродовж усього життя людини.

Таким чином, у перші години та дні після пологів у новонародженого значно знижуються рівні стероїдних гормонів плацентарного походження.

І тут ми підходимо до розуміння того, чому виникає низка симптомів, пов'язаних із таким зниженням гормонів: набряк статевих губ, дівочої пліви, виділення з піхви, набухання молочних залоз і виділення з них.

Якщо розглядати стан новонародженої дівчинки, то буквально за кілька днів за рівнем статевих гормонів він нагадує стан жінки перед менструацією. Чи знаєте ви, що пусковим механізмом появи кров'янистих виділень під час місячних є значне зниження рівня гормонів, насамперед прогестерону?

Точно така ж реакція на значне зниження прогестерону та статевих гормонів спостерігається в організмі новонароджених дівчаток. Ця реакція може проявлятися почервонінням і набряком малих статевих губ. Нерідко у дівчаток з'являються рясні прозорі рідкі виділення — фізіологічна лейкорея, а також кров'янисті виділення, схожі на менструацію. У нормі такі кров'янисті виділення тривають не більше 2−3 днів.

Набрякає й червоніє не лише вульва. У новонароджених дівчаток дівоча пліва також набрякає, стає товстішою, часто блідо-рожевого кольору, може мати складки, а тому виступати з-поміж статевої щілини. Зазвичай набряклість статевих губ і пліви зникає протягом 2−4 тижнів, але іноді таке явище може тривати довше.

Окрім змін з боку статевої системи в дівчаток, як, втім, і в хлопчиків, можуть спостерігатися зміни з боку молочних залоз, що також пов'язано зі зміною гормонального фону дитини, зокрема — зі зниженням ще одного гормону — пролактину.

Після пологів у жінки знижується не лише прогестерон, а й пролактин, і завдяки акту смоктання запускається процес лактації. В організмі новонародженого також відбуваються зміни, схожі на ті, що в організмі матері. Рівень сироваткового пролактину в перші п'ять днів життя становить від 100 до 500 мкг/л. Уже до 2 місяців цей рівень знижується до 5–70 мкг/л і тримається в межах цих показників до 12 місяців, а далі поступово знижується до 2,5–25 мкг/л до початку підліткового віку (11–13 років). З початком статевого дозрівання рівень пролактину підвищується лише в дівчаток, а в хлопчиків залишається досить низьким.

Таким чином, різке зниження пролактину в крові дитини в перші дні після народження на тлі зниження прогестерону призводить до реакції з боку молочних залоз, подібної до материнської — вони набухають, і в деяких дітей можуть з'явитися виділення із сосків. На відміну від материнського організму, стимуляції для продовження лактації у немовлят немає, та й молочні залози практично не розвинені. Тому такі явища зникають упродовж кількох днів.

Усі подібні явища в новонароджених зазвичай минають швидко. Але навіть якщо вони затягуються на кілька тижнів за умови нормального самопочуття дитини, її нормального розвитку й за відсутності інших ознак, які можуть бути проявом захворювання, що насувається, — хвилюватися не потрібно.

3.1.2. Прихований період статевого дозрівання

Дуже часто можна почути думку, що підлітковий період — це період статевого дозрівання, коли в дівчат починаються менструації, а в хлопців — полюції. Але статеве дозрівання починається задовго до появи видимих ознак цього дозрівання (вторинних статевих ознак), задовго до появи першої менструації — менархе.

У багатьох медичних джерелах можна прочитати, що підлітковий період — це не 13–16 років, як його зазвичай характеризують. Насправді підлітковий період починається з 11–12 років і завершується у 20–21 рік, коли закінчується статеве дозрівання.

Окрім видимих змін в організмі хлопців і дівчат існує прихований (початковий) період, коли статеве дозрівання насправді розпочинається. Воно відбувається на рівні гормонів. Два важливі процеси часто випускають із поля зору при описі розвитку дітей, але саме вони є найважливішими пусковими механізмами статевого дозрівання:

- Гонадархе — підвищення активності гіпофіза та вироблення гонадотропінів.
- Адренархе — підвищення рівня чоловічих статевих гормонів у крові.

Також дуже важливу роль відіграє гормон росту.

Гонадархе

Вперше сплеск секреції гонадотропінів (ФСГ і ЛГ) спостерігається у віці трьох місяців у дівчат і хлопців, що пов'язано зі зниженням у крові рівня гормонів плаценти (прогестерону та естрогенів), які дитина отримувала ще внутрішньоутробно, і цей рівень гонадотропінів залишається підвищеним у дівчат у перші 1–1,5–2 роки життя, а в хлопців — до 6 місяців. Далі рівень гонадотропінів хоч і знижується, але все ж із періодичними коливаннями до 4 років. У 4 роки спостерігається незначне підвищення рівнів гормонів гіпофіза. На відміну від дорослих, у дівчат не спостерігається чіткого пульсуючого характеру вироблення гонадотропінів аж до становлення регулярних менструальних циклів ближче до статевої зрілості (до 19–22 років).

Приблизно з 10–11 років, коли статеве дозрівання вже може проявлятися деякими зовнішніми ознаками, під час сну гіпоталамус починає виробляти гонадотропін-рилізинг-гормон, який призводить до підвищення рівнів гонадотропінів та естрогенів. Співвідношення ЛГ до ФСГ нестабільне і постійно коливається. Таке підвищення гонадотропінів не впливає на дозрівання статевих клітин, тому тривалий період у дівчат-підлітків, навіть із появою менструації, овуляції немає. Чим старша дівчинка, тим чіткішим стає взаємозв'язок між гіпоталамусом, гіпофізом та яєчниками.

Між підвищенням рівнів гонадотропінів (гонадархе) і чоловічих статевих гормонів (адренархе) зв'язку не існує, тобто це цілком автономні явища в дітей, що ростуть і дозрівають. Але чим старша дитина, тим вироблення гонадотропінів стає ритмічнішим, з'являється пульсуючий режим і встановлюється зв'язок між гонадотропінами й синтезом статевих гормонів, а також прогестерону.

Перехід від хаотичного вивільнення гонадотропінів до пульсуючого режиму знаменується появою першої менструації у дівчат (менархе), а в хлопців — першого мимовільного сім'явиверження (спермахе), що згодом називають полюціями.

Адренархе

Підвищення рівнів чоловічих статевих гормонів у дівчат і хлопців у препубертатний та підлітковий (пубертатний) періоди називається адренархе. Дуже часто батьки й навіть лікарі не знають про таке явище, а тому, виявивши підвищені рівні чоловічих статевих гормонів у дівчат, починають хвилюватися й піддають дитину тривалому помилковому лікуванню.

У дітей першими починають підвищуватися андростендіон, дегідроепіандростерон (DHEA) і сульфат дегідроепіандростерону (DHEA-S), які виробляються корою надниркових залоз. Визначити підвищення рівнів андрогенів лабораторними методами можна у 6 років, але в багатьох дітей це спостерігається у 7—8 років.

Підвищені рівні чоловічих статевих гормонів можуть зберігатися аж до завершення статевого дозрівання, що також потрібно враховувати при оцінці скарг на жирність шкіри, появу прищів і нерегулярність менструального циклу в дівчат. У більшості випадків усе це є фізіологічною нормою.

Адренархе спостерігається в людей, шимпанзе та горил, але відсутнє в інших видів тваринного світу.

Підвищений рівень андрогенів впливає на весь організм дитини, тобто на всі її органи, особливо на мозок. Вважається, що таке підвищення чоловічих статевих гормонів у цьому віці стимулює розвиток особливої частини кори головного мозку — префронтального кортексу, а також відіграє дуже важливу роль у дозріванні мозкової тканини загалом. В останні роки науковці та лікарі-дослідники приділяють багато уваги вивченню розладів психіки та поведінки в підлітків з урахуванням гормональних коливань в їхньому організмі.

Андрогени також впливають на ріст волосся, особливо в пахвовій (аксилярній) ділянці та на лобку.

Гормональний період — перші зміни на гормональному рівні в дівчат і хлопців — залишається непомітним етапом статевого «пробудження», найпершим і надзвичайно важливим, тому що це ініціювальний період. Він залежить від багатьох зовнішніх чинників, а не лише від генетичних особливостей — від харчування, режиму активності й відпочинку, наявності стресу, соціально-економічних умов, у яких дитина живе й навчається, стосунків із батьками та іншими членами родини.

3.1.3. Підлітковий період

Підлітковий період вважається одним із найскладніших і суперечливих у різних сферах — від фізіологічних до психоемоційних і когнітивних змін. Підвищення рівнів гормонів супроводжується також появою вторинних статевих ознак. У 7–8 років починається ріст молочних залоз (телархе) і волосся на лобку (пубархе).

Численні дослідження в галузі педіатрії та інших суміжних наук показали, що вік появи перших зовнішніх ознак статевого дозрівання залежить від багатьох чинників, але найчастіше визначається генетичними, етнічними та расовими особливостями. Наприклад, у темношкірих дівчаток статевий розвиток починається на 1–1,5 року раніше, ніж у дівчаток білої раси.

У деяких дівчаток лобкове волосся можна помітити у 4–6 років, збільшення сосків і молочних залоз також іноді може спостерігатися в такому ранньому віці. За відсутності інших ознак і гормонально-активних пухлин вони не вважаються симптомами передчасного статевого дозрівання й лікування не потребують.

На статевий розвиток дитини впливають харчування й фізична активність. У занадто повних і занадто худих дівчат період телархе можна не помітити. У дівчат, які займаються спортом, молочні залози можуть залишатися нерозвиненими тривалий період часу.

Необхідно також знати, що ріст молочних залоз може бути несиметричним, що є нормою в більшості випадків. Нерідко різний розмір цих залоз зберігається в дуже багатьох жінок протягом усього життя. Виявивши цю відмінність, дитині необхідно пояснити, що такі відхилення в розмірах не є чимось страшним і не потребують корекції. Після завершення статевого дозрівання деякі дівчата й жінки можуть скористатися пластичною операцією й «вирівняти похибки природи», але такі операції не повинні проводитися в підлітковому віці (до 20–21 року).

У сучасних дівчат груди ростуть швидше й більші, про що свідчить зростання кількості випадків оперативного зменшення розмірів молочних залоз (редукції). Причини цього явища нікому не відомі, але існує припущення, що їжа багатьох людей містить продукти з великою кількістю антибіотиків і гормонів, які використовуються в технологіях швидкого вирощування сільськогосподарської продукції.

У підлітковому віці також спостерігається стрибок росту — в більшості дівчат у 10–14 років, і приріст у цей період може становити 6–8 см на рік, що менше порівняно з хлопцями. Сплеск росту зазвичай триває два роки. Збільшується й вага дівчат — приблизно на 2 кг на рік.

Найважливішим моментом у статевому розвитку дівчат є поява першої менструації — менархе. У минулому (а в деяких народів і досі) поява менструації вважалася ознакою готовності дівчини до заміжжя й народження дітей.

Перша менструація зазвичай з'являється через два роки після початку теларне. Близько 10 % дівчат починають менструювати з 11 років, а в 90 % підлітків менструації починаються в 13,8 років. До 15 років 98 % дівчат мають менструації. У 60 % випадків менструальні цикли визначаються генетичними факторами.

Вважається, що для появи менархе важливу роль відіграє вага дівчини, співвідношення ваги й зросту, а також відсотковий вміст жирової тканини від маси тіла. Вага дівчини (та й жінки також) дуже важлива для настання менструації й формування регулярних циклів. Це пов'язано не лише з рівнем обміну енергії, але й із тим, що жирова тканина відіграє дуже важливу роль в обміні й засвоєнні статевих гормонів. Критична вага для настання менархе — це 48 кг, а кількість жирової тканини — 17 % від ваги (за деякими даними — 21–22 %).

Перші три роки після настання менструації цикли тривають 28–35 днів, але з віком вони стають коротшими, регулярнішими й частіше супроводжуються повноцінним дозріванням яйцеклітини. Нормою вважаються такі коливання циклів у підлітків:

• Перший рік після менархе — 23–90 днів (у середньому 32 дні);

• Четвертий рік — 24–50 днів;

• Сьомий рік — 27–38 днів.

Регулярність менструальних циклів у більшості дівчат спостерігається не раніше ніж через 18 місяців після перших місячних. Через два роки зазвичай цикли стають не лише регулярними, а й овуляторними, однак у 50 % підлітків протягом перших трьох років спостерігається ановуляція. Чим пізніше настало менархе, тим довше встановлюються овуляторні цикли.

3.1.4. Репродуктивний період

Слово «репродукція» рідко використовувалося в науково-популярній літературі, найчастіше його згадували, коли описували розмноження тварин. Але з розвитком репродуктивної медицини, яка допомагає людям у створенні потомства, це слово стало прийнятним не лише серед лікарів, а й для людей без медичної освіти.

Слово «репродукція» означає відтворення потомства, тому репродуктивні органи або репродуктивна система — це ті органи, у яких відбувається утворення статевих клітин, зачаття й виношування вагітності.

У минулому жінки виходили заміж у ранньому віці (14–16 років), одразу ж приступаючи до виконання своїх обов'язків, де першочерговим було народження дітей. Надійні контрацептивні засоби були відсутні, та й сама контрацепція не схвалювалася. У багатьох народів менструація не вважалася нормальним явищем, тому що жінки минулого рідко менструювали. Адже вони вагітніли, народжували, годували грудьми, знову вагітніли, народжували, годували грудьми. І так кілька років поспіль. До 35 років багато жінок мали по 7—14 дітей, але більшість не доживала до менопаузи, яка зазвичай наставала у 37—39 років. Таким чином, здоровою вважалася тоді та жінка, яка мала періоди вагітності й лактації, а не менструації.

Сучасні жінки, особливо мешканки розвинених країн, ставляться до появи потомства зовсім інакше. Багато хто виходить заміж у районі 30 років, планує першу й часто єдину вагітність у віці між 30—35 роками. Все більше жінок бажають мати дітей, особливо другу дитину, після 40 років. Таке ставлення до віку створення сім'ї виникло під тиском соціально-економічних чинників: освіта стала дорожчою й тривалішою, зросли витрати на життя, підвищилися споживчі запити, змінилися уявлення про сімейність, роль жінки в суспільстві.

Чи погоджується природа зі зміною пріоритетів сучасних жінок? На жаль, корисні знання про репродукцію людини, які могли б бути використані на практиці в майбутньому, у школі не викладаються. Виявляється, легше розповісти школярам про те, що таке статевий акт, ніж пояснити природу виникнення менструацій, формування менструального циклу, від чого залежить зачаття й виношування, і коли (у якому віці) найкраще створювати потомство.

Під репродуктивним ми розуміємо вік, коли жінка може завагітніти, виносити й народити дитину. Якщо зараз перша менструація починається раніше (з 11—12 років), а менопауза настає пізніше (52—54 роки), то виходить, що 40—43 роки можуть бути витрачені на народження дітей. Однак це примарна цифра, адже наявність менструальних циклів ще не означає можливість мати дітей.

Репродуктивна здатність людини включає дозрівання повноцінних статевих клітин, зокрема генетично повноцінних, прохідність маткових труб у жінок, якісний ендометрій матки, відсутність захворювань, які можуть призвести до серйозних ускладнень вагітності.

У підлітковому віці дозрівання яйцеклітин відбувається нерегулярно, організм усе ще перебуває в процесі росту й розвитку, хоча генетичний матеріал у хромосомах статевих клітин не пошкоджений багатьма життєвими чинниками — як зовнішніми, так і внутрішніми. Рівень ускладнень вагітності в такому віці все ж високий.

Найоптимальнішим періодом для зачаття дитини вважається вік від 20 до 30 років, коли спостерігається високий рівень природного зачаття і низький рівень природних втрат вагітності, генетичний матеріал все ще в хорошому стані, та й стан здоров'я більшості жінок — у межах норми. У цей період найнижчі показники ускладнень з боку матері й плода.

Після 30 років рівень зачаття починає поступово знижуватися, а рівень втрат вагітності — зростати. До 35 років швидкість змін незначна, тому ще багато жінок можуть завагітніти в цьому віці без проблем. Але з 35 до 38–39 років уже половина подружніх пар звертається до лікарів по допомогу, хоча більшість із них здатна завагітніти без втручання репродуктивних технологій. Після 38–39 років, коли починається остання хвиля прискореної загибелі решти яйцеклітин, зачаття дітей супроводжується певними перешкодами. При цьому генетичний матеріал статевих клітин пошкоджений сильніше, тому зростає кількість дефектних вагітностей і зачаття дітей із вродженими вадами.

Після 40 років більшість жінок потребує допомоги репродуктивної медицини. Значно зростає рівень ускладнень вагітності.

На жаль, багато жінок не люблять усвідомлювати старіння. Але ж із моменту народження ми не молодшаємо — ми старіємо щодня. Уявіть собі, як однорічне немовля розглядає фотографії, де йому всього 1–2 місяці, й каже: «Боже, як я постарів! Тут я такий маленький, мій зріст лише 3 кг, а тепер я важу майже 10 кг, виріс, постарів». Десятирічним дітям сорокарічні люди здаються старими, а дорослі сприймають свій вік із перепадами настрою: то їм зле від того, що вони «такі старі», то звучить виправдання, що вони почуваються на 25! Але хто насправді пам'ятає свої почуття й емоції у 25 років?

Жінки можуть користуватися макіяжем і навіть пластичними операціями, покращуючи свої зовнішні характеристики, але ніхто ніколи не виправить «зморшки» внутрішніх органів, зокрема яєчників. А оскільки яєчники старіють одними з перших, то зробити їм макіяж тим паче неможливо. Хоча знаходиться чимало шарлатанів, які займаються «омолодженням яєчників» якими завгодно методами. Яєчники неможливо омолодити, але можна витратити дуже багато грошей і навіть нашкодити своєму здоров'ю.

Оскільки яєчники містять фолікули протягом усього життя (усього життя жінки), то трапляються випадки (часто казуїстичні, дуже рідкісні), коли вагітніють дівчатка у 7–8 років і жінки в менопаузі. Хоча в старшому віці кількість фолікулів значно зменшується, іноді бувають проривні овуляції решти поодиноких фолікулів. Тому зафіксовано кілька випадків самостійного зачаття дітей у жінок у клімактеричному періоді.

Бачите, природі все одно, ким стане жінка за професією, яку кар'єру вона зробить, скільки придбає будинків і автомобілів, скільки грошей заробить. **У природи свої закони, яким підпорядковується і людське тіло. Подовження життя не означає подовження репродуктивних можливостей.**

Як пояснюють деякі науковці, на фізіологічне пристосування організму до нових умов життя йдуть століття й тисячоліття (це еволюційні зміни), хоча умови життя (середовища), якість харчування й медицини значно збільшили тривалість життя людини — практично вдвічі за останні 150–200 років. Тому люди можуть жити до 80–90 років, але вони мають усе ті ж обмеження природного відтворення потомства.

Я не заперечую можливості, що протягом наступних 50–100 років період природного зачаття подовжиться на 1–2 роки, адже і вік настання менопаузи також збільшився. А досягнення медицини дозволятимуть вчасно виявляти дефектне зачаття й ускладнення вагітності, як і діагностувати генетичні ушкодження на ранніх термінах вагітності.

3.1.5. Клімакс

Процес старіння організму у жінок супроводжується згасанням репродуктивної функції. Видима частина такого згасання проявляється припиненням менструацій, а невидима — припиненням дозрівання яйцеклітин (ановуляцією).

Під менопаузою ми розуміємо період, що починається через один рік після припинення менструацій (аменореї) внаслідок ановуляції. Коли матку видаляють із певних причин, жінка перестає менструювати, але її гормональний фон може залишатися нормальним тривалий період часу, якщо яєчники збережені. Тому, говорячи про менопаузу, ми часто маємо на увазі саме гормональну менопаузу.

Серед європейських жінок більш поширене слово «клімакс», що характеризує період припинення менструацій. У чому різниця між клімаксом і менопаузою? Під клімаксом часто мають на увазі гормональні зміни впродовж перших 5–6 років після припинення менструацій. Менопауза — це короткочасний момент, тобто зупинка (пауза) менструацій. Наступний період називають постменопаузою. Але оскільки слово «постменопауза» довге, частіше в розмовній мові використовують слово «менопауза».

Вперше поняття «менопауза» (la Ménopause) з'явилося в ужитку завдяки опису цього стану французьким гінекологом де Гарденом у 1816 році. У 1839 році було опубліковано першу книгу на тему менопаузи, автором якої був інший французький лікар — доктор Менвіль. Поняття «клімактеричний синдром» (або клімакс) з'явилося в 1899 році завдяки статті під назвою «Епохальні божевілля», у якій симптоми, що спостерігалися у жінок у постменопаузі, були названі «клімактеричним безумством». Слово «клімакс» у розмовній мові має кілька значень.

Перименопаузою або преклімаксом називають період між 45 і 54 роками, коли спостерігаються коливання гормональних рівнів, часті періоди естрогенної недостатності (природної або вікової), різко знижується фертильність жінки.

За останні сто років вік жінок, які вступають у менопаузу, значно збільшився, як і тривалість життя. У XVIII–XIX століттях середня тривалість життя жінок становила 35–37 років (чоловіків — 40–45 років), і до менопаузи доживали далеко не всі жінки. Оскільки згасання функції яєчників спостерігалося після 37–39 років, менопауза тоді наставала саме в цьому віці. Близько 70–80 років тому ранньою менопаузою вважали припинення менструацій (і овуляції) після 40 років, тому що в 90 % жінок у віці 40 років і старше вже наставала менопауза. Цей діагностичний критерій для ранньої менопаузи так і залишився в медицині дотепер без змін.

Загалом, нормальний вік настання менопаузи — це 40–60 років, але більшість жінок припиняє овуляцію і менструації у 51–52 роки. Тенденція до зсуву віку триває, і вже є чимало публікацій про те, що все більше жінок менструює до 52–54 років.

Необхідно розуміти, що після 40 років якість менструальних циклів кардинально змінюється. По-перше, з'являється більше циклів, у яких не відбувається дозрівання яйцеклітини (ановуляторних). До шести ановуляторних циклів на рік у такому віці вважається нормою. Чим старша жінка, тим рідше відбувається овуляція.

По-друге, у більшості жінок менструальні цикли скорочуються й стають коротшими за 26 днів, що також супроводжується (або пояснюється) виникненням неповноцінності жовтого тіла й зменшенням вироблення прогестерону.

Лікарів та їхніх пацієнток часто цікавить питання, чи можна передбачити настання менопаузи. Клінічні дослідження показали дуже цікавий феномен: період між припиненням природного зачаття (здатності завагітніти самостійно без репродуктивних технологій) і настанням менопаузи є досить стабільним у людей і становить 10 років. Однак складність виникає у визначенні рівня фертильності кожної конкретної жінки. Наприклад, якщо жінці 35 років і вона захищається від вагітності, бо вже народила дітей, дізнатися її індивідуальний вік природної фертильності неможливо. Жінка, яка не має статевого життя, також виявиться поза межами розрахунків передбачуваної менопаузи.

Існують також поняття природної та штучної менопаузи. Природна менопауза виникає внаслідок природного згасання функції яєчників, а штучна — при пригніченні овуляції за допомогою медикаментів або після видалення яєчників. Але навіть настання природної менопаузи може бути спотворене застосуванням гормональних контрацептивів або замісної гормональної терапії. У такому разі жінка може мати регулярні кровотечі (штучні місячні), помилково вважаючи їх природними менструаціями, але її яєчники будуть не лише пригнічені прийнятими гормонами, а й гормонально неактивні через вікові зміни.

Дослідження, проведені серед жінок, які не використовують контрацепцію, тобто віддають перевагу природній фертильності, показали, що середній вік безпліддя (стерильності) становить 41 рік. Зверніть увагу: йдеться про середній вік, а не абсолютний. Іншими словами, більшість жінок у 41 рік вже не здатні до зачаття. Це якраз і підтверджує існування 10-річного перехідного періоду до стану менопаузи, яка в середньому настає у 51 рік.

Настання менопаузи контролюється генами, тобто це генетично запрограмований строк припинення функції яєчників, хоча існує низка факторів, які можуть пришвидшити клімакс. Тісний генетичний зв'язок простежується в поколіннях, де в жінок переважає рання менопауза — у 6 разів сильніше, ніж у поколіннях із нормальною менопаузою. Спадковий чинник «мати-донька» спостерігається у 50 % випадків настання менопаузи, але ще вищий цей показник між сестрами, особливо близнючками. Проте наразі надзвичайно мало інформації про конкретні гени, залучені в процес настання менопаузи. Виділено 17 генів-кандидатів, які можуть бути причетні до згасання функції яєчників і клімаксу, однак вони ще не вивчені детально.

Настання природної менопаузи можна передбачити за рівнем ФСГ і підрахунком антральних фолікулів. Підвищення рівня ФСГ у першу фазу циклу, як і нерегулярність менструального циклу, вважалися провісниками менопаузи. Нещодавно з метою прогнозування настання менопаузи почали визначати рівень АМГ. АМГ підвищується в підлітковому віці, з 20—

25 років має стабільний рівень, а далі з віком повільно знижується. Зазвичай за 5 років до настання менопаузи його рівень настільки низький, що практично не визначається в крові. Саме момент, з якого рівень АМГ неможливо виявити, вважається прогностичним щодо настання менопаузи. Але з покращенням лабораторних технологій тести стають більш чутливими, тому, можливо, вже найближчим часом визначення АМГ не матиме практичного значення.

У сучасній медицині панує справжній хаос у розумінні гормональних змін у період клімаксу, а також впливу замісної гормональної терапії на здоров'я жінки. Така плутанина пов'язана з тим, що тваринних моделей, які б точно відображали стан менопаузи у жінок, не існує. Інша причина — величезна кількість гормональних препаратів, зокрема синтетичних прогестеронів, які жінки використовують у менопаузі з різними цілями.

Хоча під час менопаузи знижуються рівні статевих гормонів і прогестерону, це не хвороба, а природний процес старіння організму. Тим не менш, цей період життя жінки може супроводжуватися неприємними симптомами:

- нерегулярні менструації;

- сухість піхви;

- припливи жару;

- нічна пітливість;

- безсоння;

- озноб;

- зміни настрою;

- набір ваги;

- зміни у грудях;

- стоншення волосся і поява зморшок на шкірі.

Існує багато інших ознак старіння жіночого організму на тлі зниження рівня гормонів. Важливо розуміти, що, хоча ці ознаки є поширеними, кожна жінка переживає їх по-різному. Це індивідуальна реакція жінки на процес згасання репродуктивної функції, її сприйняття змін. Тому в прояві неприємних симптомів переважає психосоматична реакція.

Як показує аналіз порушень, із якими стикаються жінки під час менопаузи в різних регіонах світу, рівень «страждання» дуже залежить від культурних, релігійних і етнічних поглядів на цей період життя. У тих народів світу (найчастіше східних), які розглядають менопаузу не як хворобу чи щось погане, а як черговий виток життя жінки, гідний поваги, неприємні менопаузальні симптоми трапляються нечасто. І навпаки, в суспільствах, де задовго до настання клімаксу жінку лякають приливами, втратою жіночності, старінням шкіри, негативне сприйняття цього періоду призводить до сильніших страждань. При використанні величезного арсеналу засобів для «боротьби з менопаузою», ефективність яких не доведена або спростована, плацебо-ефект виявляється у більшості випадків, тому що переважає психосоматика. На жаль, більшість населення розвинених країн, особливо біле, створює з менопаузи монстра, з яким потрібно постійно боротися. Тут також задіяний колосальний комерційний чинник: продаж засобів омолодження і різних медикаментів, зокрема гормонів.

Менопаузу варто розглядати більш детально, адже сьогодні середня тривалість життя жінок починає сягати 70–80 років, а це означає, що третину або навіть половину життя вони проживуть у стані менопаузи. Більше інформації про клімактеричний період ви зможете знайти в моїй майбутній книзі, присвяченій саме цій темі.

3.2. Що таке менструальний цикл

У попередніх розділах я згадувала про статевий розвиток, настання першої менструації, а також про те, що на формування менструального циклу потрібен час. Але щоб краще зрозуміти цей процес, розгляньмо детально, що таке менструальний цикл, як і чому змінюються рівні гормонів і від чого залежить ця гормональна гармонія як частина гармонії жіночого життя.

У класичному описі менструального циклу зазначається, що існує дві фази: естрогенова і прогестеронова, які розділені овуляцією та менструацією.

У сучасній гінекології та репродуктивній медицині весь цикл поділяється на детальніші періоди, коли відбуваються кардинальні зміни на гормональному й тканинному рівнях. Тому для розуміння процесів, що відбуваються в жіночому організмі, 28–30-денний менструальний цикл можна поділити на такі періоди або фази:

- **рання фолікулярна фаза (РФ)** — 1–8-й день від початку менструації — у цей період спостерігається поступове зростання рівня естрогенів, рівень прогестерону залишається дуже низьким, відбувається ріст фолікулів;

- **пізня фолікулярна фаза (ПФ)** — 9–13-й дні циклу — рівень естрогенів досягає максимуму, що призводить до підвищення ФСГ і ЛГ, ріст домінантного фолікула триває;

- **передовуляторний період (ПО)** — 14–16-й дні циклу — рівень естрогенів різко знижується, прогестерон і 17-ОПГ починають зростати;

- **овуляція** — швидкий розрив фолікула і вихід зрілої яйцеклітини з яєчника;

- **рання лютеїнова фаза (РЛ)** — 15–23-й дні циклу — швидке підвищення прогестерону й досягнення його максимального рівня, незначне підвищення естрогенів, формування жовтого тіла;

- **пізня лютеїнова фаза (ПЛ)** — 23–30-й дні циклу — стрімке зниження рівня прогестерону, зниження рівня естрогенів, підвищення рівня 17-ОПГ, згасання функції жовтого тіла, якщо не відбулося зачаття й імплантації плодового яйця.

Прогестерон впливає на перебіг передовуляторного періоду, ранньої лютеїнової фази й, у разі настання вагітності, бере участь у пізній лютеїновій фазі.

3.3. Що таке овуляція і навіщо вона потрібна

Отже, в яєчнику наявні фолікули, у яких розміщені первинні яйцеклітини. В одному фолікулі міститься одна яйцеклітина — ооцит. Чи може бути більше одного ооцита? Цього ніхто не знає.

У процесі статевого дозрівання і репродуктивного періоду лише дуже незначна частина фолікулів починає свій ріст, а ще менша кількість (усього 300−400 з кількох мільйонів) дозріє повністю до моменту овуляції з виходом зрілої повноцінної яйцеклітини за межі яєчника. Залежно від стадії розвитку розрізняють примордіальні, первинні, вторинні та передовуляторні (третинні) фолікули.

3.3.1. Як дозрівають яйцеклітини

Ріст і дозрівання фолікулів називається фолікулогенезом. Фолікули мають свою градацію, або ступінь зрілості: практично всі вони є примордіальними з моменту свого виникнення. Розміри примордіальних фолікулів становлять 0,03−0,05 мм, тому їх не видно неозброєним оком, і навіть на УЗД неможливо побачити примордіальні фолікули.

Активація примордіальних фолікулів — це складний і контрольований процес, який починається зі статевого дозрівання дівчинки в підлітковому віці швидким ростом фолікулярних бульбашок і є незворотним процесом.

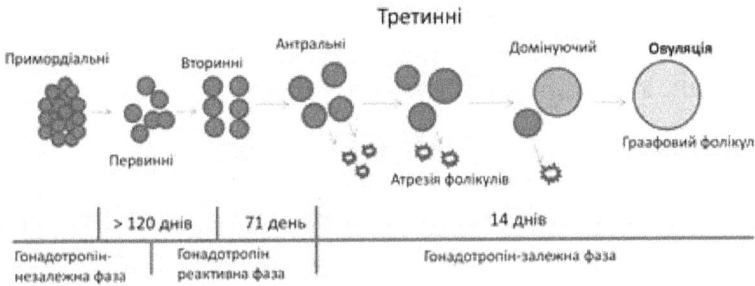

Примордіальні Первинні Вторинні Антральні **Третинні** Домінуючий **Овуляція** Атрезія фолікулів Граафовий фолікул

> 120 днів | 71 день | 14 днів

Гонадотропін-незалежна фаза | Гонадотропін реактивна фаза | Гонадотропін-залежна фаза

Якщо фолікул не став домінантним, він гине через атрезію, тобто його розміри зменшуються, ооцит гине. Понад 99 % усіх фолікулів, отриманих при народженні, гинуть через процес атрезії.

Упродовж останніх двох тижнів життя ооцита відбувається його остаточне дозрівання, яке завершується овуляцією і регулюється гормонами — гонадотропінами. Механізм регуляції росту примордіальних фолікулів невідомий.

Коли відбувається активація примордіальних фолікулів, вони починають рости, так само як і фолікулярні бульбашки, які тепер класифікуються як первинні, вторинні, ранні антральні, антральні фолікули. Розміри всіх цих фолікулів не перевищують 2 мм у діаметрі. У їхньому рості відіграє роль фолікулостимулюючий гормон (ФСГ), однак він не має прямого впливу на них, тому ріст відбувається повільно.

Зазвичай приблизно 70 первинних фолікулів починають ріст, стану вторинного (клас 1) досягають близько 60 фолікулів, далі близько 50 стають ранніми антральними фолікулами (клас 2), що відбувається протягом наступних 25 днів; близько 20 фолікулів упродовж 20 днів досягають рівня антральних (клас 3), і лише приблизно 10 із них виявляться чутливими до ФСГ і почнуть рости, щоби протягом 14 днів один із них дозрів до овуляції. Усі інші фолікули загинуть.

Під впливом ФСГ антральні фолікули починають рости, але тільки один із них у більшості випадків природного менструального циклу стає домінантним і досягає розміру 2 см, коли зазвичай і відбувається овуляція.

Поява домінантного фолікула спостерігається в першій третині фолікулярної фази, зазвичай одразу після завершення менструації. Проте таке явище притаманне молодим жінкам. У жінок більш зрілого віку домінантний фолікул може з'являтися й раніше — наприкінці другої фази попереднього циклу (за кілька днів до менструації).

На розвиток від первинного до преантрального фолікула витрачається понад 4 місяці, а на досягнення розміру 2 мм (антральний фолікул) — ще 2 місяці. У цей період гранульозні клітини бульбашки діляться, і їхня кількість збільшується. Це означає, що, якщо протягом 6 місяців присутні фактори, які впливають на функцію гіпоталамо-гіпофізарно-яєчникової системи, у будь-який момент може порушитися процес дозрівання яйцеклітин, що може завершитися ановуляторним циклом і/або аменореєю (відсутністю менструації).

Найвищі показники зачаття спостерігаються при розмірах зрілого фолікула близько 21 мм. Чим більші розміри фолікулів, тим частіше в них спостерігається процес старіння або постлютеїнізації. У таких фолікулах порушується пропорція стероїдних гормонів, і домінантним гормоном, який виробляється гранульозними клітинами, стає прогестерон. Тобто незалежно від того, відбулася овуляція чи ні, такий

241

фолікул починає перетворюватися на жовте тіло без розриву оболонки — це називається процесом лютеїнізації.

У таблиці, наведеній нижче, подано порівняльну характеристику розмірів фолікулів і періодів їхнього росту в ряду ссавців:

Вид	Преантральний фолікул (мкм)	Період росту (днів)	Зрілий фолікул
Миша	100–200	10–12	500–600 мкм
Свиня	150–300	40–50	3–10 мм
Вівця	180–250	40–50	3–10 мм
Корова	180–250	40–50	4–9 мм
Людина	180–250	≥90–180	17–20 мм

Таким чином, у жінок ріст і розвиток фолікула з преантрального стану до овуляції відбувається довше, а передовуляторний період є тривалішим порівняно з іншими представниками тваринного світу.

У перші п'ять днів менструального циклу рівень прогестерону й естрогену в організмі жінки найнижчий, що дозволяє ендометрію успішно відшаруватися та вийти з порожнини матки. У першу фазу рівень ФСГ та естрогенів підвищується, хоча спостерігаються коливання з падінням і підйомом їхніх рівнів, однак рівень прогестерону залишається низьким майже до кінця фолікулярної фази. Рівень ФСГ також знижується до цього часу, але з 21–22-го дня циклу може спостерігатися його поступове підвищення, як і ріст нових фолікулів у яєчнику.

Попри дуже низький рівень прогестерону в крові у фолікулярну фазу, абсолютно протилежне явище спостерігається з його рівнем у фолікулах.

Те, що рівень прогестерону в дозріваючому фолікулі перед овуляцією вищий за його рівень у крові, було відомо ще у 60-х роках. Доктор Зандлер у 1954 році провів вимірювання рівня прогестерону в крові жінки, фолікулярній рідині, жовтому тілі та плаценті й визначив, що рівень прогестерону у фолікулі в сотні разів вищий за рівень гормону в крові вагітної жінки в другому та третьому триместрах. Але ці дані не були взяті до уваги й про них згадали лише через 40 років.

Сучасні дослідження показали, що рівень прогестерону у фолікулярній рідині у 6100 разів вищий за рівень естрадіолу й у 16900 разів вищий за рівень тестостерону. Ці пропорції гормонів не залежать від зрілості фолікула до овуляції. Перед овуляцією, попри надзвичайно високі рівні прогестерону у фолікулярній рідині, існує баланс (кореляція) між естрогеном і прогестероном. Після овуляції рівень фолікулярного естрадіолу стає залежним від рівня тестостерону, а не прогестерону.

Цікаво, що рівні фолікулярного прогестерону і тестостерону у фолікулярній рідині залишаються однаковими протягом усього циклу — значно змінюється лише рівень естрогену, причому він нижчий у великих фолікулах (діаметром 10—15 мм). Також не знайдено залежності між рівнем стероїдних гормонів і кількістю (об'ємом) фолікулярної рідини — як у фолікулах, ооцити яких були запліднені згодом, так і якщо запліднення не відбулося. Маленькі фолікули виробляють стільки ж прогестерону, як і великі.

Ці дослідження змінили уявлення про гормональну теорію фолікулогенезу й показали, що основним гормоном, який виробляється в процесі дозрівання фолікула, є прогестерон, а він під впливом гонадотропінів може перетворюватися в андрогени та естрадіол. Це підтверджує той факт, що прогестерон є матрицею стероїдних гормонів, тому не дивно, що під час вагітності, коли для розвитку плода необхідні стероїдні гормони, плацента виробляє велику кількість прогестерону, який також трансформується в естрогени й тестостерон, рівень яких теж підвищений при вагітності.

3.3.2. Овуляція

Коли фолікул досягає розмірів понад 2 см, зазвичай відбувається його розрив — це й називають овуляцією. І, здавалося б, це лише мить, короткотривалий період — був фолікул, і раптом його не стало, — але насправді навіть процес розриву має певні етапи. У середньому процес розриву фолікула, тобто овуляція, триває 7 хвилин.

Приблизно за 8–10 хвилин до розриву частина гранульозного шару, очевидно, та, що містить статеву клітину, відшаровується. Фолікул дещо зменшується в розмірах. Кровотік у судинах, що оточують фолікул, посилюється — це можна зафіксувати за допомогою доплерівського УЗД.

Механізм безпосереднього розриву оболонки яєчника й фолікула досі повністю не з'ясований, хоча етапи овуляції добре вивчені. Одразу після розриву стінки фолікула спадаються. Через різке зниження тиску всередині лопнутого міхурця й вихід фолікулярної рідини за межі яєчника відбувається розрив дрібних судин, і порожнина міхурця швидко заповнюється кров'ю. Іншим джерелом крові є пошкоджені в місці розриву кровоносні судини оболонки яєчника.

Існує чимало думок про те, яких розмірів має бути зрілий фолікул, щоб відбувся його розрив. **У середньому овуляція настає при розмірі фолікула 2–3 см, однак найчастіше розрив відбувається, коли фолікул має розмір 2,1–2,5 см.**

Овуляція відіграє дуже важливу роль у житті жінки, особливо якщо вона планує вагітність. Сам по собі прогестерон не викликає овуляції, і навіть може її пригнічувати, якщо його рівень у першій фазі менструального циклу перевищує фізіологічну норму, або якщо його вводять додатково.

Як уже згадувалося вище, протягом усієї першої фази менструального циклу рівень прогестерону в крові жінки дуже низький, але й без нього овуляція неможлива. Речовини, що пригнічують синтез прогестерону, або антагоністи прогестерону, можуть уповільнювати або повністю пригнічувати овуляцію. Відсутність рецепторів до прогестерону в яєчниках також призводить до ановуляції.

Як прогестерон може одночасно пригнічувати овуляцію і стимулювати її? Ці дві протилежні сторони впливу прогестерону на процес дозрівання яйцеклітини потребують пояснення.

Вважається, що підвищення рівня 17-α-гідроксипрогестерону в сироватці крові жінки є першим ознакою наближення овуляції, і це підвищення спостерігається за 12 годин до підйому ЛГ (лютеїнізуючого гормону), за яким зазвичай визначають майбутню овуляцію.

Феномен підвищення рівня ЛГ перед овуляцією став основою для створення тестів на овуляцію. Але тривалий час ні вчені, ні лікарі не могли пояснити, чому відбувається такий стрибок і яка його роль. Дослідження в цьому напрямі проводили як на тваринах, так і на людях.

Виявилося, що у 20 % жінок початок підйому ЛГ перед овуляцією спостерігається о 4-й годині ранку, а в решти 80 % — о 8-й ранку. Таку чітку залежність початку піку ЛГ від часу доби пов'язують із піком добового ритму кортизолу. Максимальна концентрація кортизолу в плазмі крові у жінок досягається до 4-ї години ранку, з початком підйому ЛГ саме в цей час, і до 8-ї години ранку — відповідно з початком підйому ЛГ о 8-й ранку.

У інших овулюючих тварин пік ЛГ може спостерігатися в інший час доби, однак він також має тісний зв'язок із циркадним ритмом кортикостероїдів.

Естрогени можуть спричиняти підйом ЛГ, але він буде поступовим і тривалим, адже рівень естрогенів також зростає без різких стрибків. Вважалося також, що низький рівень прогестерону перед овуляцією призводить до різкого підвищення ЛГ. Проте, коли у тварин і людей після видалення яєчників проводили стимуляцію естрогенами, піку ЛГ не спостерігалося незалежно від дози, хоча рівень ЛГ зростав без різких стрибків. Саме тому в жінок із синдромом полікістозних яєчників стимуляція гіпофіза естрогенами призводить до постійно підвищеного рівня ЛГ.

У тварин і людей спостерігається чіткий зв'язок між короткочасним підвищенням рівня прогестерону і піком ЛГ. Наприклад, у щурів між підвищенням прогестерону і ЛГ є проміжок у 14 годин. У жінок, а також у макак-резус, такий часовий проміжок між підвищенням рівня прогестерону і початком зростання ЛГ становить 12 годин.

Потрібно також згадати про певну плутанину у визначенні проміжку часу між підвищенням рівня ЛГ і настанням овуляції. У багатьох публікаціях, підручниках із гінекології та анотаціях до тестів на овуляцію можна знайти твердження, що після викиду лютеїнізуючого гормону розрив фолікула відбувається протягом приблизно 24–48 годин.

Тести на овуляцію ґрунтуються на реакції реагенту на певну концентрацію ЛГ у сечі або інших рідинах організму жінки. Але в кожної жінки величина і швидкість підвищення/зниження рівня гормону індивідуальні. Потрібна концентрація може бути досягнута, наприклад, за дві доби до овуляції, і навпаки — рівень ЛГ може бути надто низьким для виявлення тестом, але достатнім для настання овуляції. Існує багато похибок, через які такі комерційні тести дають хибнопозитивні або хибнонегативні результати.

Важливо розуміти, що у визначенні часової відстані між підвищенням рівня ЛГ і овуляцією неточності виникають з двох причин: за початок відліку цього періоду беруть початок підвищення рівня ЛГ, або ж — пік ЛГ, тобто його максимальні значення.

Публікації ВООЗ (1980 р.) стверджують, що розрив фолікула відбувається через 32 години після початку зростання рівня ЛГ і через 17 годин після досягнення його піку. Дослідження показали, що підйом ЛГ може початися раніше — до 40 годин, або трохи пізніше. Але **розрив фолікула дійсно найчастіше трапляється через 17 годин після стрибка ЛГ.** На жаль, у численних ранніх дослідженнях не брали до уваги момент підвищення рівня прогестерону після підвищення ЛГ, або ж це явище залишалося без пояснення.

Цікаво, що активація прогестеронових рецепторів спостерігається щонайменше через 4 години після підвищення рівня ЛГ і досягає максимуму через 8 годин після піку гонадотропіну.

Під час використання різних схем лікування безпліддя, зокрема стимуляції та індукції овуляції, процес розриву фолікула після стрибка ЛГ може затягуватися. Життєздатні яйцеклітини отримували навіть через 36 годин після піку ЛГ.

Між різким підвищенням рівня ЛГ, а потім — прогестерону перед овуляцією існує дуже нестійкий, короткотривалий період, порушення якого може завершитися ановуляцією — лютеїнізованим, але нерозірваним фолікулом. Якщо підйом рівня прогестерону після стрибка ЛГ запізнюється, овуляції не буде. Це пов'язано з тим, що активність ферментів, які розщеплюють оболонку яєчника в місці росту фолікула, залежить від зростання рівня прогестерону. У деяких жінок може бути дефект у виробленні цих ферментів, і такі жінки страждають на безпліддя.

Експерименти показали, що протизапальні засоби, зокрема нестероїдні протизапальні препарати (ібупрофен, аспірин), призначені в передовуляторні дні, викликають ановуляцію через формування лютеїнізованого фолікула, а також менше підвищення рівня прогестерону в другій половині циклу. Ці ж препарати можуть порушити якість ендометрію і процес імплантації, якщо їх приймати у другій половині лютеїнової фази.

Окрім підвищення рівня ЛГ перед овуляцією, спостерігається підвищення рівня ФСГ. Роль цього явища досі невідома. Існує припущення, що стрибок цього гонадотропіну важливий для розриву фолікула. Також відзначено, що в жінок із короткою лютеїновою фазою підйом рівня ФСГ перед овуляцією незначний або взагалі відсутній.

3.3.3. Жовте тіло та його роль

В організмі жінки існує кілька джерел прогестерону. У невагітної жінки основну роль у виробленні цього гормону відіграють яєчники, насамперед жовте тіло яєчників; додатково цей гормон виробляється в надниркових залозах, рідше — в інших тканинах, про що згадувалося вище.

Що таке жовте тіло? Під час овуляції фолікул розривається (лопається), яйцеклітина виходить за межі яєчника в черевну порожнину в районі отвору маткової труби, а об'єм розірваного фолікула швидко заповнюється кров'ю — утворюється геморагічне тіло (*corpus haemorrhagicum*).

На УЗД геморагічне тіло може виглядати як кровотеча в яєчнику й нерідко помилково приймається за крововилив або апоплексію яєчника, й жінку направляють на операцію.

Формування геморагічного тіла, тобто заповнення фолікула кров'ю, відбувається протягом 1–2 хвилин, хоча фолікул усе ще залишається маленького розміру. Через 12–14 хвилин після розриву фолікул починає збільшуватись і досягає приблизно 20 % свого максимального розміру до овуляції.

Поки яйцеклітина мандрує матковою трубою, у розірваному фолікулі відбувається так званий процес лютеїнізації, коли фолікул перетворюється на жовте тіло — *corpus luteum*.

Жовте тіло має три типи клітин: зернисто-лютеїнові, тека-лютеїнові та К-клітини. Перші два типи іноді називають великими й малими гранульозними (зернистими) клітинами — саме вони є виробниками гормонів. Великі лютеїнові клітини продукують естроген, ймовірно під контролем ФСГ. Малі лютеїнові клітини є джерелом прогестерону й андрогенів.

Corpus luteum має те саме кровопостачання, що й домінантний фолікул. Завдяки зростанню рівня прогестерону ендометрій матки стає «соковитим», «пухким», наповнюється великою кількістю речовин, важливих для імплантації плодового яйця.

Під лютеїнізацією розуміють процес васкуляризації (утворення судин), проліферації (поділу й росту) зернистих клітин і накопичення ними жирів і лютеїну з формуванням жовтого тіла.

Зернисті (гранулярні, гранульозні) клітини фолікула можуть контролювати своє дозрівання самостійно шляхом вироблення *фолікулярного інгібіну*, який впливає на секрецію ФСГ. Ці клітини також містять велику кількість рецепторів до ЛГ, однак високий вміст естрогену та *лютеїнового інгібітора* (ЛІ) у фолікулярній рідині запобігає передчасній лютеїнізації. Коли настає передовуляторний пік ЛГ, у фолікулі відбувається кілька змін: поновлюється мейоз (статевий поділ) ооцитів, ферментативний комплекс переходить від вироблення естрогенів до продукції прогестерону, а далі відбувається розрив фолікула.

Проліферація зернистих клітин фолікула починається ще до овуляції — з ростом і стрибком ЛГ у передовуляторний період, проте в нормі цей процес повільний і не заважає овуляції. Після розриву фолікула і виходу яйцеклітини процес лютеїнізації активується, що призводить до утворення жовтого тіла.

Без стрибка ЛГ і ФСГ перед овуляцією жовте тіло не буде повноцінним, а отже, не зможе виробляти достатньо прогестерону.

Лютеїн, яким насичені зернисті клітини, має жовте забарвлення — звідси й назва «жовте тіло». У природі цей вид каротиноїда міститься в зеленому листі рослин, оскільки бере участь у фотосинтезі. У тварин лютеїн входить до складу жирових клітин (тому жир має жовтий колір). Жовтувате забарвлення шкіри є результатом наявності цієї речовини в клітинах шкіри, особливо в жировій прокладці.

Чи може жовте тіло утворитися без овуляції, тобто без розриву фолікула? Може, і такий стан називається *синдромом лютеїнізованого нерозірваного фолікула*. Цей синдром може зустрічатися в жінок, які страждають на безпліддя, але досить рідко.

Під впливом ЛГ малі лютеїнові клітини, або тека-лютеїнові клітини, продукують прогестерон. Великі лютеїнові клітини, похідні гранульозних, містять рецептори до простагландинів — PGF(2α), які відіграють роль у регресії (лютеолізисі) жовтого тіла, якщо вагітність не настала.

Упродовж 7 днів після овуляції жовте тіло досягає розмірів у середньому 1,5 см (хоча може бути й більшим — до 3–3,5 см) і продукує максимальну кількість прогестерону, що можна виявити за зростанням рівня цього гормону в крові жінки.

Якщо вагітність настала, певна кількість прогестерону необхідна для нормального прикріплення плодового яйця й формування ним власного джерела прогестерону. Тому з матки до жовтого тіла надходять сигнали різними шляхами: вироблення ХГЛ, протилютеолітичний фактор, нейроендокринний рефлекс. У жінок основним сигналом, що підтримує активність жовтого тіла, вважається поява ХГЛ трофобласта.

Якщо вагітність не настала або ж імплантація не відбулася, після 24-го дня циклу (10-й день після овуляції) жовте тіло припиняє свою функцію і починається процес його регресії. Вважається, що 2α-простагландин бере активну участь у лютеолізисі.

Простагландини виробляються тканинами матки в більшості приматів, зокрема і в людини. Існує припущення, що яєчники самі продукують 2α-простагландин, який бере участь у придушенні функції жовтого тіла та його інволюції шляхом апоптозу (запрограмованої клітинної смерті). До 26-го дня циклу рівень прогестерону, естрадіолу й інгібіну значно знижується, що далі призводить до кровотечі відміни — природної менструації.

Завдяки такій будові й функції жовтого тіла між фолікулами яєчника та жовтим тілом існує тісний зв'язок, що виражається в обміні сигналами, і жовте тіло потрібно розглядати як закономірний етап розвитку фолікула у взаємозв'язку з іншими: гранульозні клітини фолікула трансформуються в гранульозно-лютеїнові клітини, тека-клітини фолікула стають тека-лютеїновими клітинами.

Якщо вагітність не настала, жовте тіло після 21-го дня циклу починає регресувати, вироблення прогестерону знижується, а на місці розірваного фолікула утворюється рубець — жовте тіло перетворюється на біле тіло.

Якщо вагітність настала, з початком імплантації в крові жінки зростає рівень хоріонічного гонадотропіну, який стимулює активність жовтого тіла (традиційна теорія), і воно стає жовтим тілом вагітності. **На 7—8 тижнях вагітності жовте тіло втрачає пріоритет у виробленні прогестерону, поступаючись місцем плаценті, що розвивається, і зниження ХГЛ після 8—10 тижнів відображає цей процес.**

Класичний опис регуляції роботи жовтого тіла стверджує, що вона відбувається на рівні гіпоталамо-гіпофізарної системи шляхом секреції лютеїнізуючого гормону (ЛГ). Але це лише один рівень регуляції, існує ще й другий — автономний, на рівні самого жовтого тіла. Цей другий рівень регуляції може підтримувати жовте тіло впродовж короткого періоду в разі нестачі сигналів із гіпоталамуса й гіпофіза, а також за короткочасного дефіциту ЛГ.

Важливо розуміти, що жовте тіло не є якимось окремим специфічним утворенням, яке кардинально відрізняється від фолікулів. Навпаки, за своєю будовою й функцією щодо вироблення гормонів жовте тіло дуже нагадує зрілий фолікул яєчника.

3.4. Що впливає на менструальний цикл

Регуляція менструального циклу описана в багатьох підручниках і публікаціях, і основна роль зазвичай відводиться гіпоталамо-гіпофізарно-яєчниковій системі. Але коли лікарі ставлять діагноз «порушення гормонального фону» або, в кращому випадку, більш прийнятий, але такий самий розпливчастий діагноз, як «дисфункція яєчників» (порушення функції яєчників), вся увага зосереджується лише на яєчниках.

Що собою являє гіпоталамо-гіпофізарно-яєчникова система? Це складний комплекс ендокринних залоз мозку та яєчників як ендокринної залози і як репродуктивного органа, у взаємодію яких залучено безліч речовин, клітинних і тканинних структур. Ця система дозволяє зрозуміти, що все в організмі взаємопов'язано, тому не можна розглядати функцію яєчників як ізольоване явище, а самі яєчники — як окремі органи.

Якщо звертати увагу лише на яєчники, то якраз важливий і унікальний взаємозв'язок цих органів з усіма іншими, з нервовою системою, мозком, ендокринними залозами можна не помітити.

Теорія регуляції менструального циклу була сформульована в 1960-х роках, хоча про двофазність циклу було відомо задовго до цього. Вся теорія була описана дуже просто (і таке описання досі існує в багатьох медичних підручниках): естрадіол підвищується в першій фазі, прогестерон — у другій, а підйом гонадотропінів відбувається в середині циклу. Підйом гонадотропінів (ФСГ і ЛГ) пояснювався падінням рівня естрадіолу та його впливом на гіпофіз через негативний зворотний зв'язок.

Але механізм регуляції взаємозв'язків у гіпоталамо-гіпофізарно-яєчниковій системі ґрунтується не лише на негативному, а й на позитивному зворотному зв'язку. Негативний і позитивний зворотні зв'язки існують у регуляції всіх гормонів, які виробляються жіночим організмом, і між цими двома видами зв'язку, як і між гормонами, на синтез яких вони впливають, існує певний баланс.

Негативний зворотний зв'язок характеризується впливом гормонів на гіпофіз і вироблення гонадотропінів через взаємодію з тканинами-мішенями. Наприклад, коли яєчник синтезує естрадіол, рівень гормону в крові підвищується. Одночасно естроген зв'язується з рецепторами ендометрія та інших органів. Коли зв'язок з рецепторами досягає максимуму і виникає насичення тканин гормоном, ці тканини подають сигнали, щоб зменшити кількість гормону. Сигнали надходять у мозок, зокрема в гіпоталамус і гіпофіз, і вироблення гонадотропіну та ФСГ, що стимулюють синтез естрадіолу, знижується.

Одночасно існує **позитивний зворотний зв'язок**. Високий рівень естрогену безпосередньо впливає на гіпофіз і стимулює вироблення ЛГ, який, у свою чергу, активує продукцію прогестерону. Таким чином, зростання рівня естрадіолу спричиняє пригнічення вироблення ФСГ гіпофізом (негативний зворотний зв'язок), але, досягнувши певного рівня, естрадіол стимулює синтез ЛГ (позитивний зворотний зв'язок) і, відповідно, прогестерону.

Гіпоталамо-гіпофізарна система виробляє гонадотропіни, які, своєю чергою, регулюються речовинами, що стимулюють або пригнічують їхню продукцію. До факторів, які контролюють вироблення гонадотропінів, належать:

• вік жінки та стадія розвитку, зокрема статевого дозрівання;
• функція яєчників і стадія фолікулогенезу;
• енергетичний баланс і метаболізм (обмін речовин);
• будова тіла (вага і зріст, їхнє співвідношення);
• добові та сезонні (циркадні й цирикануальні) ритми;
• стрес і емоційна активність;

• когнітивна функція (процес отримання, трансформації, аналізу та збереження інформації з довкілля).

Окрім цих факторів, які регулюють роботу репродуктивної системи, важливо враховувати й те, що всі сигнали від гіпоталамуса і гіпофіза до яєчників та інших репродуктивних органів і назад передаються через певні компоненти нейрогуморальної системи — нейросудинні клітини, які беруть участь у передачі електричних сигналів та обміні спинномозкової рідини. При порушенні цілісності та функції цих численних шляхів передачі сигналів порушується робота яєчників і всієї репродуктивної системи жінки.

Нерегулярність менструального циклу — це не діагноз. Це лише симптом, який може спостерігатися як при патологічних станах і захворюваннях, так і в нормі, але за певних умов. Понад **300 захворювань і станів** можуть супроводжуватися порушеннями менструального циклу. Якщо при нерегулярних циклах овуляція відбувається регулярно, у таких жінок порушення може бути спричинене іншими супутніми захворюваннями (наприклад, щитоподібної залози або шлунково-кишкового тракту). Крім того, необхідно проаналізувати режим харчування, праці, відпочинку, усунення стресів.

Завжди важливо виявити зв'язок між нерегулярністю менструального циклу жінки та нормальним функціонуванням її організму, тобто — чи викликає ця нерегулярність серйозний дискомфорт, чи планує жінка вагітність або, навпаки, зацікавлена в запобіганні їй. І вже виходячи з цього, обирати тактику ведення такої жінки.

Розділ 4. Деякі жіночі захворювання та гормони

Практично не існує такого захворювання, у яке б не були залучені гормони. Навіть звичайна застуда є стресовою реакцією організму, яка супроводжується активацією надниркових залоз та інших ендокринних органів з метою підвищення рівня захисту. У попередніх розділах уже згадувалися багато захворювань, пов'язаних із порушенням функції ендокринних органів. Часто провести межу між ендокринними й системними захворюваннями неможливо, адже порушення виникають на різних рівнях будови та функцій людського організму. Наприклад, цукровий діабет, з одного боку, вважається ендокринопатією (ендокринною хворобою), а з іншого — ураження багатьох органів переводить цю хворобу до розряду системних.

Також у характеристиках різних гормонів неодноразово згадувалося про їхній комплексний вплив на таку велику кількість тканин і органів, що це нерідко ускладнює постановку правильного діагнозу.

Усі процеси в жіночому організмі залежать від коливань рівнів гормонів, передусім яєчникових. Існує також низка захворювань, у розвитку яких чітко простежується залежність патологічного процесу від гормонального фону жінки. Розглянемо лише деякі з них.

4.1. Синдром полікістозних яєчників

Синдром полікістозних яєчників (СПКЯ) вважається не лише ендокринопатією, а й комплексним генетичним захворюванням. Сама назва цієї патології є застарілою, оскільки вона базувалася на зовнішньому стані яєчників, хоча насправді їхні розміри та структура не є найважливішими критеріями для встановлення діагнозу.

Через конфлікт між американськими та європейськими лікарями критерії встановлення діагнозу СПКЯ протягом тривалого часу відрізнялися. Однак поступово лікарі почали доходити згоди, створюючи міжнародні діагностичні критерії.

Якщо європейські фахівці більше орієнтувалися на УЗД-картину яєчників, то американські — на лабораторні показники рівнів гормонів та інших речовин. Тому частота СПКЯ залежить від того, якими критеріями керуються практикуючі лікарі, і вона коливається в межах 4–21 %.

Дві третини жінок із СПКЯ мають порушення обміну речовин (метаболічний синдром), також у них підвищується ризик розвитку цукрового діабету другого типу та серцево-судинних захворювань.

4.1.1. Ознаки СПКЯ

СПКЯ супроводжується такими ознаками:

На рівні тіла:

- порушення менструального циклу (цикл менше 21 дня або більше 35 днів, менше 9 циклів на рік), найчастіше *олігоменорея*;

- відсутність дозрівання яйцеклітин (ановуляція);

- надмірний ріст волосся (гірсутизм);

- акне;

- ожиріння.

На біохімічному рівні:

- підвищена кількість чоловічих статевих гормонів (гіперандрогенія);

- підвищений рівень лютеїнізуючого гормону (ЛГ);

- підвищений рівень жирів (гіперліпідемія);

- підвищений рівень інсуліну (гіперінсулінемія).

Через різні підходи до встановлення діагнозу виникають реальні труднощі.

- National Institute of Child Health and Human Development Conference on PCOS (1990 р.) вважає обов'язковими критеріями гіперандрогенію та порушення менструальних циклів через ановуляцію;

- Rotterdam consensus (2003 р.) додав до критеріїв полікістозні яєчники за даними УЗД;

- Androgen Excess–PCOS Society (2006 р.) акцентує увагу на гіперандрогенії;

- The National Institutes of Health (2012 р.) рекомендує зазначати фенотип (тип СПКЯ) — існує 9 фенотипів СПКЯ, які залежать від комбінації симптомів.

Беззаперечно, підвищений рівень чоловічих статевих гормонів є найважливішою ознакою СПКЯ.

У вересні 2018 року група лікарів запропонувала спростити діагностику СПКЯ та використовувати 4 критерії:

- олігоменорея;

- гірсутизм;

- підвищений рівень андрогенів;

- підвищений рівень АМГ.

Ознаки на УЗД можуть бути допоміжними, але не основними для встановлення діагнозу СПКЯ.

Лікарі також пропонують нові референтні значення для оцінки ряду ознак СПКЯ:

1. Рівень вільного тестостерону — ≥1,89 нмоль/л, андростендіону — ≥13,7 нмоль/л, DHEAS — ≥8,3 мкмоль/л.

2. Кількість антральних фолікулів — ≥21,5 у кожному яєчнику.

3. Об'єм правого яєчника — ≥8,44 куб. см (правий яєчник завжди більший за лівий).

4. АМГ — ≥37,0 пмоль/л.

Комбінація цих показників має понад 80 % специфічності, тобто є характерною для СПКЯ. АМГ як одиничний діагностичний показник для СПКЯ виявився непрактичним і не повинен використовуватись для встановлення діагнозу. Наразі триває обговорення запропонованих критеріїв у медичних колах.

4.1.2. УЗД-картина яєчників при СПКЯ

Полікістозні яєчники спостерігаються у 62–84 % жінок віком 18–30 років і у 7 % у віці 40–45 років. До того ж дуже часто лікарі, які проводять УЗД та інтерпретують результати, не знають УЗД-ознак синдрому полікістозних яєчників і ставлять діагноз лише через відсутність домінантного фолікула.

Справді, при ановуляторному циклі або коли овуляція запізнюється (цикл триває більше 28 днів), домінантний фолікул може бути відсутній у перші два тижні. Якщо врахувати, що яєчники мають фолікулярну (кістозну) структуру, то полікістозні яєчники можна виявити досить часто як варіант норми. Саме тому багато лікарів пропонують перейменувати синдром полікістозних яєчників і називати його метаболічним порушенням.

УЗД-критерії (консенсус ESHRE/ASRM) включають такі ознаки СПКЯ:

- 12 і більше фолікулів розміром 2–9 мм у кожному яєчнику (нові рекомендації — понад 21–25);

- Об'єм яєчників понад 10 см^3;

- Симптом «намиста» (фолікули розташовані по периферії яєчника);

- Потовщена капсула яєчника.

Ще раз підкреслю: УЗД-картина яєчників не є первинним критерієм при встановленні діагнозу СПКЯ.

4.1.3. Особливості гормональних порушень

Але чи всі жінки з гіперандрогенією є кандидатками на діагноз СПКЯ? Адже гіперандрогенія також супроводжується порушенням менструального циклу.

Виявляється, 15–20 % жінок із підвищеним рівнем чоловічих статевих гормонів не мають СПКЯ. У попередніх розділах згадувалося, що причини високого рівня тестостерону бувають різними. При СПКЯ цей гормон зазвичай підвищений не більше ніж у 3 рази (на 40 %), а рівень DHEAS — менше 8 ммоль/мл. Звісно, у пацієнток із СПКЯ можуть спостерігатися акне, гірсутизм і алопеція.

Важливою ознакою цього захворювання є інсулінорезистентність, яка зустрічається в переважної більшості пацієнток. Інсулін може порушувати овуляцію як безпосередньо, впливаючи на фолікули і підвищуючи синтез чоловічих статевих гормонів, так і через пригнічення утворення гонадотропін-рилізинг-гормонів у гіпоталамусі. Підвищений рівень ЛГ також стимулює вироблення андрогенів, а нестача ФСГ призводить до порушення процесу перетворення андрогенів в естрогени. У результаті пригнічується ріст фолікулів і блокується овуляція.

Хоча визначення інсулінової недостатності має певні складнощі (про це йшлося в попередніх розділах), інсулінорезистентність можна передбачити за індексом маси тіла (ІМТ, BMI). У 75 % жінок із СПКЯ спостерігається ожиріння, а 50 % можуть мати генетичний дефект інсулінових рецепторів. Тому гіперінсулінемія також може бути характерною для СПКЯ. У родинах жінок із СПКЯ часто виявляється цукровий діабет другого типу, що підтверджує наявність спадкових факторів, які контролюють обмін речовин.

4.1.4. Спадковий фактор при СПКЯ

СПКЯ — це переважно хвороба жінок із надлишковою масою тіла. Сама по собі зайва вага (як і дефіцит) може супроводжуватися порушеннями менструального циклу. У 50 % випадків при СПКЯ ожиріння є помірним. Існує близько сотні факторів, що впливають на обмін речовин, тому сказати, на якому рівні виник збій, досить складно — у сучасній медицині розглядається декілька паралельних механізмів розвитку цього захворювання.

Відомо, що:

• 94 % батьків і 66 % матерів пацієнток із СПКЯ страждають на ожиріння;

• 79 % і 34 % відповідно — на метаболічний синдром.

Що ми знаємо про спадковий фактор при СПКЯ?

• До 70 % випадків СПКЯ мають спадковий зв'язок.
• До 50 % сестер мають гіперандрогенію (з них половина — СПКЯ).
• Брати жінок із СПКЯ мають високий рівень DHEA-S.
• Гени FBN3, HSD17B6 можуть бути залучені до виникнення СПКЯ.
• PCSK9 і поліморфізми не пов'язані зі СПКЯ.
• rs505151AA і rs562556GG асоціюються з високим рівнем жирів.
• rs562556AA — з високим рівнем тестостерону.

Загалом, нині вивчається близько 100 генів, які потенційно залучені до розвитку СПКЯ.

Цікаво, що СПКЯ є єдиним захворюванням, яке супроводжується аменореєю, але не призводить до втрати кісткової тканини чи розвитку остеопорозу.

Важливо запам'ятати: СПКЯ — це діагноз виключення. Це не діагноз одного дня, одного аналізу, одного УЗД. Це також діагноз на все життя.

4.1.5. Рівень прогестерону при СПКЯ

Оскільки при синдромі полікістозних яєчників більшість менструальних циклів є ановуляторними, нестача прогестерону часто є наслідком відсутності фазності циклу. У жінок із СПКЯ спостерігається підвищена продукція прогестерону з метою пригнічення надмірної частоти пульсацій у виробленні ЛГ, через що рівень ЛГ при СПКЯ часто є підвищеним.

Через те, що при СПКЯ спостерігається порушення синхронізації між гонадотропінами та синтезом статевих гормонів, підвищений рівень ЛГ або порушення у ритмі його секреції призводить до зниження рівня прогестерону.

Недостатність прогестеронової фази при СПКЯ є вторинною, оскільки передусім порушується перша фаза менструального циклу. Це призводить до того, що в жінок із СПКЯ рівень мимовільних втрат вагітності дещо вищий, ніж у здорових жінок. Це питання є спірним, однак після використання репродуктивних технологій для лікування безпліддя при СПКЯ багато лікарів призначають прогестерон для підтримки лютеїнової фази.

4.1.6. Правильна інтерпретація результатів обстеження

У минулому жінки часто дивилися на лікаря як на бога, хоча деякі й досі ставляться до них саме так. Але сліпа довіра поступово вичерпалася, і все частіше пацієнти шукають альтернативну думку. Сучасна підготовка лікарів залишає бажати кращого. Наявність величезної кількості джерел знань, як і розвиток науки, з одного боку, спрощує пошук інформації. З іншого — ставлення багатьох людей до професії часто залишається таким самим, як і багато років тому. Бути лікарем — це престижно й фінансово вигідно, а підвищення рівня знань залежить від внутрішньої потреби самої людини. Тому не дивно, що у всьому світі спостерігається певна деградація в підготовці майбутніх лікарів.

Саме через сумнів у компетентності лікарів багато жінок шукають додаткову інформацію в Інтернеті, який на 90–95 % наповнений повторюваною старою інформацією, часто хибною й недостовірною. У школах і вишах не навчають оцінювати достовірність інформації.

Встановлення діагнозу СПКЯ потребує дуже глибокого й тонкого розуміння гормональних процесів, що відбуваються в жіночому організмі як у нормі, так і при захворюваннях. Також цей діагноз потребує комплексного обстеження, а отже — результати можуть бути суперечливими. Щоб не шукати необхідну інформацію в інших джерелах, які можуть бути сумнівними, пропоную ознайомитися з особливостями інтерпретації результатів обстеження на СПКЯ.

• Рівень тестостерону може бути в межах норми в ряді випадків СПКЯ.

• Деякі КОК знижують рівень тестостерону в сироватці крові, тому обстеження слід проводити не раніше ніж через 3 місяці після завершення прийому гормональних контрацептивів.

• У жінок зі СПКЯ тестостерон підвищений незначно. При високих показниках (понад 7 нмоль/л) необхідно виключити пухлину яєчників або наднирників.

• Рівень DHEA-S у жінок зі СПКЯ зазвичай у нормі або дещо підвищений. При високих значеннях необхідно виключити пухлину наднирників.

• Рівень добового вільного кортизолу в сечі у жінок зі СПКЯ зазвичай у межах норми, але в окремих випадках може бути підвищений. Якщо він перевищує верхню межу норми більше ніж у 2 рази — слід виключити синдром Кушинга.

• При незначному підвищенні кортизолу в сечі рекомендується провести низку тестів (із дексаметазоном, кортикотропін-рилізинг-гормоном) для виключення інших діагнозів.

• Пролактинемія спостерігається у 5–30 % жінок зі СПКЯ. Як правило, рівень пролактину підвищується не більше ніж на 50 % від верхньої межі норми (30 нг/мл).

• 17-гідроксипрогестерон (17-ОПГ) слід здавати натщесерце рано-вранці в першій фазі циклу.

• Рівень 17-ОПГ <6 нмоль/л зазвичай виключає захворювання наднирників — недостатність 21-гідроксилази.

• Якщо рівень 17-ОПГ підвищений, проводиться АКТГ-стимулюючий тест.

• Застосування гормональних контрацептивів і глюкокортикоїдів впливає на рівень 17-ОПГ.

4.1.7. Сучасний підхід у лікуванні СПКЯ

А тепер поговоримо про лікування синдрому полікістозних яєчників. Будь-яке лікування починається з питання: планує жінка вагітність чи ні? Адже для тих, хто планує вагітність, важливо досягти овуляції, а для інших — мати імітацію менструальних циклів.

Жоден метод лікування СПКЯ не є високоефективним. Ніхто не знає, як довго лікувати й як довго спостерігати жінок зі СПКЯ. Ефект лікування завжди тимчасовий.

Перший етап лікування цього синдрому — нормалізація ваги! Втрата хоча б 5 кг зайвої ваги може кардинально змінити менструальний цикл, зробивши його більш регулярним. Правильна, безпечна для здоров'я нормалізація ваги передбачає зниження маси тіла на 10 % протягом 3 місяців.

Другий етап лікування — усунення скарг/симптомів. Це може включати зниження гіперандрогенії, лікування гірсутизму, застосування репродуктивних технологій для зачаття дитини тощо. Протидіабетичні препарати можуть допомогти у зниженні ваги, але їхнє застосування має поєднуватися з фізичною активністю.

Якщо жінка не планує вагітність, вона може користуватися низькодозованими оральними контрацептивами. Ефективність прогестинів у лікуванні СПКЯ не доведена.

Лікування гірсутизму може проводитися гормональними та іншими препаратами, а також механічним видаленням волосся. Для досягнення позитивного ефекту потрібно 6—9 місяців медикаментозного лікування.

Якщо жінка планує вагітність, застосування речовин, що пригнічують овуляцію (гормональні контрацептиви, прогестини), є помилкою. У таких випадках одразу застосовуються репродуктивні технології. Можна проводити стимуляцію/індукцію овуляції різними препаратами (кломід, гонадотропіни, інгібітори ароматази, тіазолідиндіони).

Хірургічне лікування (свердління, надрізи капсули яєчників, резекція яєчників) застосовується рідко. При відсутності ефекту подружній парі можуть запропонувати проведення ЕКЗ.

4.1.8. Використання прогестерону при СПКЯ

Лікарі часто призначають прогестерон при СПКЯ, однак не всі знають, якій формі прогестерону і якому способу введення препарату віддати перевагу з урахуванням особливостей його засвоєння і впливу на органи, зокрема репродуктивної системи.

Прогестерон у жінок із синдромом полікістозних яєчників застосовується з наступною метою:

- Викликати кровотечу відміни

- Пригнітити вироблення ЛГ для нормалізації менструального циклу

- При проведенні індукції овуляції у жінок, стійких до цитрату кломіфену

- Для підтримки лютеїнової фази після ДРТ (допоміжних репродуктивних технологій)

У жінок із СПКЯ цикли не лише нерегулярні, а й подовжені — можуть тривати тижнями і місяцями, тобто менструації можуть бути відсутніми 2–3 місяці. Коли жінка звертається до лікаря зі скаргами, вона часто не знає, коли у неї буде наступна менструація, щоб здати аналізи «за правилами». Тому лікарі призначають препарати прогестерону (зазвичай не більше ніж на 5 днів), щоб викликати кровотечу відміни — штучну менструацію. Такий підхід не є лікуванням — це лише допоміжний метод діагностики.

Таким чином, прогестерон у жінок із СПКЯ використовується для оптимізації менструального циклу з метою визначення рівнів гормонів на початку циклу.

4.1.9. Харчові добавки і СПКЯ

Оскільки СПКЯ певною мірою є «містичним» захворюванням (існує кілька механізмів розвитку, його складно діагностувати і лікувати, важко контролювати і прогнозувати), навколо його лікування виникло чимало міфів, а також з'явилося багато спекуляцій, пов'язаних із продажем усіляких добавок, «панацей» та іншого, що можна вигідно продавати. Що ж говорить доказова медицина щодо застосування ряду добавок на основі проведених клінічних досліджень? Дані можуть розчарувати не одну жінку:

- Кальцій із вітаміном D — неефективні.

- Вітаміни групи B — неефективні.

- Вітамін B8 (інозитол) — результати суперечливі.

- Хром — неефективний.

- Вітамін D — неефективний.

- Омега-3 жирні кислоти — неефективні.

- Зелений чай (Camellia sinensis) — неефективний.

- Клопогон (Cimicifuga racemosa) — неефективний.

- Кориця — неефективна.

- М'ята колосиста (Mentha spicata) — неефективна.

Це далеко не повний перелік усього, що людство перепробувало для лікування СПКЯ і продовжує пробувати.

4.1.10. Яку дієту обрати при СПКЯ

А як щодо дієти? Адже першочерговим завданням є втрата ваги.

Клінічні дослідження показали, що однією лише дієтою ситуацію не змінити. Жінки повинні поєднувати здорове харчування з мінімум трьома годинами фізичних навантажень на тиждень. Ефект зазвичай досягається не раніше ніж через 3 місяці, тому жінкам із СПКЯ важливо запастися терпінням.

Вчені з'ясували, що з усіх дієт найбільш корисними і тими, що дають позитивний ефект, є низькокалорійні дієти (так, підрахунок калорій важливий!) та дієти з урахуванням глікемічного індексу (їх часто використовують люди з діабетом).

Абсолютно неефективними виявилися дієти:

- з низьким або високим вмістом білків;

- з поліненасиченими жирами;

- низьковуглеводна дієта (не плутати з дієтою на основі глікемічного індексу).

Високовуглеводна дієта покращує лише проблему з гірсутизмом, але погіршує обмінні процеси. Кетогенні дієти (високий вміст жирів і білків, низький вміст вуглеводів) завдають більше шкоди, ніж користі, тому не рекомендуються при лікуванні СПКЯ.

Тема синдрому полікістозних яєчників є дуже об'ємною і не може бути повністю розкрита на сторінках цієї книги. Проте СПКЯ боятися не варто.

4.2. Фіброміома матки

Усі пухлини гладенької мускулатури матки можна розділити на доброякісні та злоякісні. **Доброякісні пухлини матки** — це найпоширеніші пухлини репродуктивної системи жінок, до яких належать **лейоміоми (фіброміоми)**, які виявляють у 40 % жінок старше 35 років. У віці 50 років пухлини матки виявляють майже у 70 % жінок білої раси.

Лейоміосаркома — це злоякісна пухлина матки, рідкісне захворювання, яке зустрічається в 1,3 % випадків серед усіх злоякісних новоутворень матки.

Існує ще один тип пухлин гладенької мускулатури матки — **пухлина невідомого злоякісного потенціалу.** Цей тип пухлин небезпечний тим, що прогнозувати перебіг захворювання практично неможливо, але й діагностувати його без хірургічного втручання також складно.

4.2.1. Причини виникнення фіброміоми

Причини виникнення пухлин міометрія матки достеменно невідомі, хоча існує багато гіпотез і теорій.

Вважається, що маткові лейоміоми є моноклональними пухлинами, тобто виникають лише з однієї клітини шляхом багаторазового поділу. Що саме провокує ріст і поділ цієї клітини — невідомо. Припускають, що на клітинному рівні відбувається зміна (мутація), яка перешкоджає контролю за впливом місцевих факторів росту та стероїдних гормонів.

Традиційно у зростанні фіброміом звинувачували естроген. Однак багаторічні спостереження за застосуванням прогестеронових препаратів показали, що прогестерон і прогестини також впливають на поділ клітин міом. Наявність прогестеронових рецепторів у пухлинах також підтверджує здатність тканини міоми засвоювати цей гормон.

Дослідження на тваринах показали, що прогестерон відіграє не меншу роль у зростанні пухлин матки, ніж естрадіол.

Хибним є поділ дії естрогенів і прогестерону на розвиток фіброміоми матки та ряду інших гормонозалежних захворювань: раку ендометрія, раку молочної залози, а також ендометріозу. Такий поділ формує помилкове уявлення про естроген як про «поганий» гормон, а прогестерон — як про «хороший». Більшість цих захворювань супроводжуються відносною гіпоестрогенією, тобто зниженим рівнем естрогенів.

Прогестерон контролює використання естрогену клітинами. Якщо наявний дефіцит прогестерону або ж клітини стають нечутливими до прогестерону через недостатність прогестеронових рецепторів або порушення їх функції, естроген, навіть у незначних кількостях, стає тригером росту патологічних клітин.

Усіх жінок, у яких виявляють лейоміоми, можна поділити на дві вікові групи. У молодих жінок (20–35 років) фіброміоми виникають рідко, і в їх рості зазвичай задіяний генетичний (спадковий) фактор. Виявлено два гени — HMGIC і HMGI(Y), причетні до появи лейоміоми.

Часто в таких жінок спостерігаються множинні фіброматозні вузли, але невеликого розміру, які на репродуктивну функцію зазвичай не впливають. Зауважимо, що гормональні рівні в жінок цієї вікової групи у переважній більшості випадків у чудовій нормі, тому теорія «гіперестрогенії-гіпропрогестеронемії» не може пояснити ріст вузлів.

Цікаво, що вагітність, під час якої рівень прогестерону зростає, нерідко спричиняє збільшення вузлів, які частково регресують після пологів.

Застосування гормональних препаратів у деяких випадках може провокувати ріст лейоміом.

Інша вікова категорія — це жінки в період передклімаксу. Особливість цього періоду полягає в тому, що на тлі поступового зниження рівня статевих гормонів і прогестерону спостерігаються гормональні сплески — різкі короткочасні підвищення рівнів гормонів. Саме такі скачки, особливо естрогенів, порушують гормональний баланс і провокують ріст лейоміом. Зазвичай після настання менопаузи вузли припиняють рости і поступово регресують.

На збільшення міоматозних вузлів також впливають фактори росту (фактор росту тромбоцитів, епідермальний фактор росту, що зв'язується з гепарином, гепатоцит-індукований фактор росту, основний

273

фібробластичний фактор росту та ін.) і трансформуючий фактор росту бета.

4.2.2. Види фіброміом

Міоми можуть кардинально відрізнятися одна від одної за своїм мікроскопічним будовою, наявністю некрозу (омертвіння), атипових клітин, клітин, що діляться (мітотичних), та за іншими ознаками. Тому вони поводяться по-різному, а отже, можуть бути нешкідливими «знахідками» або, навпаки, потенційними «ворогами», які потребують лікування — від медикаментозного до хірургічного.

Але навіть серед доброякісних міом існує три види, які за мікроскопічною будовою можуть нагадувати раковий процес, що ускладнює постановку точного діагнозу. До них належать атипові, мітотично активні та клітинні лейоміоми. Тому лікарів завжди цікавило і досі цікавить питання: чи існують якісь маркери пухлин матки, за якими можна було б визначити її злоякісність або доброякісність. Точна діагностика важлива не тільки для прогнозу захворювання, а й для вибору правильного лікування.

Виявилося, що непоганим прогностичним маркером у визначенні виду лейоміоми є кількість прогестеронових рецепторів і патерн їхнього розподілу. За вивченням цього патерну можна встановити видову належність лейоміом. Також було виявлено, що більшість злоякісних пухлин гладкої мускулатури матки не має прогестеронових рецепторів.

Визначення прогестеронових рецепторів у вузлах лейоміом досі не застосовується в медицині широко, а перебуває в процесі клінічного експериментування.

4.2.3. Лікування фіброміоми

Лікування лейоміом має бути індивідуальним і ґрунтуватися на симптоматиці, розмірах і швидкості росту пухлини, розміщенні вузла (вузлів), бажанні жінки вагітніти та низці інших чинників.

У більшості жінок фіброміома матки не супроводжується симптомами й не впливає на функціонування організму, тому лікування не потрібне.

Лікування лейоміом доцільно завжди починати з консервативних (медикаментозних) методів.

Традиційно для лікування фіброматозних вузлів використовують гормональні контрацептиви. Сучасні гормональні контрацептиви, що містять невелику кількість синтетичних естрогенів і прогестеронів, не впливають на ріст фіброматозних вузлів. Низькодозовані оральні контрацептиви не зменшують розміри фіброматозних вузлів, але покращують регулярність менструальних циклів, зменшуючи при цьому тривалість кровотеч і обсяг втраченої крові.

Застосування прогестерону і прогестинів для лікування фіброматозних вузлів — спірне. Прихильники прогестинів стверджують, що ці речовини пригнічують ріст фіброміом. Противники такого лікування наводять переконливі факти прискорення росту лейоміом при використанні прогестинів, зокрема популярної «Мірени». Дійсно, вплив прогестерону і прогестинів на лейоміоми в кожної жінки індивідуальний і непередбачуваний. Але прогестини можуть зменшувати інтенсивність менструацій і втрату крові, тому жінкам із фіброміомами їх призначають саме з цією метою.

Інші гормональні препарати можуть зменшити розміри фіброматозних вузлів, однак вони призначені для короткочасного прийому, і після їх відміни ріст фіброматозних вузлів відновлюється. Наприклад, агоністи гонадотропін-рилізинг-гормону можуть зменшити розміри фіброматозних вузлів наполовину протягом тримісячної терапії. Даназол, синтетичний андроген, зменшує розміри фіброматозних вузлів до 25 %. Ці препарати не можна застосовувати жінкам, які планують вагітність, але вони знайшли застосування в передопераційній підготовці жінок, коли планується лапароскопічне або гістероскопічне видалення вузлів.

Сучасні методи лікування також спрямовані на блокування дії факторів росту рядом лікарських речовин: RG13577 (речовина, подібна до гепарину) і галофугінон можуть пригнічувати синтез ДНК у клітинах м'язів і лейоміоми без токсичного впливу на організм. Пірфенідон, який використовується для пригнічення росту фіброзної тканини, зараз проходить випробування в лікуванні фіброматозних вузлів. Вивчається також α-інтерферон, який може пригнічувати фактори росту. Застосування цих та інших препаратів може кардинально зменшити кількість випадків хірургічного втручання у вигляді видалення фіброматозних вузлів і матки або емболізації (закупорювання) маткових судин.

4.3. Гіперплазія ендометрія

Ановуляторні (без овуляції) цикли — надзвичайно часте явище в житті підлітків і молодих жінок. Зазвичай після 21—22 років цикл стає більш стабільним, хоча ановуляція може спостерігатися 1—2 рази на рік, а за наявності факторів, що пригнічують дозрівання статевих клітин (стрес), — і частіше. Але якщо у жінки низька або надмірна вага, нерегулярність циклів може тривати.

Ановуляторні цикли характеризуються домінуванням естрогенів, оскільки жовте тіло через відсутність овуляції не утворюється, а отже, прогестерону справді бракує. Однак це відносна прогестеронова недостатність — лише у порівнянні з рівнями естрогенів, а не за кількісними показниками. Як правило, рівень прогестерону у більшості жінок з ановуляторними циклами в межах норми, хоча піку вироблення гормону не спостерігається. Оскільки вплив естрогенів не пригнічується вищим рівнем прогестерону, відбувається посилений ріст ендометрія, що часто називають гіперплазією ендометрія.

Помилково діагноз гіперплазії ендометрія ставиться за УЗД-вимірюваннями товщини ендометрія: лікар УЗД або УЗД-технолог виміряв товщину ендометрія, і вона йому не сподобалася, бо не «вклалася» в норму або ж вклалася, але все одно лікареві не сподобалась — у нього своє уявлення про норму.

Ехогенність — це термін в УЗД, що характеризує акустичні властивості досліджуваних тканин і органів. На екрані апарата УЗД гіперехогенні ділянки (щільні за будовою) виглядають світлішими. І навпаки, порожнинні або рідинні утворення будуть темними, тобто гіпоехогенними. Кожен апарат УЗД має сірий масштаб монітора, за яким лікарі та УЗД-технологи мають порівнювати ехогенність об'єкта. Але на практиці більшість лікарів визначають ступінь ехогенності «на око», тобто суб'єктивно. Крім того, колір зображення залежить від правильного налаштування яскравості й контрастності монітора. Тому до оцінки реального стану органів і тканин потрібно підходити з урахуванням суб'єктивності проведеного обстеження. Визначити справжню товщину ендометрія за допомогою УЗД непросто.

Товщина ендометрія залежить від дня менструального циклу. У період менструації, у перші дні циклу товщина ендометрія становить 1–4 мм. З 6-го по 14-й день циклу товщина сягає 5–7 мм. У передовуляторній фазі можна помітити два шари ендометрія — ехогенний базальний шар і гіпоехогенний функціональний шар. Товщина ендометрія в цей період 9–11 мм. Після овуляції протягом 48 годин «шаровість» ендометрія зникає, тому на УЗД її важко виявити.

У лютеїнову (секреторну) фазу ріст ендометрія припиняється, оскільки прогестерон його пригнічує. Секреторні зміни відбуваються не лише в залозах ендометрія, а й у стромі. Товщина ендометрія стає трохи більшою (7–14 мм) через набряклість клітин, але правильно її виміряти в цей період за допомогою УЗД важко, оскільки і два шари ендометрія, і строма стають гіперехогенними. Тому розширені залози ендометрія в цей період циклу часто помилково приймають за вогнища аденоміозу, про який буде сказано далі.

У жінок репродуктивного віку, які нормально овулюють, товщина ендометрія не має особливого значення, оскільки в нормі вона може становити від 5 до 15 мм, тому її вимірювання у здорових жінок проводять рідко. Важливо також враховувати той факт, що правильно виміряти товщину ендометрія можна лише в передовуляторний період.

У жінок із порушеннями овуляції, які супроводжуються нерегулярністю менструального циклу (але не завжди), ендометрій може бути нормальною товщини, але поганої якості; при цьому фізіологічна гіперплазія ендометрія буває наслідком його реакції на тривалий вплив естрогенів.

У жінок у постменопаузі вимірювання товщини ендометрія проводять найчастіше за наявності скарг на кров'яну мазню або кровотечу. У нормі товщина ендометрія в цієї категорії жінок не повинна перевищувати 5 мм. Але чи так це погано, і чи так необхідно проводити діагностичне вишкрібання, якщо в жінки на УЗД постійно виявляють товщину ендометрія 6–7 мм за відсутності скарг на стан репродуктивної системи? Очевидно, завжди потрібен індивідуальний підхід до оцінки ситуації.

Термін «гіперплазія ендометрія» є лабораторним — він характеризує зміни ендометрія на тканинному та клітинному рівнях, тобто мікроскопічний стан ендометрія, а не його товщину, виміряну на УЗД (і досить часто неправильно). Тому гіперплазію ендометрія побачити «на око» неможливо (якщо не розглядати матеріал біопсії під мікроскопом).

Гіперплазія ендометрія — це не діагноз, не патологія, не захворювання, а лише характеристика внутрішньої вистилки матки, яка відображає гормональний стан жінки, а також свідчить про те, що в гормональному фоні домінують естрогени — власні або введені ззовні. Це показник не нестачі прогестерону, а тільки того, що механізм перемикання домінування з одних гормонів на інші не працює, бо немає овуляції або введено занадто великі дози естрогенів. А діагнозів, за яких відсутня овуляція, як і станів (ті самі перевтома, нервовий зрив, перенесений емоційний шок тощо), що призводять до ановуляції, дуже багато.

Для гіперплазії ендометрія характерні проривні кровотечі, які сприймаються за менструацію. Ці кровотечі можуть бути ледь вираженими (мазня), тривалими або, навпаки, рясними, викликаючи сильне занепокоєння в жінок. Ановуляторні цикли найчастіше нерегулярні, хоча можуть чергуватися з овуляторними.

4.3.1. Класифікація гіперплазії ендометрія

Незважаючи на те, що найчастіше лікарі ставлять діагноз «гіперплазія» за товщиною ендометрія, виміряною за допомогою УЗД, діагностичними критеріями постановки цього діагнозу (точніше, цього стану ендометрія, а не захворювання) є зміни клітин і тканини ендометрія, які можна визначити тільки за допомогою гістологічного дослідження.

Досі не існує чіткої класифікації гіперплазії ендометрія, але часто використовують класифікацію ВООЗ, згідно з якою є типова гіперплазія (проста — залозиста або складна — аденоматозна) й атипова гіперплазія (проста — залозиста з атипією і складна — атипова аденоматозна). Більшість лікарів усе ж не погоджуються з такою класифікацією, тому що проста залозиста гіперплазія з атипією за клітинною будовою вже є складною, або комплексною. До того ж, така класифікація не враховує ознак прояву варіантів гіперплазії, а точніше, численні діагнози, за яких можуть спостерігатися різні види гіперплазії ендометрія.

Все частіше на практиці використовується нова, терапевтична, класифікація, яка включає три види гіперплазії ендометрія: просту, комплексну й атипову. Дві останні поділяють на ті, що виникають у передклімактеричному та клімактеричному періодах. Така класифікація зручніша у виборі діагностики й лікування та допомагає уникнути зайвого втручання й помилок.

Проста залозиста гіперплазія, яка часто зустрічається у жінок репродуктивного віку й яку багато лікарів старої школи «лікують» вишкрібанням або гормональними контрацептивами, найчастіше не потребує лікування, особливо за відсутності скарг. Такий вид гіперплазії не переходить у рак.

4.3.2. Яка гіперплазія переходить у рак?

Слово «атипія» завжди лякає пацієнтів, тому що атипію клітин часто прирівнюють до ракового процесу. Атипові клітини трапляються в усіх тканинах людського організму, і це найчастіше не рак, не злоякісне переродження. У медицині термін «атипові клітини» означає: «не відповідають жодному діагнозу». Це може бути норма, може бути відхилення від норми, але не настільки значне, щоб потрібно було терміново бити на сполох. У класифікації гістологічних і цитологічних досліджень існує спеціальна термінологія, що застосовується при описі підозри на рак або ракові зміни.

Уваги заслуговують тільки ті атипові гіперплазії, які трапляються у жінок у клімактеричному періоді. Зазвичай пацієнтки скаржаться на тривалу кров'яну мазню або кровотечу, наприклад, після 1–2 років відсутності менструацій.

Обстеження таких жінок проводять різними методами, зокрема діагностичним вишкрібанням, яке має чіткі показання для його проведення.

Проста залозиста гіперплазія неприємна тільки тим, що супроводжується кровомазанням або кровотечею, яка зазвичай не є небезпечною для здоров'я (не призводить до анемії або інших серйозних ускладнень), хоча може викликати у жінки чимало страху й занепокоєння за власне життя.

Часто нерегулярні рясні менструації бувають у підлітків, але матері сприймають таке явище з панікою й піддають своїх дочок необґрунтованому вишкрібанню порожнини матки та прийому контрацептивів. А ці явища — результат гіперплазії ендометрія через відсутність овуляції.

Також необхідно пам'ятати, що вогнища атипової гіперплазії ендометрія можуть з'являтися на тлі нормального ендометрія, зокрема нормальної товщини. Не завжди в таких випадках у жінки будуть скарги. Випадки раку ендометрія часто діагностуються лише через скарги на появу кров'янистих виділень у жінок у клімактеричному періоді, хоча на УЗД товщина ендометрія може бути в межах норми. Невелике потовщення патологічної ділянки ендометрія (локальне потовщення) при раку ендометрія на ранніх стадіях цього захворювання у більшості випадків виявити за допомогою УЗД не вдається. Сімейна історія, перенесені захворювання, кількість вагітностей і пологів — усе це враховується під час постановки правильного діагнозу.

4.3.3. Лікування гіперплазії ендометрія: необхідне чи ні?

У більшості випадків простої залозистої гіперплазії ендометрія жінки не потребують лікування: ні вишкрібання, ні гормональної контрацепції, ні прогестерону.

Завжди важливо зрозуміти причину посиленого росту ендометрія. Якщо це підлітковий вік, післяпологовий лактаційний період, затримка менструального циклу через різкі коливання ваги, наслідок перенесених захворювань, — необхідно усвідомити, що гіперплазія ендометрія є фізіологічною реакцією й лікування не потребує.

Якщо в жінки постійні ановуляторні цикли, тоді необхідно знайти причину ановуляції, а не «сідати» на контрацептиви, намагаючись досягти регулярних штучних менструацій. Якщо в жінки є захворювання інших органів або систем, наприклад, порушення функції щитоподібної залози, необхідно провести лікування саме цього захворювання. І таких станів і хвороб, через які в ендометрії може виникати гіперплазія, — безліч.

Ендометрій матки — це лише тканина-мішень, яка росте під впливом естрогенів, тому необхідно не штучно пригнічувати цей ріст, а з'ясувати причину такого впливу, тобто причину істинної або відносної гіперестрогенії.

Якщо прогестерон пригнічує ріст ендометрія, то його застосування, зокрема у вигляді прогестинів, може допомогти в лікуванні гіперплазії. Сама по собі залозиста гіперплазія не є небезпечною, але вона може супроводжуватися кров'янистими виділеннями й кровотечею — саме ці скарги змушують жінок звертатися до лікування. Якщо в жінки немає менструації протягом трьох циклів, для запобігання кровомазання й раптової кровотечі застосовують прогестерон, який викликає штучну менструацію, але зазвичай вона менш тривала й менш рясна. Якщо менструація відсутня менш ніж 90 днів, викликати її штучно в більшості випадків не потрібно.

Мені шкода тих жінок, у яких затримка менструації лише на 1–2 тижні, а лікарі призначають їм прогестерон із наступною відміною для виклику менструації, тому що нібито сильна кровотеча через гіперплазію ендометрія призведе до жахливих наслідків. Це неправда.

Механізм виникнення менструальної кровотечі обговорювався в інших розділах. Для штучного виклику кровотечі прогестерон зазвичай приймають протягом 5 днів, а після його відміни через кілька днів виникає кровотеча відміни.

За наявності гіперплазії ендометрія й відсутності скарг призначення прогестерону не рекомендується. Менструацію викликають штучно лише після тримісячної затримки, якщо жінка не вагітна й не в клімактеричному періоді. Але після цього потрібно пройти обстеження й знайти правильний діагноз.

Прості атипові гіперплазії також найчастіше не потребують лікування, особливо якщо проведено вишкрібання або гістероскопію. Часто жінкам рекомендують прийом гестагенів, зокрема у вигляді внутрішньоматкової гормональної системи, що містить прогестин (Мірена). Рідше використовується вагінальний крем із синтетичним прогестероном. У разі наявності комплексної атипової гіперплазії часто рекомендують видалення матки.

4.4. Ендометріоз

Під ендометріозом розуміють наявність видимих вогнищ ендометріоїдної тканини (імплантатів) поза межами матки. Традиційно вважається, що це захворювання є естроген-залежним, оскільки ріст ендометрію всередині матки або за її межами відбувається під впливом естрогенів. Із зниженням рівня естрогенів спостерігається регрес росту ендометріоїдних вогнищ, наприклад, у період менопаузи — як природної, так і штучної. На цьому й базується існуюче медикаментозне лікування ендометріозу, яке не позбавляє жінку від хвороби, а створює тимчасовий ефект зменшення росту ендометріоїдної тканини й ендометрію шляхом пригнічення вироблення естрогенів. Після припинення лікування симптоми ендометріозу повертаються.

Хірургічне лікування ендометріозу має багато обмежень, дає тимчасовий ефект і супроводжується великою кількістю ускладнень, тому виконується рідко.

Багато сучасних лікарів не погоджуються з наведеним визначенням ендометріозу, адже воно занадто «спрощує» розуміння цього захворювання. Як показують дослідження, ендометріоїдні вогнища в різних частинах репродуктивної системи й поза нею можуть мати різний вплив на прилеглі тканини, зокрема на їхню гормональну чутливість. Крім того, відомо, що реакція ендометрію на прогестерон у середині лютеїнової фази у жінок з ендометріозом і здорових жінок різна. У перших відзначається «прогестеронова резистентність», тобто нечутливість до прогестерону.

Таким чином, ендометріоз — це не лише естроген-чутливий, а й прогестерон-нечутливий стан, а отже, йдеться про гормональний дисбаланс, який проявляється на генному рівні, тобто порушується регуляція генів (17β-HSD-2, BCL-2, CALD1, CD14, CHRM3, CYP19, C1R, HOXA10, IL-6, KRAS, MMP3.7, MYH11, NF-KB, PGE2, PMAIP1, PTEN, RARRES1, RNASE1, THBS1, TIMP3, TGF-B, TNF-α), відповідальних за диференціацію ендометрію.

Результати клінічних досліджень свідчать про те, що ендометріоз зустрічається в 3—10 разів частіше серед родичок першого ступеня по жіночій лінії, однак нерідко в таких жінок також виявляють вроджені вади розвитку статевих органів із порушенням відтоку менструальної крові.

4.4.1. Механізм виникнення ендометріозу

Поширеність ендометріозу досі вивчена не повністю. Найчастіше до лікарів із скаргами на біль унизу живота, а також безпліддя, звертаються жінки репродуктивного віку. Вважається, що від 5 до 10 % таких жінок страждають на ендометріоз. У жінок, які не планують вагітність, ендометріоз трапляється в 1—5 %

випадків. У 7 % жінок з ендометріозом простежується спадкова схильність. Найвищий рівень поширеності ендометріозу спостерігається у віковій групі 35−44 роки.

Чому на тлі, здавалося б, повного здоров'я в одних жінок виникає ендометріоз, а в інших — навіть із наявністю відхилень у гормональному фоні чи в органах репродуктивної системи — ніколи? Це питання несе в собі певну таємницю виникнення та розвитку ендометріозу, яка досі не розкрита лікарями, науковцями, дослідниками.

Ендометріоз — досить загадкове захворювання, попри поширеність і пильну увагу медиків та вчених. Існує багато теорій і гіпотез, які пояснюють виникнення ендометріозу, але дедалі частіше лікарі схиляються до трьох основних теорій.

Згідно з першою теорією (теорія ретроградної менструації), тканина ендометрію з кров'ю поширюється під час менструації ретроградно в маткові труби або ж через зяючі кровоносні судини й лімфатичні протоки матки (теорія імплантації). Під час менструації у 90 % жінок знаходять кров у черевній порожнині (у дугласовому просторі).

Друга теорія — теорія целомічної метаплазії — пояснює виникнення ендометріоїдних вогнищ змінами клітин покривних тканин очеревини під впливом несприятливих чинників.

Третя поширена теорія пояснює виникнення ендометріозу неспроможністю захисних сил організму знищувати ектопічні осередки клітин ендометрію та аномальною диференціацією ендометріоїдної тканини. При цьому підвищується вироблення естрогенів і прогестерону, але спостерігається стійкість до засвоєння прогестерону тканинами.

Усі теорії підтверджені науковими фактами, але повністю пояснити механізм виникнення захворювання вони не можуть. Окрім цих теорій, існує ще кілька інших.

Порушену відповідну реакцію на прогестерон в ендометріоїдних вогнищах виявили також і в тварин. Логічно напрошувався висновок, що нечутливість до прогестерону виникає на тлі хронічного запального процесу в малому тазу, оскільки запальна реакція здатна пригнічувати активність прогестеронових рецепторів кількома шляхами. Також певні речовини, що виникають при запаленні, можуть порушувати активність інших стероїдних рецепторів. Деякі протизапальні чинники здатні зв'язуватися з прогестероновими рецепторами, блокуючи їх. Вільні радикали, що утворюються при окислювальному стресі, теж можуть порушувати кодування у передачі сигналів прогестероновими рецепторами.

Цікаво, що в жінок із хронічними запальними захворюваннями кишківника ендометріоз трапляється частіше, ніж у здорових жінок. Наявність вогнищ запалення в малому тазу може бути тригером для розвитку ендометріозу й навпаки — осередки ендометріозу можуть провокувати запальні процеси в кишківнику. Точний механізм цього зв'язку невідомий.

4.4.2. Класифікація ендометріозу

Існують певні етапи впровадження ендометріоїдних клітин:

• прикріплення та інвазія (проникнення);
• утворення судин та ріст;
• запалення;
• формування вогнища (пухлини).

Досі немає чіткої клінічної класифікації ендометріозу, хоча нерідко лікарі говорять про **дифузну форму** (у вигляді дрібних вогнищ) і **вузлувату форму** (пухлини). Існує репродуктивний ендометріоз, що вражає репродуктивні органи (яєчники, маткові труби, маткові зв'язки). Ендометріоїдні вогнища виявляють і за межами репродуктивної системи, наприклад, у легенях.

Також мають місце дискусії щодо стадійності ендометріозу через високий рівень суб'єктивності в оцінці поширеності вогнищ. Як з'ясувалося, визначення стадії захворювання практичного значення не має.

Серед лікарів, які проводять лапароскопію (саме цей метод обстеження найчастіше використовують для встановлення діагнозу та проведення лікування), поширена лапароскопічна класифікація ендометріозу, запропонована Американським товариством репродуктивної медицини. Ця класифікація враховує забарвлення ендометріоїдного вогнища.

Не секрет, що вогнища ендометріозу найчастіше виявляються випадково під час лапароскопії, проведеної не з гінекологічних причин.

Сучасні рекомендації стверджують: якщо жінка не має скарг, які можуть бути пов'язані з ендометріозом, ці вогнища видаляти не потрібно.

Недосвідчені хірурги, побачивши невелике вогнище фіолетового або чорного кольору, наприклад, на очеревині, вважають його чимось небезпечним і намагаються видалити. У пошуках причин болю також найчастіше видаляють темні вогнища.

З'ясувалося, що ендометріоїдні вогнища дійсно різнокольорові — від прозорих до чорних (прозорі, білі, рожеві, рожево-червоні, червоні, сині (фіолетові), чорні, жовто-коричневі), а також вони можуть проявлятись у вигляді ураження очеревини. І, як показали дослідження, наявність больового синдрому залежить від типу вогнища. Найбільш болючими є червоні (84 %), прозорі (76 %) і білі вогнища (44 %). Чорні вогнища супроводжуються болем лише в 22 % випадків.

Ще одна особливість ендометріозу: біль не залежить від стадії хвороби! На практиці біль відчувають:

• на стадії 1 — 40 % жінок;
• на стадії 2 — 24 % жінок;
• на стадії 3 — 24 % жінок;
• на стадії 4 — 12 % жінок.

Здавалося б, чим виразніший ендометріоз, тим більше він повинен турбувати жінку. Але парадокс у тому, що ледь помітне вогнище може спричиняти більше дискомфорту та страждань, ніж великий ендометріоїдний вузол у черевній порожнині.

Ендометріоз також може проявлятися виникненням ендометріом, які часто називають шоколадними кістами. Вони трапляються у 17–44 % жінок з ендометріозом, при цьому в 28 % випадків — двобічно.

Для вибору тактики спостереження або лікування ендометріом враховують три важливі чинники:

• наявність симптомів,
• розміри кісти,
• оваріальний резерв.

Шоколадні кісти не впливають на рівень зачаття і виношування вагітності. Якщо їхній розмір не перевищує 4–6 см і вони не викликають болю та дискомфорту — за ними спостерігають. При низькому АМГ кісти також не чіпають. Медикаментозне лікування шоколадних кіст не проводиться.

Говорячи про ендометріоз, важливо згадати такий діагноз, як аденоміоз, коли ендометріоїдні вогнища виявляють у товщі м'язового шару матки (міометрія) та покривному шарі. Це часте явище в жінок старше 35 років. Такі вогнища раніше виявляли в матці після її видалення через болісні та рясні менструації. Зараз цим діагнозом зловживають під час проведення УЗД. Важливо знати, що досі не існує:

• класифікації аденоміозу,
• чітких діагностичних критеріїв, включаючи УЗД-критерії,
• достовірних даних про негативний вплив аденоміозу на фертильність,
• достовірних даних про вплив аденоміозу на перебіг вагітності,
• достовірних доказів ефективності лікування.

Два найпоширеніші симптоми аденоміозу — рясні та болючі менструації. Вони зазвичай з'являються після 30 років, кількох вагітностей і пологів, та посилюються з віком.

Таким чином, аденоміоз є цілком безпечним станом матки в більшості жінок, хоча може супроводжуватись болем і рясними менструаціями.

4.4.3. Стійкість до прогестерону

Здавалося б, залежність від естрогену й резистентність до прогестерону — одне й те саме явище, назване по-різному. Однак ідеться про різні фази менструального циклу, де домінує дія різних гормонів.

Поняття «прогестеронової резистентності» ґрунтується на дослідженнях, які показали, що в жінок, які страждають на ендометріоз, спостерігається порушення регуляції прогестерон-залежних генів (понад 200) в ендометріоїдних вогнищах, а також в ендометрії матки. Очевидно, це явище відіграє роль у виникненні трубної та яєчникової дисфункції в жінок з ендометріозом. Дослідження також показали, що порушення регуляції генів відбувається протягом усього циклу, але найбільші відхилення виявлені на початку лютеїнової фази. Це призводить до того, що проліферація ендометрія в таких жінок затягується й не пригнічується прогестероном.

Прогестероновою резистентністю, здавалося б, можна пояснити механізм виникнення безпліддя в деяких жінок, які страждають на ендометріоз. А отже, додаткове введення прогестерону, за логікою, має допомогти у виникненні вагітності. Однак усе не так просто. Гени, гормональна регуляція яких порушена, нечутливі до екзогенного (лікарського) прогестерону. Одне з досліджень показало, що експресія 245 генів ендометріоїдної тканини в пацієнток з ендометріозом відрізнялася від такої в здорових жінок за наявності нормального рівня прогестерону.

На відміну від нормальної, ендометріоїдна тканина має меншу чутливість до прогестерону незалежно від того, де розташовані вогнища ендометріозу — поза маткою чи в матці (ектопічно чи еутопічно). З'ясувалося, що в ендометріоїдних вогнищах спостерігається не лише диспропорція естрогенових і прогестеронових рецепторів, а й знижене співвідношення двох видів прогестеронових рецепторів — А і В (ПР-В/ПР-А), що може пояснити стійкість цих тканин до прогестерону. Деякі лікарі вважають, що дефіцит прогестеронових рецепторів ПР-В — ключ до розуміння розвитку ендометріозу, тому потрібен пошук ліків, які б активували такі рецептори, що може виявитися найефективнішим методом лікування ендометріозу.

Прогестеронова резистентність відзначається і при низці інших захворювань, зокрема при синдромі полікістозних яєчників.

4.4.4. Сучасне медикаментозне лікування

Ендометріоз — це майже довічне захворювання (до настання менопаузи) і практично невиліковне. При ендометріозі допомога лікаря потрібна за наявності больового синдрому та/або безпліддя.

У разі болю надають перевагу медикаментозному лікуванню, при цьому вибір препарату ґрунтується на меншій кількості побічних ефектів:

• Нестероїдні протизапальні препарати
• Гормональні контрацептиви
• Прогестини
• Агоністи GnRH
• Даназол

Абсолютно нераціонально викликати штучну менопаузу, не випробувавши більш щадні методи лікування. Так само абсолютно нераціонально лікувати ендометріоз, якщо він не спричиняє жодних скарг. Неправда, що, якщо не лікувати безсимптомний ендометріоз, це обов'язково призведе до серйозних наслідків. Майже в 25 % жінок це захворювання протікає без жодних ознак і скарг.

Також надзвичайно багато спекуляцій щодо переваг того чи іншого методу лікування больового синдрому. Серйозний аналіз клінічних досліджень (2017 рік) показав таке:

• Не існує різниці в ефективності хірургічного та медикаментозного лікування для усунення болю на всіх стадіях ендометріозу
• Зменшення болю спостерігається через певний період після початку лікування (12–24 місяці)
• Тривале поліпшення або погіршення стану залежить не від виду та тривалості лікування, а від способу життя (харчування, куріння, насильство, аборти, зловживання алкоголем, захворювання кишечника та інших органів малого таза)

Лише невелика кількість досліджень щодо лікарської терапії ендометріозу повідомляють про результат лікування. Виявилося, що багато жінок отримали дуже обмежену або проміжну користь від лікування:

• 11–19 % — біль не зменшився
• 5–59 % — біль залишився
• 17–34 % — біль з'явився знову
• 5–16 % — побічні ефекти й припинення лікування.

У лікуванні або спостереженні ендометріозу ключовим залишається індивідуальний підхід.

Застосування гормональних препаратів для лікування ендометріозу

Про здатність прогестерону пригнічувати ріст ендометрія знали ще кілька століть тому. Щоправда, у ті давні часи про сам прогестерон як речовину не мали уявлення, але знахарі та лікарі використовували витяжку з яєчників тварин для створення штучної менопаузи у жінок із сильними болями, особливо під час менструації. Опис таких клінічних випадків повністю збігається з картиною ендометріозу.

Попри те що існують пояснення виникнення прогестеронової резистентності, досі не знайдено адекватного медикаментозного лікування, яке б не лише пригнічувало ріст ендометрія в ендометріоїдних вогнищах, а й відновлювало нормальну чутливість тканин до стероїдних гормонів. Окрім порушення експресії прогестерон-залежних генів у вогнищах ендометріозу, у розвитку прогестеронової резистентності відіграє роль і той факт, що прогестеронові рецептори при ендометріозі мають певний дефект. Тому корекція такого стану додатковим прийомом прогестерону не чинить лікувального ефекту.

Основна мета лікування ендометріозу — усунення фазності циклів, тобто овуляції. Тому застосування КОК і прогестинів, які пригнічують овуляцію, може частково покращити стан жінки.

Нерідко лікарі призначають КОК у безперервному режимі, щоб уникнути виникнення кровотечі відміни під час 7-денних перерв у прийомі гормонів, оскільки вважається, що під час менструації (штучно створеної кровотечі відміни) незначна порція крові може потрапляти в черевну порожнину та викликати біль у малому тазі.

Прогестини, хоча й чинять лікувальну дію, у відношенні болю проявляють короткочасний ефект.

Дієногест може використовуватись у комбінації з агоністами гонадотропін-рилізинг-гормонів, однак дані останніх досліджень показали, що цей препарат ефективний і без агоністів GnRH і викликає менше побічних ефектів. Оскільки дієногест має антиестрогенні властивості, основні скарги, пов'язані з його прийомом, спричинені проявами гіпоестрогенії.

Депо-прогестинова терапія широко застосовується з метою контрацепції. Для лікування ендометріозу використовують депо ацетату медроксипрогестерону (DMPA, ДМПА). Цей вид лікування стає популярним серед жінок, оскільки є економічно вигідним (дешевшим), не вимагає щоденного прийому препарату, а також захищає від вагітності.

Найнеприємнішим побічним ефектом лікування депо-прогестинами є проривні кровотечі, які можуть бути рясними та тривалими. Такий вид лікування не призначається жінкам, які планують вагітність, оскільки препарати можуть надовго заблокувати репродуктивну систему, порушивши дозрівання яйцеклітин і регулярність менструального циклу.

Тривалий прийом депо-прогестинів вимагає додаткового прийому препаратів кальцію для профілактики остеопорозу.

Внутрішньоматкова система «Мірена», що містить левоноргестрел, чинить антиестрогенну дію, тому пригнічує ріст ендометрія, нерідко викликає аменорею (відсутність менструацій) і таким чином усуває больові відчуття в половини жінок, які страждають на ендометріоз. Овуляція при використанні «Мірени» пригнічується далеко не в усіх. Перевага цього методу лікування полягає в тому, що внутрішньоматкова система з левоноргестрелом може перебувати в порожнині матки до 5 років, продовжуючи свою лікувальну дію. Оскільки овуляція при цьому методі не повністю блокується, ризик виникнення ендометріом (шоколадних кіст) підвищується. У 5 % випадків внутрішньоматкова система самовилучається.

Даназол є похідним чоловічих статевих гормонів, тому викликає штучну менопаузу. Його широко застосовували для лікування ендометріозу приблизно 20 років тому і донині використовують у деяких країнах. Цей препарат має побічні ефекти, зокрема появу акне, гірсутизм, збільшення ваги, атрофію молочних залоз тощо. Є дані, що тривалий прийом даназолу підвищує ризик розвитку раку яєчників.

Агоністи гонадотропін-рилізинг-гормону — це нова група препаратів, які призначаються при неефективності інших ліків або, рідше, у комбінації з ними. Препарати цієї групи не повинні застосовуватись без додаткової фонової (замісної) гормональної терапії. На ринку існує декілька агоністів GnRH: бусерелін, гозерелін, лейпрорелін, нафарелін, трипторелін, дієногест та інші.

Оскільки ця група препаратів має виражену антиестрогенну дію, основним серйозним побічним ефектом є стан естрогенної недостатності (гіпоестрогенія), який може супроводжуватись приливами, сухістю піхви, безсонням, зниженням лібідо, а також зменшенням щільності кісток і втратою кальцію організмом (не завжди зворотною). Тому часто при лікуванні цими препаратами призначається замісна гормональна терапія (комбінація естрогенів і прогестерону), як це прийнято для лікування гіпоестрогенії у жінок у клімактеричному періоді.

Ці препарати викликають тривалу стійку аменорею, яка рідко супроводжується проривними кровотечами. Їх не можна приймати жінкам, які планують вагітність.

У низці країн проходять клінічні випробування інгібітори ароматази для лікування ендометріозу. Їх дія базується на пригніченні ферменту — ароматази, яку використовують ендометріоїдні осередки для вироблення власного естрогену.

Ці препарати можуть комбінуватись з іншими ліками не лише для лікування больового синдрому при ендометріозі, але й для запобігання утворенню кіст після застосування або скасування інших видів лікування.

Хірургічне лікування ендометріозу

Лікарі часто зловживають хірургічним лікуванням ендометріозу, зокрема лапароскопією. Вони проводять її у більшості жінок із хронічним болем у малому тазі. Проте лікування хронічного болю, особливо випадків дисменореї (болісні менструації), може бути розпочате й без хірургічного втручання — призначенням лікарських препаратів. Якщо медикаментозне лікування виявляється неефективним, тоді лапароскопія може бути проведена не лише з діагностичною метою, але і як хірургічний метод лікування.

Сучасні рекомендації щодо хірургічного лікування ендометріозу охоплюють лише дві групи пацієнток:

- Пацієнтки з болем у малому тазі:

  А) медикаментозне лікування яких виявилося неефективним;

  Б) мають протипоказання до медикаментозного лікування;

  В) відмовилися від медикаментозного лікування;

  Г) перебувають у стані, коли необхідно надати екстрену допомогу (розрив кісти яєчника, перекрут кісти на ніжці тощо);

Д) які страждають від інвазивної форми ендометріозу з ураженням кишечника, сечового міхура, сечоводів, нервів малого таза.

- Пацієнтки, у яких виявляють або підозрюють ендометріому яєчника:

  А) при наявності пухлини яєчника неясної природи;

  Б) які страждають на безпліддя та хронічний біль у малому тазі.

Жінки, у яких осередки ендометріозу виявлені під час хірургічного втручання випадково (наприклад, під час апендектомії), у лікуванні ендометріозу не потребують. Дослідження показують, що видалення осередків ендометріозу у жінок, які страждають на безпліддя, не підвищує рівень фертильності, тому жінкам, які планують вагітність, лапароскопія у більшості випадків не рекомендується.

4.4.5. Ендометріоз і безпліддя

Ендометріоз перетворився на комерційний діагноз у низці країн, оскільки діагностика та лікування цього захворювання можуть бути нескінченними на тлі страху жінки залишитися бездітною або ж відчувати сильний біль у майбутньому.

Безпліддя супроводжується вираженим негативним психоемоційним фоном. Саме в групі жінок, які мають труднощі із зачаттям дитини, проводять інтенсивне обстеження і частіше виявляють ендометріоз, ніж у групі здорових репродуктивно активних жінок.

Більшість жінок із безпліддям навіть не підозрюють, що в них є ендометріоз. І лише невелика частина насправді страждає від больового синдрому, який заважає вести регулярне статеве життя.

Через велику кількість спекуляцій на тему ендометріозу і фертильності було проведено чимало серйозних клінічних досліджень. Досі зв'язок між ендометріозом і безпліддям не доведено, хоча перші публікації на цю тему рясніли твердженнями, що ендометріоз викликає безпліддя. Але що краще стає якість проведення досліджень, то більше ми маємо достовірних даних. Ось що каже доказова медицина щодо поширених тверджень про вплив цього захворювання на фертильність:

• Стадія ендометріозу не впливає на перебіг і результат вагітності.
• Ендометріоз не впливає на якість яйцеклітин.
• Рівень лютеїнової недостатності не підвищений.
• Синдром лютеїнізації фолікула не трапляється частіше при ендометріозі.
• Якість ендометрія не страждає.
• Антиендометріальні антитіла можуть бути підвищені у поодиноких хворих на ендометріоз, але вони також підвищені у жінок з безпліддям без ендометріозу.
• Прохідність сперми матковими трубами не порушується через ендометріоз.
• Токсичний вплив ендометріозу на ембріон не підтверджено.
• Рецептори ендометрія в матці не пошкоджені — лише в ендометріоїдних вогнищах.
• Ендометріоз не підвищує рівень біохімічних вагітностей.

• Ендометріоз не підвищує рівень спонтанних втрат (викиднів і завмерлих вагітностей).

• Лікування 1—2 стадії ендометріозу не підвищує рівень зачаття.

• Прогестини, GnRH-агоністи, даназол — не підвищують рівень зачаття, а навпаки — знижують (через виникнення ановуляції).

• Хірургічне лікування ранніх стадій ендометріозу не підвищує рівень зачаття і вагітностей.

• Хірургічне лікування при поширених формах ендометріозу може підвищити рівень зачаття шляхом усунення больового синдрому й дискомфорту та поліпшення якості життя, зокрема статевого.

• ЕКЗ менш успішне при пізніх стадіях ендометріозу, але не через якість яйцеклітин.

Це далеко не всі факти про ендометріоз, які спростовують численні міфи навколо цього захворювання.

Ендометріоз не такий страшний, як про нього говорять. Відсутність скарг не потребує жодного гормонального чи іншого лікування цього захворювання. Не існує жодних профілактичних курсів лікування ендометріозу після видалення «шоколадних» кіст, лапароскопії, при плануванні чи після втрати вагітності.

Проблема деяких жінок, особливо тих, хто планує вагітність, полягає в тому, що вони надмірно «зациклені» на якомусь популярному, модному діагнозі, часто нав'язаному їм малограмотним лікарем, і фактично роками живуть у власній маленькій тісній клітці-в'язниці, витрачаючи час (життя!), гроші та здоров'я на нескінченні обстеження й лікування. Якщо серед моїх читачок є жінки, які застрягли в такій ситуації —

спробуйте переоцінити її, спробуйте поглянути на витрачені ресурси й час раціональніше.

Низький рівень знань про власний організм і процеси, що в ньому відбуваються — це чудовий ґрунт для створення страхів, які починають керувати життям жінки, роблячи її хронічно нещасною.

Якщо лікар протягом року не може полегшити ваші страждання — отже, це не ваш лікар. Проблема не в хворобі, а в нездатності лікаря поставити правильний діагноз і призначити правильне лікування. І якщо ви хочете дитину, а вам пригнічують роботу яєчників, не дослухаючись до вашого бажання — негайно змінюйте лікаря.

Розділ 5. Гормональна контрацепція

Гормональна контрацепція — така ж актуальна тема, як і тема замісної гормональної терапії, й обговорення її в суспільстві триває протягом останніх шістдесяти років. Вона заслуговує окремої книги, тому тут ми торкнемося лише найважливіших аспектів.

Близько 70 % жінок репродуктивного віку ведуть статеве життя, але не планують вагітність. Саме тому 80 % незапланованих вагітностей у недалекому минулому (близько 40–50 років тому) закінчувалися абортами. Завдяки появі великої кількості засобів контрацепції, зокрема гормональних контрацептивів, рівень абортів значно знизився в усіх розвинених країнах, але досі залишається високим (25–50 %). Зараз у світі проводиться близько 60 мільйонів абортів на рік, переважно в країнах із низьким соціально-економічним рівнем, де контрацепція недоступна більшості жінок і чоловіків через високу вартість.

Приблизно 18 % людей, які користуються контрацепцією, застосовують гормональні засоби. У країнах Європи, США та Канаді їх використовують до 30 % жінок.

Досі багато лікарів і їхніх пацієнток у ряді країн сприймають гормональну контрацепцію як «втілення зла», акцентуючи увагу на серйозних побічних ефектах, що виникають у деяких жінок при застосуванні цього виду контрацепції. Але історія і медична практика свідчать: у тих країнах, де рівень використання гормональної контрацепції низький, спостерігається надзвичайно високий рівень абортів, зокрема нелегальних. Кількість ускладнень через переривання вагітності значно перевищує кількість ускладнень через використання гормональної контрацепції. Тому «з двох лих» потрібно обирати менше — і в цьому плані гормони є найефективнішим засобом запобігання небажаній вагітності.

5.1. Трохи історії гормональної контрацепції

Як показує історія, науковців і лікарів цікавили стероїдні гормони не стільки з лікувальною метою, скільки як засіб контрацепції. Інтерес до пошуку гормонів був настільки великим, що вже на початку XX століття лише за два десятиліття з'явилися сотні статей на тему гормонів яєчників, і особливо жовтого тіла. Не всі з них були опубліковані в престижних наукових і медичних журналах, тому не всі доступні для вивчення сьогодні. Втім, колосальний інтерес науковців і лікарів до питань жіночої ендокринології вражає своїм масштабом. Інакше кажучи, про гормони яєчників знали задовго до виділення прогестерону в чистому вигляді.

Хоча в 30–40-х роках минулого століття не було комп'ютерів, інтернету, і обмін інформацією відбувався досить повільно, між вченими існував певний зв'язок, оскільки всі вони брали участь у серйозному змаганні в пошуках чудодійного контрацептиву, яким був і залишається прогестерон. Саме так — це не обмовка. Вміст жовтого тіла цікавив науковців винятково з точки зору запобігання вагітності.

Жовте тіло низки тварин було легкодоступним і дешевим біоматеріалом. Лікарі помітили, що під час вагітності жінки (як і самиці ссавців та інших представників тваринного світу) не можуть завагітніти повторно. Крім того, у вагітних припиняється менструація. Точно такий же ефект спостерігався, коли самицям тварин і жінкам вводили екстракт жовтого тіла: виникала псевдовагітність, припинялися менструації, і такі самиці та жінки втрачали здатність до зачаття. Екстракт жовтого тіла, який використовували для лікування болісних менструацій, доволі часто призводив до припинення менструального циклу, тобто до створення штучної менопаузи. Але найважливіше відкриття: менструальний цикл відновлювався після припинення лікування, і жінки могли завагітніти, тобто ефект був тимчасовим, а не постійним.

Подальші пошуки привели до думки, що під час вагітності виділяється речовина, яка також міститься в жовтому тілі й має потужну контрацептивну дію. І цією речовиною виявився прогестерон. Саме з отриманням синтетичного прогестерону розпочалася й розвинулася вся історія гормональної контрацепції — і її принципи не змінилися до сьогодні.

Основною контрацептивною речовиною в усіх без винятку гормональних контрацептивах є прогестин — синтетична форма прогестерону.

Потреба в гормональній контрацепції почала зростати в 20–30-х роках, коли активізувався феміністський рух, що підтримував емансипацію жінок, а отже, й їхнє право контролювати зачаття і народження дітей, так само як і сексуальну свободу. Кількість абортів почала стрімко зростати, хоча в багатьох країнах вони були заборонені (в деяких — досі), а лікарі, які проводили аборти, зазнавали переслідувань і покарань. Саме така зросла потреба у засобі, який міг би блокувати репродуктивну систему, пришвидшила пошук синтетичного прогестерону. Прогестерон уже був відомий, хоч і під іншими назвами, і про його контрацептивні властивості також знали. Лишалося лише отримати цю речовину у такій формі, щоб її застосування було зручним, а засвоєння — максимальним.

У 30-х роках минулого століття вчені отримали прогестерон, ідентичний людському гормону. Спершу це викликало певну ейфорію, але згодом — розчарування серед лікарів і хіміків, які з'ясували, що в такому вигляді, тобто у формі чистого прогестерону, цей гормон не має необхідної терапевтичної дії.

Ще 80 років тому стало відомо, що прогестерон дуже швидко розпадається, тобто метаболізується в організмі людини — за лічені хвилини. Інакше кажучи, прогестерон дуже швидко виводиться з організму. Вводити жінкам великі дози прогестерону у вигляді ін'єкцій щодня, а іноді й кілька разів на день, щоб створити контрацептивний ефект, виявилося справжнім абсурдом. А прийом прогестерону внутрішньо (через рот) виявився зовсім неефективним, оскільки він майже не засвоюється.

Отже, відкриття прогестерону спричинило хвилю розчарування — препарат довгі роки не мав практичного застосування, на відміну від його синтетичних аналогів.

Наприкінці 1938 року німецькі хіміки отримали першу оральну (таблетовану) форму синтетичного прогестерону — етістерон, що започаткував історію пероральних гормональних контрацептивів. Це означало, що такий вид прогестину добре засвоювався і не втрачав своєї дії, виконуючи контрацептивний ефект після потрапляння в шлунково-кишковий тракт у вигляді таблетки. Цей гестаген досі використовується в ряді країн.

У 1952 році в США з'явився перший гормональний прогестиновий контрацептив — норетінодрел (НЕТ). У 1960–1961 роках у США й Англії був ліцензований перший комбінований оральний контрацептив — еновид (1960 і 1957 роки відповідно), який містив не лише синтетичний прогестерон, а й синтетичний естроген. Еновид був присутній на ринку до 1988 року, поки його виробництво не припинили через надто високу дозу естрогенного компонента.

У 1940 році Маркер Рассел отримав прогестерон, молекулярна структура якого була ідентична людському, із діосгеніну батату (солодкої картоплі). Таке отримання гормону назвали напівсинтезом. Завдяки працям Персі Джуліана зі сировини рослинного походження почали отримувати й інші стероїдні гормони.

І лише у 1971 році вдалося синтезувати прогестерон, тобто отримати його в лабораторних умовах без використання рослинної або тваринної сировини. Це стало початком виробництва відносно дешевих гормональних контрацептивів і поштовхом до впровадження гормональної контрацепції по всьому світу.

До 1973 року синтез прогестерону у США контролювався урядом і становив лише трохи більше ніж 60 кг на рік. Але вже з 1975 року на ринку США з'явилося 13 видів гормональних препаратів, що містили естрогени й прогестини, зокрема прогестерон, виробництво якого досягло майже 12 тонн на рік у 1979 році.

Синтетичні замінники прогестерону з'явилися одночасно з відкриттям натурального прогестерону, і за ці майже сто років «ери прогестерону» було синтезовано сотні похідних прогестерону та інших стероїдних гормонів. Проте далеко не всі з них знайшли застосування в практичній медицині.

Сучасні прогестини є похідними прогестерону і тестостерону, а також інших стероїдів. Усі синтетичні прогестерони за структурою належать до стероїдних гормонів з 19 або 21 атомом вуглецю (С). Відмінності у структурі визначають різний вплив синтетичних прогестеронів на жіночий організм.

Вплив прогестинів на клітини й тканини людини відбувається за рахунок їхнього зв'язування з рецепторами прогестерону, але особливістю цих речовин є те, що вони можуть зв'язуватися з іншими стероїдними рецепторами швидше або в більшій мірі, тому активність і дія препаратів буде різною.

На сучасному ринку існує понад 500 найменувань і форм синтетичного прогестерону — прогестинів. Тим не менш, прогестерон і прогестини не знайшли широкого застосування в акушерстві, за винятком тих країн, де й досі домінує міф про користь прогестерону для збереження вагітності.

5.2. На чому ґрунтується дія гормональної контрацепції

Про те, що прогестерон і прогестини впливають на ендометрій, а також пригнічують дозрівання яйцеклітин, тобто мають прогестеронову дію, я вже згадувала на сторінках цієї книги. Якщо прогестерон приймати на початку менструального циклу, овуляція справді не відбудеться.

У публікаціях за останнє століття можна знайти кілька різних назв прогестерону та його «замінників», тобто речовин із прогестероновими та іншими властивостями.

У 1930 році німецький лікар-гінеколог Карл Клауберг, професор університету в Кенігсберзі (нині Калінінград), створив класифікацію синтетичних замінників прогестерону, увівши поняття «прогестини», «прогестагени», «гестагени», а також визначену шкалу їх біологічної активності на прикладі ендометрію кроликів.

Групу, що включає прогестерон та інші гормони зі схожими властивостями, називають прогестагенами. Часто в скороченому варіанті їх називають гестагенами. Слово «гестаген» означає «прогестаційний агент», тобто пов'язаний із вагітністю (гестацією). До цієї групи входять натуральний прогестерон, біоідентичні та синтетичні форми прогестерону, хоча в деяких джерелах прогестагенами називають тільки синтетичні форми, що є помилковим.

Прогестинами називають синтетичні форми прогестерону.

Існує чотири механізми дії прогестинів як засобу контрацепції:

1. **Порушення процесу овуляції** через пригнічення росту ЛГ та ФСГ у середині циклу. Слід знати, що в усіх протизаплідних гормональних таблетках та інших формах препаратів основний контрацептивний ефект забезпечується прогестагенним компонентом. Естрогени додають для забезпечення регулярності кровотечі відміни (для кращого росту ендометрія) та попередження кровотеч у середині циклу. Вони також можуть пригнічувати овуляцію, впливаючи на вироблення ЛГ та ФСГ гіпофізом, але тільки у високих дозах.

2. **Утворення густого шийкового слизу**, що перешкоджає потраплянню сперматозоїдів у порожнину матки (такий самий ефект має прогестерон під час вагітності, коли формується шийкова пробка).

3. **Порушення якості ендометрію**, який стає непридатним для імплантації. Такий ефект досягається шляхом пригнічення утворення та активації прогестеронових рецепторів, посилення росту стромальних клітин та зменшення кількості секреторних залоз ендометрію. Також спостерігається набряклість тканин ендометрію.

4. **Зменшення рухливості маткових труб та активності їх війок**. Саме цим пояснюється підвищений ризик позаматкової вагітності при застосуванні прогестинових препаратів у лікувальних цілях, особливо в другій половині циклу (ризик 5–6 %).

Попри те, що існує безліч прогестинів, усі вони без винятку мають вищеперелічені механізми контрацептивної дії, однак кожен гестаген може мати й специфічну дію як наслідок певної пропорції за силою прояву цих механізмів. Інакше кажучи, одні гестагени сильніше пригнічують овуляцію, інші — слабше; одні більше порушують якість ендометрію, інші — менше; деякі прогестини мають виражений антиандрогенний ефект, інші, навпаки, виявляють андрогенну дію тощо.

Різні біологічні властивості прогестинів можуть бути слабкими, вираженими (позитивними) або відсутніми (негативними). Сила впливу та прояв ефекту залежить від активності прогестинів щодо різних рецепторів.

Назва прогестину	Прогестеронові	Естрогенні	Протиестрогенні	Андрогенні	Противоандрогенні	Глюкокортикоїдні	Антимінералок ортикоїдні	Антигонадотропні	Добова доза для притнічення
Прогестерон	+	-	±	±	±	+	+	+	300
Прегнани									
Дидрогестерон	+	-	±	-	±	-	-	+	30−35
Медроксипрогестерон	+	-	+	+	±	+	±	+	10
Хлормадинона ацетат	+	-	+	±	+	±	±	+	1.5−2
Ципротерона ацетат	+	±	+	+	+	+	±	+	1
Мегестрола ацетат	+	±	+	±	±	+	±	+	10
Медроксипрогестерона ацетат	+	-	+	+	±	+	±	+	10
19-Норпрегнани									
Номегестрола ацетат	+	-	+	±	±	-	±	+	5
Промегестон	+	-	+	-	±	±	±	+	0.5
Тримегестон	+	-	+	-	±	±	±	+	0.5
Естрани									
Норэтистерон	+	+	+	+	-	±	-	+	0.5
Лінестріол	+	+	+	+	-	±	-	+	2
Нортиностерон	+	+	+	+	-	±	-	+	0.35

Гонани									
Левоноргестрел	+	-	+	+	-	-	-	+	0.05
Дезогестрел	+	-	+	±	±	-	-	+	0.06
Норгестимат	+	-	+	±	±	-	-	+	0.2
Гестоден	+	-	+	±	±	-	-	+	0.03
Диеногест	+	-	+	±	+	-	-	+	1
Дроспіренон	+	-	+	-	+	-	+	+	2

Позначення:

- + — позитивний ефект
- ± — слабкий позитивний ефект
- – — відсутній ефект

Вплив натурального прогестерону на прогестеронові рецептори прийнято за 100 %, а порівняльний аналіз впливу різних прогестинів виражається в цифрах, які показують, наскільки їхня дія на ці рецептори сильніша, ніж у прогестерону. Наприклад, левоноргестрел у 150 разів сильніший за прогестерон за впливом на прогестеронові рецептори, 3-кето-дезогестрел — у 150 разів, номегестрол — у 125 разів, промегестон — у 100 разів, гестоден — у 90 разів тощо.

Важливо розуміти, що ці показники порівняльної характеристики біологічного впливу прогестерону на рецептори є відносними, оскільки визначити в лабораторних умовах або безпосередньо в організмі тварин і людини ступінь впливу гормонів надзвичайно складно.

311

З урахуванням цих показників можна зрозуміти, чому так різняться дози гестагенів, які використовують із лікувальною та контрацептивною метою. Наприклад, якщо для пригнічення овуляції добова доза прогестерону повинна становити 300 мг, то добова доза різних прогестинів буде виражатися у надзвичайно малих кількостях — від 0,03 мг (у 10 000 разів менше дози прогестерону!) до 30—35 мг. Тому зловживання прогестинами (а іноді лікарі помилково комбінують різні прогестагени) може призвести до серйозних негативних наслідків.

Те саме можна сказати і щодо впливу прогестинів на інші стероїдні рецептори. Сила впливу синтетичних гормонів на різні рецептори визначена для багатьох прогестинів тими ж методами — порівнянням із впливом ряду стероїдних гормонів: тестостерону, естрадіолу, кортизолу тощо. Від цього також залежать побічні ефекти впливу гормонів на різні органи та системи органів.

5.3. Види гормональної контрацепції

На сучасному ринку існує велика кількість різних форм прогестинів. Часто їх класифікацію подають у вигляді поколінь. Виділяють **чотири покоління прогестинів**, але така класифікація не має популярності в повсякденній практиці лікарів.

Перше покоління прогестинів включає норетистерон, друге — норгестрел, левоноргестрел, третє — дезогестрел, гестоден, норгестимат, і четверте — дроспіренон (похідні спіронолактону). Кожне покоління має певні властивості, наприклад, третє слабко впливає на рівень жирів у плазмі крові порівняно з іншими, також має менші андрогенні властивості. Четверте покоління прогестинів характеризується мінералокортикоїдним ефектом, подібним до дії спіронолактону (діуретик і конкурент гормонів надниркиів, впливає на водно-сольовий обмін).

Ще до Другої світової війни було синтезовано норетинодрел — похідне тестостерону. Завдяки цьому першому синтетичному контрацептиву були створені оральні (таблетовані) контрацептиви в комбінації з синтетичним естрогеном. Існує два види синтетичних естрогенів, які використовують у комбінованих гормональних контрацептивах, але найчастіше до складу препаратів входить етинілестрадіол (ЕЕ).

Отже, одні прогестини можуть зв'язуватися з прогестероновими рецепторами, інші — з андрогенними, треті — з естрогенними. Крім цього, прогестини можуть зв'язуватися з мінералокортикоїдними і глюкокортикоїдними рецепторами. І залежно від типу зв'язку властивості прогестинів можуть бути прогестероновими, естрогенними, антиестрогенними, андрогенними, антиандрогенними, глюкокортикоїдними та антимінералокортикоїдними. Також прогестини можуть впливати на гіпофіз і пригнічувати вироблення гонадотропінів — чинити антигонадотропну дію.

Такі різні властивості гормонів важливо враховувати при виборі прогестину для призначення з лікувальною або контрацептивною метою, тобто підбір гормональних препаратів, зокрема гормональних контрацептивів, завжди має бути індивідуальним.

Сучасним жінкам пощастило, бо вибір гормональної контрацепції значно розширився. Існують препарати, що містять лише прогестини, а також комбіновані — із синтетичним естрогеном. Форма введення гормонів в організм жінки поділяє всі контрацептиви на такі групи:

Комбіновані:

- Оральні (через рот і шлунково-кишковий тракт) — таблетовані контрацептиви, які включають комбіновані оральні контрацептиви (КОК) і прогестини (міні-пілі). Упаковка гормонів містить від 21 до 28 таблеток, які приймаються щоденно.

- Черезшкірні — контрацептивний пластир. Накладається на шкіру раз на тиждень протягом 3 тижнів із перервою в 1 тиждень. Є комбінованим препаратом, що містить естрогени й гестагени.

- Вагінальні — вагінальне кільце, комбінований гормональний контрацептив. Використовується три тижні з перервою в один тиждень. На ринку з'явилося кільце, яке можна використовувати протягом року без перерв.

- Підшкірні — імпланти.

Чисто прогестинові:

- Внутрішньом'язові — ін'єкції, зазвичай вводяться кожні 3 місяці.

- Внутрішньоматкові — внутрішньоматкова гормональна система (спіраль), яка містить прогестин. Використовується протягом 5 років.

В окрему категорію виділяють екстрену контрацепцію, яка може проводитися кількома методами, включно з прийомом гормональних препаратів.

Поява на ринку такого різноманіття форм гормональних контрацептивів дозволяє краще враховувати уподобання жінок. Наприклад, деякі жінки погано переносять таблетовані форми або ж забувають приймати таблетки вчасно, тому вони можуть скористатися вагінальним кільцем або пластиром. Внутрішньоматкова система, що містить прогестин, успішно застосовується не лише з метою контрацепції, але й для покращення якості менструації у жінок, які страждають на маткові кровотечі.

Комбіновані оральні контрацептиви містять синтетичні дози естрогену і прогестерону. Залежно від дози естрогену говорять про мікродозовані, низькодозовані, середньодозовані та високодозовані КОК.

Мікродозовані та низькодозовані ОК зазвичай використовують молоді жінки, підлітки, а також жінки передклімактеричного віку. Середньодозовані ОК популярні серед жінок середнього віку, особливо тих, хто народжував. Високодозовані препарати застосовуються найчастіше з лікувальною метою, рідше — як контрацептиви.

Залежно від комбінації та дози гормонів ОК поділяють на монофазні, двофазні та трифазні. Монофазні ОК були одними з перших, вони містили високу дозу естрогенів, яка не змінювалася протягом усіх днів прийому препарату. Двофазні препарати мають дві різні дози гестагенів. У трифазних препаратів змінюються дози і естрогенів, і прогестинів.

Таке різноманіття видів, доз і форм гормональних контрацептивів може здатися надто складним для правильного підбору препарату. Але в більшості країн світу гормональні контрацептиви підбирає лікар з урахуванням багатьох факторів і обов'язково — протипоказань.

5.4. Ефективність гормональних контрацептивів

Гормональні контрацептиви вважаються високоефективними протизаплідними засобами, оскільки мають кілька механізмів дії. У літературі існують показники ефективності, які не завжди зрозумілі людям без медичної освіти. Більшість людей просто хоче знати, яка ймовірність випадково завагітніти. Однак розрахунків ефективності при прийомі гормонів протягом одного місяця не існує. Ефективність усіх гормональних контрацептивів обчислюється за рік їх використання.

Наприклад, у жінки молодого репродуктивного віку (20–30 років) ймовірність завагітніти протягом року становить 15 %. Це означає, що 15 жінок зі 100 цього ж віку протягом року регулярного статевого життя завагітніють.

Ефективність протизаплідних засобів визначається кількістю жінок, які завагітніли протягом року на тлі правильного використання контрацептиву.

Крім того, існує таке поняття, як ідеальне та типове використання препаратів. Під ідеальним використанням мається на увазі прийом контрацептивів за умов, коли створені всі передумови для їхнього максимального ефекту. Однак у реальному житті на засвоєння і метаболізм гормонів, у тому числі отриманих ззовні у вигляді лікарських засобів, впливають численні фактори: вага, харчування, швидкість обмінних процесів, наявність різних захворювань, прийом інших ліків, переносимість контрацептивів, дотримання режиму їх прийому тощо.

У світі не існує жодного протизаплідного засобу зі 100 % ефективністю, окрім утримання від сексу (абстиненції).

Для людей, які користуються контрацепцією (будь-якою), важливо знати про ефективність обраного методу саме при типовому його використанні, адже досягти ідеальних умов вкрай важко, хоча варто прагнути дотримуватися режиму, за якого контрацептивний ефект не знижується.

Вид гормонального контрацептиву	Ефективність за ідеального використання	Ефективність за типового використання	Жінки, які продовжують використовувати контрацептив протягом року
Комбіновані оральні контрацептиви (КОК)	98–99 %	91–95 %	50–85 % протягом 6 місяців; 60 % протягом року
Міні-пігулки (прогестини)	99 %	91 %	60–85 %
Пластир	99 %	91 %	50–67 %
Внутрішньоматкова система	99 %	99 %	88–93 %
Ін'єкції	99 %	94 %	56–58 %
Вагінальне кільце	99 %	91 %	50–67 %
Імпланти	99 %	99 %	83–85 %

Чому ефективність внутрішньоматкової системи й імплантів залишається високою? Тому що усунено суб'єктивний чинник (людський фактор) — гормональний препарат знаходиться всередині тіла і діє автоматично. Таким чином, контрацептиви тривалої дії є найефективнішими.

Варто пам'ятати, що 90 % випадків вагітності на тлі використання гормональних контрацептивів виникає через неправильне або нерегулярне їх застосування.

5.5. Коли і як починати прийом гормональних контрацептивів

Прийом будь-яких гормональних контрацептивів можна починати в будь-який день менструального циклу за умови, що вагітність виключена. Ті гормональні контрацептиви, прийом яких включає перерву в 7 днів (або прийом «пустушок»), створюють власний штучний цикл, який імітує природний. Такі цикли практично завжди будуть 28-денними, хоча природні (фізіологічні) цикли можуть тривати від 21 до 35 днів, при цьому можливі коливання в межах 7 днів в обидва боки. Ідеальні 28-денні цикли зустрічаються у жінок нечасто.

Тим не менш, для кращої ефективності гормонального засобу, особливо оральних контрацептивів, бажано почати прийом препарату:

- у перший день циклу (1-й день менструації);
- або з 1 по 6 день менструального циклу;
- або в першу неділю чи понеділок менструального циклу.

Такий початок прийому не потребує жодних додаткових контрацептивних заходів, доки гормони не почнуть діяти.

Якщо прийом гормонального засобу розпочато з 6 дня циклу, необхідно використовувати додаткові контрацептивні методи протягом 7–10 днів.

Прогестинові препарати бажано приймати з першого дня менструального циклу, при цьому використовують додаткові методи контрацепції протягом одного місяця.

Вагінальне гормональне кільце вводиться з 1 по 5 день менструального циклу.

Гормональні ін'єкції роблять у перші п'ять днів менструального циклу, повторюють їх зазвичай кожні 3 місяці (12 тижнів). Одна ін'єкція має контрацептивний ефект до 14 тижнів.

Імпланти вводяться під шкіру протягом перших 7 днів менструального циклу і зазвичай видаляються через 5 років. Це саме стосується і внутрішньоматкової гормональної системи.

Важливо розуміти, що додаткова контрацепція на початку прийому гормональних препаратів може бути різною і залежить від дози гормонів, форми їх введення та з якого дня циклу почато прийом.

Гормональну контрацепцію можна використовувати одразу після переривання вагітності (аборту) або через 6 тижнів після пологів.

5.6. Режим прийому контрацептивів

Ідея використання прогестинів за 28-денною схемою належить доктору Грегорі Пінкусу, який у 1950-х роках запропонував приймати гормональні таблетки протягом 21 дня, а протягом наступних 7 днів — плацебо, щоб спричинити кровотечу відміни, яка імітує природний менструальний цикл (до 1960 року як контрацептиви використовували лише синтетичні прогестерони).

Цікаво, що така схема була обрана з метою наблизити її до місячного циклу, щоб контрацептиви були морально прийнятними не лише для жінок і лікарів, а й для католицької церкви. Це було важливо, оскільки численні клінічні дослідження гормональних контрацептивів проводилися у країнах, де більшість населення сповідує католицизм. Дотепер 15 % католиків вважають гормональні контрацептиви неприйнятними.

Цей режим виявився дуже зручним, оскільки імітує природний менструальний цикл. Штучно викликані кровотечі відміни (так звані «штучні місячні») кожні 28 днів сприймалися як звичайні менструації й водночас були доказом відсутності вагітності.

До кінця 1970-х років у медичній літературі не існувало публікацій, що заперечували «класичну» схему прийому контрацептивів. Проте у 1977 році з'явилися перші дані щодо тривалішого безперервного застосування активних гормональних контрацептивних таблеток — протягом 84 днів — з метою зменшення кількості менструальних кровотеч.

Сучасні лікарі активно дискутують про те, чи потрібні жінці місячні взагалі, і якщо так — то як часто. Прихильники концепції «рідкісних менструацій» аргументують свою позицію тим, що жінки в країнах, що розвиваються, в середньому мають на 160 менструальних циклів менше (тобто понад 10 років без менструацій), ніж мешканки розвинених країн. Це зумовлено демографічними чинниками: вони пізніше починають менструювати, раніше та частіше народжують, а також довше годують дітей грудьми. Звісно, середня тривалість життя у таких жінок коротша, ніж у жінок із розвинених країн, проте вони рідше страждають на різні «жіночі хвороби», залежні від гормонального фону, зокрема рак молочної залози та ендометрія.

Прихильники «класичних менструацій» вважають, що регулярні 28-денні штучні цикли є більш прийнятними, адже не викликають у жінок страху чи тривоги з приводу можливої вагітності в разі, якщо «таблетки не подіють», а також зменшують потенційний вплив на організм. Проте насправді шкідливого впливу від безперервного прийому контрацептивів протягом трьох місяців не виявлено. Такий режим не завжди підходить здоровим жінкам, однак існує низка захворювань, за яких відсутність менструацій може суттєво покращити стан жінки.

До порушень менструальної функції належать болісні менструації (альгодисменорея або дисменорея), надмірні чи часті менструації, а також нерегулярні та рясні маткові кровотечі. Передменструальний синдром, хоча й не вважається захворюванням, у деяких жінок супроводжується вираженими симптомами. Ендометріоз також повністю залежить від гормональних коливань і наявності менструального циклу. Існує також циклічна мігрень, напади якої виникають перед місячними. У деяких випадках виникає потреба «перенести» менструальну кровотечу через певні життєві події (весілля, відпустка, канікули).

Саме тому використання гормональних контрацептивів в альтернативному режимі дозволяє змінювати тривалість циклу — це називають менструальною маніпуляцією або пригніченням менструацій.

Ряд сучасних досліджень показав, що близько 35 % жінок надають перевагу щомісячним кровотечам, а близько 50 % — відсутності менструацій. Часи змінюються, а з ними — смаки й уподобання.

Сучасні контрацептиви дозволяють створити штучну менопаузу або значно зменшити кількість і частоту кров'янистих виділень (імплантати, внутрішньоматкова система, ін'єкції), що є прийнятним для багатьох жінок, особливо тих, хто часто забуває регулярно приймати таблетовані форми гормональних контрацептивів.

5.7. Як правильно обирати вид контрацепції

Одне з найпоширеніших запитань, яке я чую від жінок: «Як правильно підібрати метод контрацепції?» Якщо враховувати всі наявні засоби запобігання вагітності (гормональні та негормональні), то алгоритм вибору залежить від багатьох чинників. Саме тому це найчастіше є прерогативою лікаря. Розгляньмо, що повинен враховувати лікар під час візиту жінки для вибору контрацепції:

• Вік жінки — дуже важливий для оцінки ймовірності зачаття
• Частота статевих актів (чи є потреба у тривалій контрацепції)
• Кількість статевих партнерів і необхідність профілактики інфекцій, що передаються статевим шляхом
• Особисті вподобання жінки з урахуванням її розуміння, чому той чи інший метод підходить саме їй
• Бажання користуватися контрацептивами регулярно (щоденно) чи періодично — цей фактор є важливим для вибору між щоденними оральними контрацептивами та

контрацептивами тривалої дії (ін'єкції, внутрішньоматкова система, імпланти)
• Тривалість, на яку потрібна контрацепція (кілька днів, місяць, рік тощо). Гормональні контрацептиви зазвичай призначають жінкам, які не планують вагітність принаймні протягом одного року
• Наявність системних або інших захворювань
• Маса тіла жінки — надзвичайно важливий чинник при призначенні гормональної контрацепції
• Наявність додаткових показань для призначення гормональних контрацептивів
• Наявність протипоказань до використання гормональних контрацептивів.

Усю цю інформацію лікар збирає під час бесіди з жінкою. Слід розуміти, що призначення контрацептивів, зокрема гормональних, починається не з огляду або обстеження, а саме з розмови, під час якої лікар з'ясовує важливі питання, щоб вирішити, який саме метод контрацепції підійде конкретній жінці з урахуванням її побажань. Іншими словами, індивідуальний підхід завжди є ключовим при виборі засобу запобігання вагітності.

Універсального методу контрацепції, який би підходив усім жінкам, не існує.

Наступним етапом вибору контрацептиву може бути оцінка фізичного стану жінки та її репродуктивної системи (за потреби). Гінекологічний огляд не завжди обов'язковий, особливо якщо в жінки немає скарг чи обтяженого анамнезу, що могли б ускладнити використання контрацепції, і якщо вона вже проходила огляд протягом останніх 6–12 місяців. Лікар може запропонувати додаткові обстеження (УЗД, низку лабораторних аналізів), якщо є така потреба. Найголовніше — не пропустити ті стани або захворювання, які є протипоказаннями до конкретного методу контрацепції.

У багатьох країнах рекомендується пройти скринінг на низку небезпечних станів, таких як рак молочної залози, яєчників, шийки матки, а також на інфекції, що передаються статевим шляхом, включно з ВІЛ. Проте такі обстеження не є обов'язковими, і жінка має право від них відмовитися.

Обстеження, які лікар має провести перед призначенням контрацептиву:

- Гінекологічний огляд (у дзеркалах та бімануальне обстеження) — при призначенні внутрішньоматкової спіралі (будь-якої, зокрема гормональної), діафрагми, шийкового ковпачка, вагінального кільця
- Вимірювання артеріального тиску — при призначенні комбінованих оральних контрацептивів (КОК)

Лабораторні аналізи не є обов'язковими, хоча можуть бути призначені за необхідності. Йдеться про визначення рівня глюкози, ліпідів, печінкових ферментів, гемоглобіну, коагулограму. Завжди враховується маса тіла жінки, особливо у разі наявності ожиріння.

Коли метод контрацепції обрано, завдання лікаря — обговорити його з жінкою, звернувши увагу не лише на позитивні сторони, а й на можливі побічні ефекти. Дуже часто лікарі не обговорюють ускладнення, які можуть виникати при використанні різних методів контрацепції.

Найвищий рівень побічних ефектів і ускладнень (зокрема серйозних) спостерігається при застосуванні гормональної контрацепції, оскільки йдеться про стероїдні гормони.

Вкрай важливо виключити вагітність, особливо в другій половині циклу або при затримці менструації. Якщо немає впевненості, що жінка не вагітна, слід провести тест на вагітність або визначити рівень ХГЛ у крові.

Більшість жінок можуть почати використання контрацептивів, зокрема гормональних, практично одразу після візиту до лікаря. Хоча, як зазначалося вище, перевагу зазвичай надають початку менструального циклу, однак якщо жінка потребує термінової контрацепції, і при цьому вагітність виключена, препарат можна застосовувати одразу. У таких випадках може знадобитися контрольний тест на вагітність через 4 тижні.

Вибір контрацептиву — це більше, ніж просто медична наука, якою повинен володіти лікар. Це мистецтво — задовольнити потреби жінки щодо запобігання вагітності з найменшим ризиком для її здоров'я.

5.8. Як довго можна приймати гормональні контрацептиви

Оскільки репродуктивний період у сучасних жінок подовжився, а менопауза настає у старшому віці, багатьох хвилює питання: як довго можна приймати гормональні контрацептиви, особливо після 40 років? Коли саме варто припинити їх вживання? Адже на фоні прийому гормональних контрацептивів складно визначити, чи зникла функція яєчників і чи настала фізіологічна менопауза.

Сучасні рекомендації вказують, що жінкам після 40 років найчастіше підходять прогестини — контрацептиви без естрогенного компонента. Вважається, що такі препарати можна приймати до 55 років, коли в більшості жінок настає природна менопауза. Також підходять низькодозовані комбіновані оральні контрацептиви (КОК).

Щоб вчасно виявити настання клімактеричного періоду на фоні прийому гормональної контрацепції, після 45 років рекомендується періодично (раз на пів року) визначати рівень фолікулостимулювального гормону (ФСГ). Спадковий анамнез (вік, у якому в матері настала менопауза) може допомогти приблизно спрогнозувати вік менопаузи у жінки, хоча такий прогноз не є точним.

Ближче до 55 років рівень ФСГ потрібно визначати частіше. Якщо два показники ФСГ з інтервалом щонайменше один місяць становлять понад 30 МО/л, це свідчить про фізіологічну недостатність яєчників, тобто настання менопаузи. У таких випадках жінка може продовжити прийом прогестинів ще протягом одного року (або двох років, якщо менопауза настала до 50-річного віку).

Досить часто прогестинова контрацепція доповнюється замісною гормональною терапією (ЗГТ), або жінка повністю переходить на ЗГТ за потреби, припинивши прийом прогестинів.

5.9. «Підводні камені» гормональних контрацептивів

Для чого створені гормональні контрацептиви? Власне, сама назва «контрацептиви» вказує на їхнє основне призначення — запобігання вагітності. Але як стероїдні гормони (а це справді гормони!), вони належать до групи лікарських засобів.

Я вже згадувала раніше, що прогестини, які входять до складу гормональних контрацептивів, окрім прогестероноподібної дії, можуть мати й інші ефекти, взаємодіючи з різними рецепторами в тканинах і органах. Завдяки цьому вони можуть чинити лікувальний вплив при деяких станах.

Багато гормонів — естрогени, тестостерон, прогестерон — використовувалися як лікарські засоби практично з моменту їх відкриття, хоча й обмежено, оскільки їхня роль у функціонуванні організму тоді ще не була повністю зрозумілою.

Нині численні синтетичні аналоги гормонів успішно застосовуються для лікування найрізноманітніших захворювань, не лише гінекологічних чи ендокринних.

Гормональні контрацептиви також почали використовувати з лікувальною метою, але зазвичай у жінок, яким одночасно була потрібна і контрацепція.

Чи приносять гормональні контрацептиви користь, окрім запобігання вагітності? До позитивних властивостей гормональної контрацепції належать:

• регуляція менструального циклу (але не в усіх випадках);
• зменшення обсягу менструальних виділень (до 50 %);
• зменшення болісності менструацій;
• зменшення проявів акне;
• зменшення гірсутизму (надмірного оволосіння);

• зниження ризику анемії;
• послаблення передклімактеричних симптомів;
• підвищення щільності кісткової тканини;
• зниження ризику раку ендометрія;
• зниження ризику раку яєчників;
• зменшення запалення органів репродуктивної системи;
• уповільнення росту фіброміом;
• зменшення болю при ендометріозі;
• усунення овуляторного синдрому;
• зниження ризику розвитку ревматоїдного артриту.

Позитивний ефект від прийому гормональних контрацептивів може зберігатися до 15 років після завершення їх використання, за умови тривалого прийому — понад 5 років.

Проте, крім переваг, гормональна контрацепція має й недоліки. Саме вони часто переважають за кількістю та виразністю проявів, через що багато жінок припиняють прийом гормональних контрацептивів через побічні ефекти.

Гормональна контрацепція, особливо у формі таблеток, — це один із найпопулярніших і найприбутковіших продуктів сучасної фармацевтичної індустрії. Стрімке зростання продажу гормональних засобів відбулося за останні 20—25 років завдяки зміні ставлення лікарів до цього виду контрацепції. Якщо наприкінці минулого століття до комбінованих оральних контрацептивів (КОК) ставилися як до серйозних стероїдних препаратів і не рекомендували їх широко використовувати, то нині чимало лікарів є представниками фармацевтичних компаній, які виробляють гормональні контрацептиви, і отримують значну винагороду за їхнє просування та призначення, а також за призначення інших гормональних препаратів.

Бажання жінок контролювати настання вагітності й фінансовий інтерес лікарів відіграли надзвичайно важливу роль у широкому поширенні гормональних контрацептивів.

Коли жінкам рекомендують гормональні контрацептиви, вони зазвичай чують лише схвальні відгуки. Більшість інформації є або викривленою, або відверто неправдивою. Проте ваблять обіцянки «омолодження яєчників», «профілактики зморшок», «збереження оваріального резерву». Гормональні таблетки почали сприйматися як цукерки. Цікаво, що самі жінки побоюються щодня їсти цукерки — вони солодкі, «шкідливі» для здоров'я. Але стероїдні гормональні препарати вони приймають щоденно — задля запобігання вагітності або з інших причин.

Якщо ви наберете в пошуковій системі запит «гормональна контрацепція», отримаєте тисячі посилань на хвалебні статті та відео, тексти яких часом майже дослівно повторюються. Але я почну з простого запитання: скільки жінок, які використовують гормональні контрацептиви, читали інструкцію до таблеток? Наскільки зрозуміло лікар пояснив не лише переваги гормональної контрацепції, а й побічні ефекти та можливі ускладнення? І чому у списку протипоказань стільки захворювань, які часто трапляються серед жінок репродуктивного віку?

Знайти достовірну інформацію про те, скільки жінок припиняє використання гормональної контрацепції через побічні ефекти та більше ніколи до неї не повертається, практично неможливо — навіть у професійній медичній літературі.

Трохи вище, в описі ефективності гормональних контрацептивів, у таблиці наведено дані щодо відсотка жінок, які користуються гормональною контрацепцією протягом одного року. Виявляється, велика частина жінок припиняє прийом гормонів уже протягом першого року. Чому? Прихильники гормональної контрацепції стверджують, що основною причиною є висока вартість препаратів. Проте статистичний аналіз у ряді країн, де рівень використання гормональної контрацепції є найвищим, свідчить, що фінансовий чинник — не головна причина.

Основною причиною припинення прийому гормональних препаратів є велика кількість побічних ефектів.

Дані про кількість жінок, які припиняють прийом гормональних контрацептивів, залишаються вкрай нечіткими. Клінічні дослідження, що вивчають ефективність контрацептивів, щедро фінансуються виробниками препаратів. Але хто буде фінансувати дослідження, присвячені ускладненням від прийому гормонів і причині, чому жінки відмовляються від гормональної контрацепції?

Наприклад, за узагальненими даними американських досліджень, лише 15–85 % жінок продовжують приймати комбіновані оральні контрацептиви (КОК) після шести місяців використання. Досить великий розрив між 15 % і 85 %! За іншими даними, протягом року близько 60 % жінок припиняють прийом гормонів. Повторю ще раз: ці відомості надто суперечливі й неточні. Але ж саме така інформація надзвичайно важлива — як для пацієнток, так і для лікарів.

Дуже важливий чинник, який зазвичай не беруть до уваги, — це **вага тіла**! Фактично, доза всіх гормональних контрацептивів розрахована на вагу тіла близько 70 кг. Для низки препаратів гранична вага жінки не повинна перевищувати 90 кг, оскільки їхня ефективність суттєво знижується. Надто худі жінки, навпаки, можуть частіше стикатися з побічними ефектами. У жінок з ожирінням часто розвивається метаболічний синдром, який супроводжується порушенням обміну жирів і глюкози, а також швидким набором зайвої ваги.

Отже, «підводні камені» застосування гормональної контрацепції полягають у побічних ефектах і ризиках, які можуть призводити до серйозних ускладнень, небезпечних для життя жінки. Які це ризики?

• **Венозна тромбоемболія** — ризик підвищується у 3– 4 рази при застосуванні низькодозованих КОК і вдвічі при прийомі прогестинів.
• **Тромбоз артерій**, що може призвести до інфаркту міокарда або крововиливу в мозок, підвищується у 2–3 рази, особливо при високих дозах естрогенів, курінні, артеріальній гіпертензії та інших факторах ризику серцево-судинних захворювань.
• **Рак молочної залози** — ризик зростає у 1,5 раза в жінок, які почали приймати гормональні контрацептиви в молодому віці. Цей ризик зберігається до 10 років після припинення прийому.
• **Рак шийки матки** — ризик зростає у 1,5 раза при

використанні гормональної контрацепції протягом 5 років і більше; за наявності інших чинників ризику негативний ефект посилюється.

• **Жовчнокам'яна хвороба** — ризик підвищується у 1,5 раза протягом перших п'яти років прийому оральних контрацептивів.

Прийом гормональних контрацептивів також може погіршувати перебіг або сприяти розвитку таких захворювань, як артеріальна гіпертензія, цукровий діабет, хвороби печінки, мігрень, системний червоний вовчак, депресія, кандидоз.

Найпоширеніші побічні ефекти при застосуванні гормональної контрацепції:

• нерегулярні кровотечі — у 10–30 % випадків при прийомі КОК, 35–45 % — для прогестинів, 7–8 % — для вагінального кільця, 18 % — для пластиру;
• аменорея (відсутність менструацій) — 2–3 % при КОК;
• біль і набухання молочних залоз — до 30 % при КОК, 3 % при вагінальному кільці;
• збільшення маси тіла — 35 % при КОК;
• зміни настрою — до 30 % при КОК;
• зміни шкіри (наприклад, хлоазма);
• нудота — 4,5 % при вагінальному кільці;
• головний біль — 12 % при вагінальному кільці;
• зниження лібідо — до 40 % при КОК;
• акне;
• місцеві шкірні реакції — 20 % при використанні пластиру;
• вагініти — 13,7 % при вагінальному кільці;
• порушення зору — 27 % при прийомі КОК.

Дані про негативні сторони прийому гормональної контрацепції є надзвичайно строкатими, адже у світі існує дуже багато форм таких препаратів. У більшості випадків побічні ефекти не фіксуються офіційно, так само як і реальна кількість жінок, які припиняють використання гормональної контрацепції.

Гормональні контрацептиви не впливають на фертильність жінки, однак відновлення овуляторних циклів у третини жінок може зайняти від 3 до 12 місяців.

Останніми роками спостерігається зростання кількості жінок, особливо молодого віку, з **синдромом гіперпригнічення гонадотропної функції гіпофіза**. Це, як правило, ятрогенний синдром, який виникає внаслідок прийому високодозованих КОК та деяких інших гормональних контрацептивів, або ж через тривалий прийом гормонів у надто молодому віці, коли ще формується остання ланка регуляції менструального циклу.

Найчастіше матері підлітків приводять своїх дочок до гінеколога через нерегулярний менструальний цикл, хоча в більшості випадків це є нормою для підліткового віку. Багато лікарів призначають комбіновані оральні контрацептиви (КОК) нібито для регуляції циклу, що часто призводить до пригнічення функції гіпофіза та вимкнення вироблення гонадотропінів у режимі, необхідному для природного циклу. Лікувати такий синдром складно. Молоді жінки з тривалими аменореями потрапляють у замкнене коло: їм знову призначають КОК, начебто для відновлення циклу, і продовжується пригнічення функції гіпофіза. Цей самий синдром спостерігається і після тривалого застосування КОК з контрацептивною метою.

Але найбільший «підводний камінь» — це протипоказання до застосування гормональної контрацепції, які мають брати до уваги як лікарі, так і пацієнтки. Високий рівень ускладнень (насамперед тромбози) та чималий перелік протипоказань призвели до того, що в ряді країн лікарям пропонують запровадити обов'язкову практику отримання письмової інформованої згоди на використання будь-якої гормональної контрацепції. Жінки повинні знати, що вони приймають стероїдні лікарські препарати, які мають великий перелік побічних ефектів і протипоказань.

Абсолютними протипоказаннями до застосування будь-якого виду гормональної контрацепції є:

• захворювання, що супроводжуються підвищеним ризиком тромбоутворення, особливо в активній фазі;
• піхвові кровотечі невстановленого походження;
• гостра або хронічна печінкова недостатність;
• гостра або хронічна ниркова недостатність;
• наявний або підозрюваний рак молочної залози;
• наявна або підозрювана вагітність.

Гормональна контрацепція також протипоказана або потребує особливої обережності в таких випадках:

• куріння (понад 15 сигарет на день) у жінок віком понад 35 років;
• артеріальна гіпертензія (КОК можуть застосовуватися лише з гіпотензивною терапією);
• серцево-судинні захворювання (включно з перенесеним інфарктом чи інсультом);
• цукровий діабет (низькодозовані КОК можуть

застосовуватись під контролем рівня глюкози та ліпідів);
• дисліпідемії та гіперліпідемії (можна використовувати контрацептиви, які не впливають на обмін жирів);
• епілепсія (протисудомні препарати знижують ефективність КОК — потрібні високодозовані форми);
• жовчнокам'яна хвороба;
• гепатити, цироз — у гострій формі є абсолютним протипоказанням; при нормальних функціональних печінкових показниках прийом можливий;
• запальні захворювання кишківника (виразковий коліт, хвороба Крона) — епізоди діареї можуть суттєво знижувати ефективність контрацепції;
• мігрень — особливо небезпечне застосування високодозованих КОК;
• системний червоний вовчак — можливе лише використання прогестинових контрацептивів.

Ще зовсім недавно грудне вигодовування до 6 тижнів вважалося абсолютним протипоказанням до прийому КОК, але завдяки наявності низькодозованих форм гормонів жінка може використовувати їх і під час лактації. Зазвичай початок прийому гормональних контрацептивів рекомендують із 6 тижня після пологів — саме в цей період може відновитися овуляція.

У ряді країн зростає популярність комерційного тестування на різні види тромбофілії, особливо серед вагітних жінок або тих, хто планує вагітність. У багатьох випадках їм призначають терапію гепарином. Контроль згортання крові в післяпологовому періоді часто не проводиться. Але парадоксальними залишаються рекомендації щодо використання гормональної контрацепції до вагітності або після пологів.

5.10. Що ще повинні знати жінки про гормональну контрацепцію

Оскільки ця книга присвячена не лише питанням контрацепції, велика кількість інформації залишиться поза її межами. Але, завершуючи тему гормональної контрацепції, необхідно згадати про міфи, які її оточують. Міфів і чуток надзвичайно багато, і їм буде присвячено окрему книгу. А поки що — кілька достовірних фактів про гормональну контрацепцію:

• жінки, які приймають КОК, можуть мати штучні менструації, проривні кровотечі або взагалі не мати менструацій. Усе це вважається нормальним явищем;
• ні КОК, ні інші гормональні контрацептиви не знижують здатність жінки мати дітей у майбутньому;
• гормональні контрацептиви не спричиняють вроджених вад у новонароджених, якщо жінка завагітніла на фоні їх прийому;
• жінки віком понад 35 років можуть використовувати гормональну контрацепцію, якщо у них немає протипоказань;
• робити перерви в прийомі гормональних контрацептивів не потрібно, якщо вони задовольняють потреби жінки;
• не існує спеціальних схем скасування гормональних контрацептивів, включно з прогестинами і прогестероном;
• змінювати вид гормональних контрацептивів у перші три місяці через побічні ефекти не рекомендується — потрібно або продовжувати прийом препарату, або повністю припинити, залежно від ситуації;
• не потрібно змінювати гормональний контрацептив лише тому, що «організм звик» до певного препарату,

якщо немає скарг;

• жінка може приймати гормональні контрацептиви до настання менопаузи, якщо не курить і не має протипоказань;

• яєчники не «відпочивають» і не «омолоджуються» під час прийому КОК;

• КОК не зменшують частоти утворення функціональних кіст і не лікують ці кісти;

• вагінальне кільце, пластирі, ін'єкції, гормональна ВМС, імпланти належать до тієї ж групи гормональних контрацептивів, що й КОК, і тому мають ті самі побічні ефекти та можливі ускладнення;

• контрацептивний пластир не відклеюється під час фізичної активності чи потіння;

• з пластиром можна приймати душ, ванну, відвідувати сауну, баню, плавати в басейні;

• вагінальне кільце можна виймати на 3 години (наприклад, якщо воно заважає під час статевого акту), однак часте виймання знижує його контрацептивну ефективність;

• прийом гормональних контрацептивів перед плануванням вагітності не підвищує ймовірності зачаття;

• сучасні гормональні контрацептиви не збільшують частоти багатоплідної вагітності після їх скасування;

• для досягнення контрацептивного ефекту немає потреби комбінувати різні види гормональних засобів, так само не потрібна жодна додаткова контрацепція, якщо препарат приймається згідно з інструкцією;

• жоден із гормональних контрацептивів не має переваги над іншими — це лише різні форми доставки гормонів до організму жінки. Усі вони мають свої недоліки, а за ідеального використання ефективність усіх гормональних препаратів становить 99 %.

На цьому ми завершуємо тему гормональної контрацепції та переходимо до не менш цікавої — ролі гормонів під час вагітності.

Розділ 6. Вагітність і гормони

Уявити вагітність без гормонів, особливо без прогестерону, неможливо. У багатьох джерелах прогестерон називають «гормоном гестації» — тобто гормоном, який передує й сприяє виникненню та підтриманню вагітності.

Без сумніву, вагітність — це стан прогестеронізації, якщо можна так висловитися. Це царство прогестерону. Проте значення прогестерону для зачаття та вагітності часто подається у спотвореному вигляді, що призводить до зловживання цим гормоном з метою «корекції» різних особливостей перебігу вагітності.

У попередніх розділах вже неодноразово згадувалося про стан вагітності, зокрема про роль окремих гормонів у забезпеченні її успішного розвитку. У цьому розділі ми продовжимо розкривати таємниці гормонального фону вагітності.

6.1. Як гормони впливають на зачаття

Вагітність виникає внаслідок зачаття, тобто запліднення жіночої статевої клітини (яйцеклітини) чоловічою статевою клітиною (сперматозоїдом).

Але саме по собі зачаття ще не гарантує настання вагітності. Для цього потрібно, щоб запліднена яйцеклітина успішно прикріпилася до слизової оболонки матки та почала в ній розвиватися. Настання вагітності підтверджується клінічно за допомогою низки методів. Варто зазначити, що далеко не кожне зачаття завершиться вагітністю — точніше, близько 70–80 % випадків запліднення не будуть успішними та не завершаться народженням дитини.

Процес зачаття — це складний, багатоступеневий і послідовний механізм, у якому беруть участь два біологічно різні організми — чоловічий і жіночий. Навіть незначне порушення на будь-якому з етапів може призвести до невдалого або дефектного запліднення чи до безпліддя.

Потрапивши до піхви жінки, сперма повинна бути не лише якісною, але й пройти через низку змін (такі зміни відбуваються у сперматозоїдів усіх ссавців після потрапляння до піхви самки). У всьому еякуляті здорового чоловіка лише близько 10 % сперматозоїдів активуються — саме вони набувають здатності до запліднення. Решта сперматозоїдів не мають такої активності.

Далі, в ампулярній частині маткової труби, відбувається проникнення активного сперматозоїда під оболонки яйцеклітини.

На словах цей процес може здаватися простим, але насправді він супроводжується виробленням багатьох біологічно активних речовин, формуванням складних взаємозв'язків і передачею численних сигналів між чоловічими та жіночими клітинами.

А тепер повернімося до матки. Коли сперматозоїди потрапляють у матку та наближаються до входу в маткові труби, їм потрібен певний «путівник», який допоможе знайти яйцеклітину, що вийшла з яєчника. Виявилося, що таким «маяком» є прогестерон.

Цікаво, що фолікулярна рідина, отримана з фолікулів одних видів тварин, здатна приваблювати сперматозоїди інших видів. Цей феномен не залежить від виду тварини.

Підкреслимо: цілеспрямований рух сперматозоїдів спостерігається лише тоді, коли вже відбулася овуляція і в одній із маткових труб перебуває жива жіноча статева клітина — яйцеклітина. Безпосередньо перед розривом домінантного фолікула в ньому фіксується висока концентрація прогестерону — значно вища, ніж у крові жінки. Коли фолікул розривається, з нього виходить не лише зріла яйцеклітина, але й рідина, що містить прогестерон.

Маткові труби з боку яєчника мають розширення, що нагадує воронку лійки, та містять спеціальні вирости — фімбрії або війки, якими вистелена внутрішня поверхня труби. Оскільки труби прилягають до яєчників майже впритул, після овуляції яйцеклітина разом із більшою частиною вмісту фолікула потрапляє у воронку маткової труби. Таким чином, у тій трубі, де відбулася овуляція, концентрація прогестерону буде набагато вищою, ніж у протилежній (одночасна овуляція в обох яєчниках — рідкісне явище, найчастіше спостерігається після штучної стимуляції овуляції). Причому чим ближче до яйцеклітини — тим вища концентрація прогестерону.

Молекули прогестерону блискавично впливають на кальцієві канали сперматозоїда, підвищуючи рівень кальцію всередині клітини, особливо в її хвостику, від якого залежить рухливість сперматозоїда. Цей процес відбувається без участі генетичної регуляції, оскільки зрілі статеві клітини несуть лише половинний набір хромосом, а отже — генів. До того ж, на відміну від головки, хвостики сперматозоїдів не реагують на естрогени (зокрема, естрадіол).

Не всі сперматозоїди реагують на прогестерон однаково. Реакція клітин залежить від кількості рецепторів на їхній поверхні. Тому й на підвищення концентрації прогестерону чоловічі статеві клітини реагують по-різному.

Передня частина головки сперматозоїда має спеціальне покриття, яке складається зі специфічних маленьких структур-органел — щось на кшталт ковпака або шапочки. Ця структура називається акросомою. Акросома містить велику кількість ферментів (ензимів).

Акросома відіграє надзвичайно важливу роль у проникненні сперматозоїда до яйцеклітини — цей процес називають акросомною реакцією. Під час контакту з яйцеклітиною сперматозоїд «приклеюється» до неї завдяки акросомі, яка потім руйнується, вивільняючи велику кількість ферментів.

Акросомна реакція залежить від наявності прогестерону, естрадіолу та низки інших важливих речовин. У складі акросоми є прогестеронові рецептори, але вони відрізняються від кальцієвих каналів-рецепторів, які розміщені в хвостику сперматозоїда.

У природі процес зачаття потребує гармонії та синхронізації всіх етапів — у часі, кількості, пропорціях, включно з швидкістю просування сперматозоїдів, їх кількістю та якістю.

Запліднена яйцеклітина рухається по матковій трубі до матки, проходячи кілька етапів поділу клітин — так виникає зародок. Цей процес триває від 4 до 6 днів.

Приблизно через 30 годин після запліднення яйцеклітини сперматозоїдом відбувається перший поділ, від якого значною мірою залежатиме перебіг усієї вагітності. Коли зародок досягає стадії з 16 клітин, відбувається диференціація клітин і їх збільшення в розмірах. На цьому етапі зародок називають морулою, і саме в такому вигляді він потрапляє до порожнини матки.

Поділ клітин триває, і як тільки всередині моруди з'являється рідина, ембріон отримує назву бластоциста. Бластоциста містить примітивні ворсинки — хоріон (звідси й назва гормону — «хоріонічний гонадотропін»), за допомогою яких починається процес імплантації.

6.2. Що потрібно для здорового виношування вагітності

Кожна жінка, яка планує або вже виношує вагітність, прагне народити здорову дитину. Як я вже писала раніше, рівень втрат запліднених яйцеклітин дуже високий. Основна кількість втрат ембріонів відбувається ще до появи клінічної вагітності, яку визначають за зростанням рівня хоріонічного гонадотропіну (ХГЛ) і результатами ультразвукового дослідження.

Потрібно усвідомити важливий факт: високі втрати ембріонів на ранніх термінах вагітності трапляються не лише в людей, а й у тваринному світі — це частина природного відбору, і керувати цим процесом неможливо. Єдине, що залишається — прийняти цей факт, яким би сумним він не здавався.

Фертильність тварин у сільському господарстві вивчена набагато глибше, ніж у людей: репродуктивні технології для підвищення плодючості тварин почали застосовувати приблизно на 30 років раніше. Наприклад, відомо, що понад 60 % вагітностей у корів перериваються на ранніх термінах, причому до 80 % цих втрат припадає на перші дні розвитку ембріона та імплантації (між 8-м і 16-м днем після зачаття). Подібні показники характерні й для людей.

Що впливає на загибель плода? Це генетичні, фізіологічні, ендогенні чинники та фактори зовнішнього середовища (екзогенні), причому найважливішу роль відіграють саме генетичні порушення. Якщо є дефект на генетичному або хромосомному рівні, нормальний розвиток плода неможливий. Високий рівень генетичних та хромосомних аномалій спостерігається як у тварин, так і в людини.

Закони природи єдині для всіх живих істот — усе нежиттєздатне відсіюється. Помилково ставити людину на вищий щабель у плані продовження роду. Навпаки, саме у людини з'явилося багато обмежень для репродукції: рівень фертильності нижчий, ніж у тварин, а багатоплідна вагітність вважається патологією, а не нормою, через специфіку перебігу вагітності. Збільшення розміру мозку, а отже — голови, призвело до того, що пологи в людини проходять із більшими труднощами та численними ускладненнями.

Вік — ворог номер один для природного зачаття. Про те, що з віком фертильність знижується, знали завжди. Саме тому шлюби укладалися у ранньому віці — в період статевого дозрівання або одразу після нього. У 1895 році американський лікар доктор Дункан опублікував наукову працю, присвячену зачаттю, безпліддю та їх взаємозв'язку з віком жінки.

За останні п'ятдесят років середній вік жінок, які починають планувати вагітність, зріс і становить 30—37 років у багатьох країнах. До цього часу у жінок уже з'являються ознаки вікової яєчникової недостатності: функція яєчників поступово згасає, а фолікулярний резерв істотно зменшується. Якість статевих клітин також значно погіршується, що позначається не лише на процесі зачаття, а й на подальших етапах розвитку заплідненої яйцеклітини — її поділі та здатності до імплантації.

А як же гормони впливають на вагітність? Про дію деяких гормонів уже йшлося в попередніх розділах, тож зараз я хочу звернути увагу саме на статеві гормони, зокрема прогестерон. Їх вплив залежить від терміну вагітності — і саме це визначає її результат.

Дослідження на тваринах показали: видалення яєчників у перші дні або тижні вагітності призводить до уповільнення просування ембріонів матковими трубами, їх загибелі, порушення імплантації. Однак виявилося, що саме естрадіол відіграє ключову роль у транспортуванні плодового яйця — більшу, ніж прогестерон. Введення естрадіолу після видалення яєчників у тварин нормалізує переміщення ембріонів трубами, але не підвищує їх життєздатності в матці — навіть за наявності додаткового прогестерону.

Прогестерон також бере участь у просуванні плодового яйця трубами. У разі відсутності естрогенів (після видалення яєчників) він покращує транспортування ембріона в порожнину матки, а також диференціацію бластоцисти. Проте жоден із гормонів — ані естрадіол, ані прогестерон — не має переваги в забезпеченні нормального імплантаційного процесу. Навпаки, дослідження підтвердили, що в природі важливо саме взаємодія цих двох гормонів. Без неї вагітність або не настане, або не зможе розвиватися.

Взаємодія естрогенів і прогестерону є ключовою умовою прогресу вагітності. Це пояснюється тим, що обидва гормони впливають як на ембріон, так і на статеву систему жінки. І якщо порушується їх баланс — через дефіцит або надлишок одного з них — вагітність або не настає, або переривається (через загибель ембріона чи недостатню підготовку репродуктивних органів).

Жоден лікар, учений чи дослідник досі не знає, яким має бути здоровий баланс між цими двома гормонами — естрадіолом і прогестероном.

Рівні цих гормонів у крові жінки не відображають цього балансу, оскільки вказують лише на кількість, а не на співвідношення, і можуть змінюватися не лише щодня, а навіть щогодини — за законами природи, які досі залишаються невідомими для медицини. Те, що природа вважає нормальним балансом, може не відповідати медичним поняттям, і навпаки — те, що лікар вважає нормою, може бути відхиленням для конкретної жінки в конкретній вагітності.

Численні дослідження на тваринах і людях, які тривають уже понад 70 років, спростували багато теоретичних гіпотез щодо значення статевих гормонів і прогестерону, проте лікарі досі керуються ними в практиці.

На виношування вагітності впливають численні чинники. Їх я детально розглядаю у своїй книзі «*9 місяців щастя. Настільний посібник для вагітних жінок*». Якщо вас цікавить саме ця тема, раджу звернутися до згаданої книги.

6.3. Як змінюється гормональний фон під час вагітності

Вивчаючи гормональні процеси в організмі жінки, особливо під час планування вагітності та в період самої вагітності, я якось жартома сказала: життя людини починається в «гормональному розсолі». Спершу яйцеклітина дозріває у фолікулі, заповненому гормонами у високих концентраціях — прогестероном, тестостероном, естрогенами. Згодом плацента починає виробляти величезну кількість гормонів — дозу, яку не витримав би жоден організм, якби всі ці гормони одразу потрапили в кровотік жінки. У крові плода також надзвичайно високі концентрації гормонів, які він отримує через плаценту. Розгляньмо цей «гормональний розсіл» детальніше.

6.3.1. Прогестерон

Роль прогестерону в різних функціях жіночого організму вже неодноразово згадувалась у цій книзі. Я також присвятила цьому унікальному гормону чимало наукових публікацій.

Раніше вже зазначалося, що в невагітної жінки прогестерон виробляється жовтим тілом, яке формується після овуляції з розірваного фолікула. Цей тип прогестерону називають лютеїновим, підкреслюючи його джерело. У попередніх розділах також йшлося про плацентарний прогестерон, який синтезується плацентою та необхідний для підтримання вагітності і для того, щоб плід міг виробляти власні гормони.

Жовте тіло вагітності

Жовте тіло вагітності — це не що інше, як звичайне жовте тіло яєчника, яке утворюється

після овуляції. До моменту імплантації жовте тіло виробляє прогестерон незалежно від наявності плодового яйця. Проте з надходженням перших сигналів про настання вагітності (через кілька можливих механізмів, у тому числі за допомогою специфічних речовин) жовте тіло продовжує функціонувати. Воно залишається активним доти, доки не відбудеться **лютеально-плацентарний перехід**, і плацента не почне синтезувати власний прогестерон (про це згадувалося раніше).

нг/мл

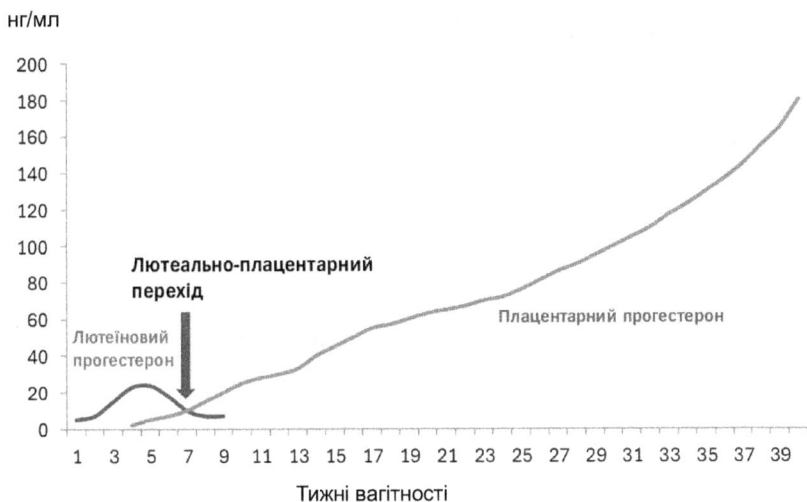

200
180
160
140
120
100
80
60
40
20
0

Лютеально-плацентарний перехід

Лютеїновий прогестерон

Плацентарний прогестерон

1 3 5 7 9 11 13 15 17 19 21 23 25 27 29 31 33 35 37 39

Тижні вагітності

Ще понад шістдесят років тому було відомо, що прогестерон є головним гормоном, який виробляється яєчниками. Саме тоді вдалося отримати прогестерон у чистій кристалічній формі. Однак правильне розуміння ролі жовтого тіла довгий час залишалося обмеженим.

Екстракти жовтого тіла зазвичай отримували з яєчників тварин — від дрібних (миші, пацюки) до великої рогатої худоби. У вагітних корів жовте тіло має великі розміри і форму кісти — так звані лютеоми. Саме з коров'ячих яєчників було вперше отримано прогестерон у твердій формі.

Проте в ті часи ні лікарі, ні біохіміки ще не знали, що у вагітних самок різних видів тварин прогестерон виробляється по-різному: в одних — головним чином жовтим тілом вагітності, в інших — плодом і плацентою. Наприклад, у корів нормальний перебіг вагітності повністю залежить від прогестерону жовтого тіла. У свиней джерелом прогестерону є як жовте тіло яєчників, так і плацента. У овець — перша половина вагітності підтримується прогестероном жовтого тіла, але після 122 днів до 90 % прогестерону вже виробляється плодом і плацентою.

Отже, у кожного виду ссавців джерела прогестерону під час вагітності різні, як і його роль. Спроба змоделювати вагітність у людини за аналогією з вагітністю у корів призвела до помилкових висновків.

Ранні експерименти на різних моделях тварин у 1920–30-х роках показали, що видалення яєчників на ранніх термінах вагітності призводить до її переривання. Це дозволило вченим і лікарям зробити припущення, що саме речовина, яку виробляє жовте тіло, відповідає за виникнення та підтримку вагітності.

Перші дослідження значення жовтого тіла проводилися на тваринах понад 70 років тому, а за участю жінок — понад 50 років тому, на зорі розвитку репродуктивної медицини. Саме результати цих давніх досліджень стали основою сорокарічної клінічної практики застосування прогестерону після процедур ЕКЗ (екстракорпорального запліднення) та інших методів допоміжних репродуктивних технологій (АРТ). Проте питання тривалості прийому прогестерону залишалося відкритим і спричиняло чимало дискусій серед лікарів.

Дослідження 1970–80-х років показали, що видалення жовтого тіла до 7-го тижня вагітності призводить до зниження рівня прогестерону та втрати вагітності. Натомість видалення жовтого тіла після 8-го тижня не впливає на рівень прогестерону і не призводить до викидня. Це підтверджує, що лютеїновий прогестерон (з жовтого тіла) активно продукується лише до 7–8-го тижня вагітності. Призначення прогестерону до 7 тижнів після лютеоектомії (видалення жовтого тіла) може запобігти втраті вагітності, але лише за умови, що плодове яйце є життєздатним.

Значно пізніше, з розвитком репродуктивної медицини, з'ясувалося, що прогестерон жовтого тіла підтримує вагітність лише до 4–5-го тижня (тобто перші три тижні після зачаття). Уже до 7–8-го тижня головним джерелом прогестерону стає плацента.

Вплив прогестерону на інші гормони

Оскільки рівень прогестерону під час вагітності зростає, автоматично підвищується і рівень його похідних — насамперед статевих гормонів, зокрема жіночих.

Прогестерон стимулює вироблення гормону росту як у гіпофізі матері, так і в гіпофізі плода. Активне зростання плода залежить від достатнього рівня цього гормону. Існує ще два важливі гормони, які за структурою дуже схожі на гормон росту та також стимулюють ріст тканин: у жіночому організмі це пролактин, а в плаценті — плацентарний лактоген. Під час вагітності концентрація цих гормонів значно підвищується.

Молочні залози у вагітної жінки починають збільшуватися в розмірах, готуючи організм не лише до виношування дитини, а й до її грудного вигодовування у перший рік життя. Прогестерон і пролактин, мов брат і сестра, спільно стимулюють цей процес росту і підготовки.

Підвищення рівня прогестерону сприяє зростанню кількості багатьох інших важливих гормонів, що необхідні для нормального розвитку плода. Не слід боятися підвищення цих гормонів — тим більше не варто втручатися в цей тонкий процес за допомогою медикаментів для його «корекції».

Будь-яке втручання в складну систему гормональної взаємодії між організмами матері та дитини може завершитися перериванням вагітності.

Прогестерон і прогноз перебігу нормальної вагітності

Отже, якими методами користуються лікарі для прогнозування перебігу вагітності? Найчастіше це питання є актуальним у сфері репродуктивної медицини, зокрема після ЕКЗ та інших допоміжних репродуктивних технологій, адже всі ці процедури дуже дороговартісні, а питання успішного досягнення вагітності є надзвичайно важливим.

Було розроблено велику кількість протоколів для контролю прогресу вагітності, проте жоден з них не має вирішальної переваги й не є високоінформативним методом, який можна було б рекомендувати до повсюдного використання на практиці.

Одним із перших тестів для прогнозування вагітності було визначення рівня прогестерону до зачаття у другій фазі циклу, а також на 4–8-му тижні вагітності. Проте згодом виявилось, що такий тест є ненадійним. Чому?

• Рівні прогестерону коливаються протягом усього менструального циклу.
• Рівень лютеїнового прогестерону може бути низьким навіть за наявності нормального циклу й не впливати на зачаття чи імплантацію.
• У здорових жінок менструальні цикли можуть супроводжуватися дуже різними рівнями лютеїнового прогестерону — від низьких до високих.
• Жовте тіло вагітності та вироблення прогестерону регулюються чинниками, пов'язаними із самим плодом, зокрема сигналами, які надходять із життєздатного плодового яйця. Це означає, що при патологічному зачатті або порушенні імплантації додаткове введення прогестерону не покращує ситуацію.
• Повний лютеально-плацентарний перехід відбувається на 7–8-му тижні вагітності. До цього часу рівень лютеїнового прогестерону знижується, а рівень плацентарного прогестерону зростає.
• Регуляція вироблення плацентарного прогестерону не залежить від організму жінки, а повністю контролюється плацентою. Вона також не залежить від плода, адже це автономний процес.
• Додаткове введення екзогенного (лікарського) прогестерону не впливає на рівень плацентарного прогестерону і не використовується ні плацентою, ні плодом.

Таким чином, визначення рівня прогестерону як до настання вагітності, так і після, має дуже низьку прогностичну цінність і в сучасному акушерстві не використовується.

Якщо процес імплантації порушений, цілком логічно, що жовте тіло і плацента вироблятимуть менше прогестерону. Проте порушення імплантації ніколи не буває без причини, і найчастіше ця причина — неякісне плодове яйце.

У випадку багатоплідної вагітності визначення рівня прогестерону на ранніх термінах також не є ефективним методом прогнозування, адже до 7–8-го тижня в крові жінки домінує лютеїновий прогестерон, а кількість хоріонів і плодів не впливає на синтез прогестерону жовтим тілом. До 10-го тижня різниці у виробленні прогестерону між одно- і багатоплідною вагітністю не спостерігається.

Після 10-го тижня рівні прогестерону можуть значно відрізнятися в різних жінок, тому їх визначення втрачає практичну цінність, особливо враховуючи, що переважна більшість спонтанних втрат вагітності, включно з багатоплідними, відбувається до 8 тижнів.

Прогестерон і прогноз вагітності за наявності кров'янистих виділень

Якщо визначення рівня прогестерону не дає змоги передбачити перебіг вагітності за відсутності кров'янистих виділень або болю, чи може такий аналіз бути практично корисним у жінок, які звертаються зі скаргами на кровотечу, що часто класифікується як загроза викидня? І чи можна за рівнем прогестерону виявити позаматкову вагітність?

Більшість лікарів вважає нормальними показниками прогестерону до 14 тижнів вагітності від 3,2 до 11 нг/мл (або 10–35 нмоль/л), хоча часто мінімальним нормальним рівнем вважається 5 нг/мл (16 нмоль/л).

Аналіз великої кількості клінічних досліджень показав, що:

- якщо у жінок із кров'янистими виділеннями, болем і невизначеними УЗД-ознаками (тобто не вдається встановити місце імплантації або наявність ембріона з серцебиттям) рівень прогестерону нижчий за 3,2 нг/мл, то ймовірність завмерлої вагітності становить 99 %;

- якщо рівень перевищує 6 нг/мл, ймовірність завмерлої вагітності становить приблизно 44 %;

- загалом, при рівні менше 6 нг/мл, ймовірність завмирання ембріона досягає 74–75 %.

Однак щодо діагностики позаматкової вагітності, визначення рівня прогестерону не виявилось ефективним.

У вагітних жінок із кров'янистими виділеннями або болем, в яких УЗД підтвердило наявність внутрішньоматкової вагітності, мінімально нормальним рівнем прогестерону вважається 10 нг/мл. При цьому:

- у 97 % жінок із прогестероном нижчим за 10 нг/мл була діагностована завмерла вагітність;

- у 37 % жінок із прогестероном вище 10 нг/мл також було зафіксовано завмирання.

Чим вищий рівень прогестерону, тим складніше точно передбачити, чи вагітність розвивається, чи завмерла. І навпаки — що нижчий рівень, тим важче його точно виміряти, але тим вища ймовірність відсутності життєздатної вагітності через загибель ембріона.

Хоча було створено багато графіків і таблиць, які демонструють зв'язок між рівнем прогестерону та ймовірністю розвивальної або завмерлої вагітності, вони не отримали широкого практичного застосування через низку причин — зокрема, через варіативність результатів залежно від типу аналізу (загальний, вільний, зв'язаний прогестерон; в плазмі чи сироватці крові).

Отже, одноразове визначення рівня прогестерону може мати діагностичну цінність лише у випадку підозри на завмерлу вагітність, особливо за наявності кровотечі та болю внизу живота у поєднанні з невизначеними УЗД-ознаками.

Проте цей метод абсолютно неефективний у діагностиці:

- позаматкової вагітності,

- нормальної розвивальної вагітності,

- спонтанного викидня.

У жінок зі скаргами (кров'янисті виділення та біль), але без даних УЗД, визначення рівня прогестерону не є надійним методом діагностики живої чи завмерлої вагітності, тому не рекомендується більшістю лікарів.

Важлива додаткова інформація про прогестерон

Про прогестерон можна написати окрему книгу — і кожного разу, щойно така праця буде завершена, з'являються нові дослідження та рекомендації від професійних медичних товариств. На сторінках мого офіційного сайту та в соціальних мережах я намагаюся донести ці нові дані до якомога більшої кількості людей.

Інформації справді дуже багато, тому наведу лише кілька тез, навколо яких існує найбільше непорозумінь і міфів:

• Терапії для «збереження вагітності» не існує, тому прогестерон не призначають у першому триместрі при кровотечах, гематомах або болях у нижній частині живота.

• Прогестерон не призначають у разі патологічної вагітності — порожнього плодового яйця, завмерлої вагітності.

• У сучасному акушерстві не комбінують різні форми прогестерону (таблетки, ін'єкції, вагінальні свічки).

• Надмірно високі дози прогестерону можуть блокувати прогестеронові рецептори, пригнічуючи вироблення і дію власного гормону — це може порушити перебіг вагітності.

• Хоча прогестерон можуть призначати жінкам із повторними спонтанними викиднями (три й більше втрат вагітності на ранніх термінах), його ефективність низька.

• Вагінальні форми прогестерону використовуються після ЕКЗ та іноді після інших допоміжних репродуктивних технологій як підтримувальна терапія. Тривалість застосування зазвичай 15 днів, рідше — до 6–8 тижня вагітності.

• Спеціальних схем для відміни прогестерону не існує. Жінка може припинити його прийом одразу, і це не зашкодить нормальному розвитку вагітності.

• Вагінальні форми прогестерону застосовують при вкороченій шийці матки (менше 2,5 см) у жінок із втратою вагітності в минулому — зазвичай із 16 до 32–34 тижня вагітності. Рекомендовані дози досі залишаються предметом дискусій.

• Вагінальні форми прогестерону можуть

застосовуватись для профілактики передчасних пологів у жінок, які мали такі пологи в минулому через коротку шийку матки.

• Після 34-го тижня вагітності прогестерон не застосовується в жодній формі.

• Таблетовані форми прогестерону майже не засвоюються у вагітних жінок, тому перевагу надають вагінальним формам.

• Прогестерон більше не використовується для зупинки передчасних пологів (як токолітик), бо його ефективність виявилася низькою.

6.3.2. Чоловічі статеві гормони при вагітності

Вагітність — це абсолютно незвичний, унікальний стан жіночого організму, який супроводжується колосальними змінами тіла, зокрема на гормональному рівні. Чомусь останні десятиліття вагітність розглядається деякими лікарями як хвороба, яка потребує численних обстежень і «корекції», оскільки лабораторні аналізи не вкладаються в жодні норми для невагітної жінки. Проблема в тому, що багато лабораторій не мають референтних значень показників для різних триместрів вагітності.

Вагітність — не хвороба. Дійсно, багато рівнів біологічних маркерів крові змінюються протягом дев'яти місяців, включаючи рівні чоловічих статевих гормонів. Під впливом росту естрогенів збільшується кількість білка, який зв'язує тестостерон — SHBG, тому підвищення рівня тестостерону при нормальній вагітності починається дуже швидко — через два тижні після зачаття. Джерелом підвищення тестостерону в цей період є яєчники, зокрема жовте тіло вагітності.

При вагітності підвищується рівень загального тестостерону завдяки збільшенню фракції зв'язаного тестостерону. Однак рівень вільного тестостерону залишається без змін до третього триместру (28 тижнів вагітності), а потім підвищується в два рази. Джерело підвищення рівня тестостерону в цей період невідоме. Очевидно, джерел може бути кілька, як з боку матері, так і з боку плода. У жінок, вагітних хлопчиками, концентрація тестостерону незначно вища, ніж у жінок, вагітних дівчатками.

У третьому триместрі вагітності збільшується рівень андростендіону. DHEA-S також підвищується з початком вагітності, однак вважається, що його джерелом є плід. З другої половини вагітності рівень цього гормону значно знижується, тут велику роль відіграє плацента. При цьому рівень вільного тестостерону залишається незмінним до третього триместру, а далі його підвищення практично не впливає на тканини-мішені.

Концентрація андрогенів у крові вагітної жінки в три-чотири рази вища концентрації цих гормонів у пуповині дитини.

Незважаючи на підвищення рівнів загального і вільного тестостерону в плазмі крові вагітної жінки, більшість жінок і плодів захищені від впливу андрогенів, і ознаки гіперандрогенії у них не з'являються. Існує кілька механізмів такого захисту: концентрація білка SHBG збільшується, підвищений рівень прогестерону пригнічує чутливість андрогенних рецепторів і перетворення попередників тестостерону на тестостерон, плацента може перетворювати тестостерон на естрогени (естрон і естрадіол). Вважається, що існує досить міцний плацентарний бар'єр, який не дозволяє тестостерону матері проникати в кров'яне русло плода.

Підвищений рівень андрогенів у матері не впливає на розвиток плодів-хлопчиків. Гіперандрогенія може впливати тільки на плодів-дівчаток. Оскільки розвиток зовнішніх статевих органів у дівчаток відбувається на 7–12 тижні вагітності, це найнебезпечніший період негативного впливу андрогенів. Після 12 тижнів ризик виникнення збільшеного клітора (клиторомегалії) значно знижується, зрощення статевих губ не спостерігається.

Гіперандрогенія при вагітності не впливає на виношування і до переривання вагітності не призводить.

Найпоширенішим джерелом підвищення андрогенів у вагітної жінки є лютеоми — доброякісні пухлиноподібні утворення яєчників, коли відбувається масивний ріст лютеїнових клітин. Це хибні пухлини, оскільки вони з'являються при вагітності і самостійно зникають після пологів. Лютеоми можуть досягати великих розмірів (від 1 до 25 см), але в середньому 6–10 см. У половині випадків лютеоми знаходять на обох яєчниках. Нерідко на УЗД видно осередки крововиливів усередині пухлини. Лікування цього стану відсутнє — вагітну жінку просто спостерігають. У виняткових випадках можливе хірургічне видалення пухлини.

Тека-лютеїнові кісти — друге джерело підвищення андрогенів у вагітних жінок. Вони з'являються найчастіше при багатоплідних вагітностях, трофобластичній хворобі (міхурцевий занос, хоріонепітеліома) та при діабеті у матері. У жінок із синдромом полікістозних яєчників також можуть спостерігатися тека-лютеїнові кісти в період вагітності. На відміну від лютеом, кісти не є пухлинами, а являють собою своєрідні резервуари, що містять рідину.

Третім джерелом підвищення рівнів андрогенів у вагітних жінок є застосування синтетичних гормонів — прогестинів і андрогенів.

Таким чином, випадки істинної гіперандрогенії у вагітних жінок — вкрай рідкісне явище.

6.3.3. Жіночі статеві гормони і вагітність

Естрогени необхідні для розвитку плода. Вони збільшують кровотік у судинах, особливо в маткових, що автоматично підвищує доставку кисню і поживних речовин до зростаючого плода.

Перші 5–6 тижнів вагітності жовте тіло є ексклюзивним виробником естрогенів для плоду, що розвивається, зокрема 17β-естрадіолу. З кінця першого триместру цей гормон виробляють плід і плацента, і його рівень у крові матері підвищується в 300 разів до завершення вагітності (з 0,1 нг/мл до 30 нг/мл). 17β-естрадіол виконує роль стимулятора кровотоку, інші естрогени менш активні в цьому відношенні. Естрогени також регулюють вироблення прогестерону плацентою, стимулюють ріст молочних залоз (разом із прогестероном), розвиток і функцію наднирників у плода.

Плацентарний естріол з'являється в крові матері зазвичай на 9-му тижні вагітності. Рівень цього гормону підвищується навіть більше, ніж естрадіолу — з 0,01 нг/мл у невагітних жінок до 30 нг/мл перед пологами (майже в 3000 разів). Між 35-м і 40-м тижнями вагітності концентрація гормону підвищується дуже швидко (стрибкоподібно), що свідчить про зміну гормонального фону перед пологами і підготовку матки до пологів. Естрон, як і естрадіол, перші 4–6 тижнів виробляється яєчниками, наднирниками і частково жировою тканиною жінки. Пізніше плацента стає основним джерелом циркулюючого в крові жінки естрону. Його рівень підвищується в 100 разів до кінця вагітності (від 0,3 нг/мл до 30 нг/мл до пологів).

Звичайно, підвищення естрогенів у вагітних жінок також індивідуальне, рівні можуть коливатися в межах 2–30 нг/мл протягом усієї вагітності зі значним підвищенням до пологів.

Визначення рівнів естрогенів у вагітних жінок практичного застосування не знайшло. Однак визначення одного з видів естрогенів — некон'югованого естріолу (uE3) є частиною пренатального генетичного скринінгу.

6.3.4. Плацентарний лактоген

Плацентарний лактоген ще називають хоріонічним соматотропіном або хоріонічним гормоном росту, підкреслюючи його тісний зв'язок з людським гормоном росту, хоча за силою впливу на клітини цей гормон у 100 разів слабший за гормон росту. Назва «лактоген» говорить про те, що за дією цей гормон

361

близький до пролактину. Таким чином, плацентарний лактоген є ще одним стимулюючим гормоном для молочних залоз жінки.

Плацентарний лактоген, як і прогестерон, впливає на рівень цукру в крові матері — кров у вагітних жінок, особливо у стані стресу, стає більш «засахареною», що є важливою ланкою в забезпеченні зростаючого плода необхідною енергією і поживними речовинами. У минулому за рівнем плацентарного лактогену намагалися визначити прогноз вагітності, особливо за наявності деяких ускладнень. Але такий метод виявився неефективним, і його перестали застосовувати в практичному акушерстві.

6.3.5. Пролактин і вагітність

Між пролактином, ендометрієм і виникненням вагітності існує тісний взаємозв'язок. Активність ендометріального пролактину і пролактинових рецепторів важливі в передачі сигналів у період децидуалізації ендометрія та імплантації. Нестача ендометріального пролактину в період імплантації спостерігається у жінок, які страждають на безпліддя і повторні спонтанні викидні. Такі ж результати отримані при вивченні ролі пролактину ендометрія на тваринних моделях.

У жінок, які страждають на ендометріоз, також спостерігається порушення засвоєння пролактину. Достовірних даних про те, що ендометріоз підвищує ризик спонтанних абортів, все ж таки не існує. Підвищення рівня пролактину під час вагітності бере участь у рості молочних залоз і їхній підготовці до лактації.

Найвищі рівні пролактину — перед пологами, наприкінці третього триместру. Передбачається, що пролактин може брати участь у механізмі запуску пологів.

6.3.6. Хоріонічний гонадотропін людини

Наявність гормонів вагітності, зокрема хоріонічного гонадотропіну людини (ХГЛ), є невід'ємною частиною самої вагітності. Цей вид гормону домінує тільки при вагітності. Сама назва говорить про те, що ХГЛ є похідним хоріона — тієї частини плодового яйця, з якої потім утворюється плацента. Слово «гонадотропін» говорить про його хімічну спорідненість з гонадотропінами гіпофіза (ФСГ і ЛГ). Хоріонічний або плацентарний гонадотропін можна виявити в деяких приматів, але він відсутній в інших ссавців.

Визначення рівня ХГЛ має практичне значення на ранніх термінах вагітності не тільки для встановлення її наявності, але й для того, щоб переконатися в її прогресі, і в більшості випадків застосовується для діагностики позаматкової вагітності.

Хоріонічний гонадотропін людини (ХГЛ) виробляється клітинами плодового яйця, тобто це не материнський (жіночий гормон), хоча в дуже малих кількостях його можуть знаходити в крові поза станом вагітності. Навіть за відсутності ембріона в плодовому яйці (порожнє плодове яйце) рівень ХГЛ у жінки може бути підвищеним. При ряді пухлин яєчників і іноді інших органів може також вироблятися ХГЛ.

Особливість ХГЛ у тому, що він складається з двох субодиниць — альфа і бета: субодиниця α-ХГЛ має таку ж будову, як і аналогічні субодиниці інших гормонів жіночого організму: лютеїнізуючого, фолікулостимулюючого, тиреотропного; субодиниця β-ХГЛ відрізняється унікальною будовою і характерна для ХГЛ вагітності. Тому найчастіше в сироватці крові визначається саме β-ХГЛ.

Цей гормон повинен досягти певної концентрації, щоб його можна було виявити в сироватці крові, де він з'являється на 7–8-й день після зачаття, тобто на 21–23-й день менструального циклу, а в сечі — на 8–9-й день після зачаття. Рівень ХГЛ підвищується до 10–12-го тижня, після чого його ріст уповільнюється, а потім спостерігається нове підвищення після 22 тижнів.

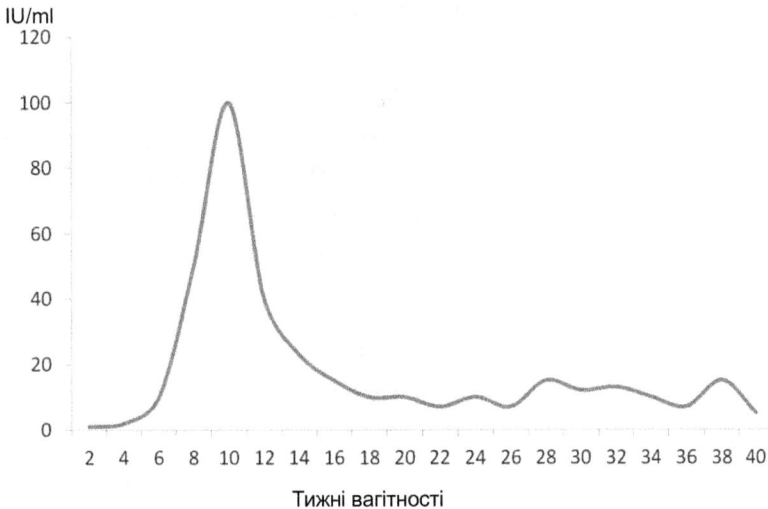

Тижні вагітності

Показники нижче 5 мОд/мл вважаються негативними щодо вагітності, а всі показники вище 25 мОд/мл — позитивними.

Дуже багато лікарів прийняли за стандарт подвоєння рівня ХГЛ кожні два дні як індикатор такої, що розвивається, вагітності. Виявилося, що подвоєння може відбуватися і повільніше, а ріст ХГЛ у 1,4 раза кожні два дні також є нормальним показником. До того ж, така прогресія в рості гормону спостерігається тільки в перші тижні (4–5) вагітності.

У 85 % вагітних жінок подвоєння рівня ХГЛ відбувається кожні 48–72 години. Досягнувши максимальних рівнів на 9–10-му тижні, вироблення ХГЛ знижується і після 16 тижнів залишається на рівні показників 6–7 тижнів вагітності. У другій половині вагітності рівень цього гормону становить лише 10 % від максимальних показників у 10 тижнів.

За рівнем ХГЛ термін вагітності ніколи не визначається!

Рівні ХГЛ коливаються в такому великому діапазоні, що визначити істинний термін вагітності за ними неможливо: від 23 до 4653 мМО/мл на 4-му тижні і від 114 до 45800 мМО/мл на 5-му тижні. У однієї й тієї ж жінки рівень ХГЛ при кожній новій вагітності може бути абсолютно різним. До того ж, низка станів вагітності і багатоплідна вагітність можуть супроводжуватися підвищеними рівнями ХГЛ. З практичної точки зору точний термін вагітності має бути відомий до визначення рівня ХГЛ.

Яке ще практичне значення має визначення рівня ХГЛ? Визначення рівня β-ХГЛ може бути корисним діагностичним методом щодо спонтанних викиднів і позаматкової вагітності, але недостатнім для прогнозування перебігу вагітності за наявності живого плода в порожнині матки. Хоча рівні ХГЛ і прогестерону взаємопов'язані, їх визначення для прогнозу вагітності також виявилося малопоінформативним.

Попри неточність у прогнозі перебігу вагітності, визначення рівнів прогестерону або ХГЛ, або обох гормонів досі застосовується на практиці, оскільки інших надійних прогностичних методів не існує.

Яку роль відіграє ХГЛ для вагітності? У всіх без винятку публікаціях, особливо старих, у всіх підручниках і навіть у моїх старих публікаціях говориться, що ХГЛ підтримує функцію жовтого тіла вагітності. Фактично це догма, у яку вірять усі лікарі й їхні пацієнтки, за рідкісним винятком. Це своєрідна лікарська звичка, вироблена у зв'язку з прийняттям результатів досліджень півстолітньої давності. Але наскільки таке твердження достовірне?

Досі не знайдено, як і не доведено, залежність вироблення ХГЛ від вироблення прогестерону і, навпаки, залежність вироблення прогестерону від вироблення ХГЛ.

Раніше я вже згадувала, що пік функції жовтого тіла відзначається на 4–5 тижні, а на 7–8 тижні ця функція припиняється. Плацентарний прогестерон починає вироблятися з початком імплантації плодового яйця, як і ХГЛ загалом. Пік ХГЛ спостерігається до 9–10-го тижня, а далі його рівень швидко знижується і, досягнувши рівня як на 6 тижні, практично не піднімається, за винятком коротких періодів у другій половині вагітності. Одночасно ріст плацентарного прогестерону значно зростає, незважаючи на падіння рівня ХГЛ.

А чи не пригнічує насправді зростаючий рівень ХГЛ вироблення прогестерону жовтим тілом вагітності? Якби він стимулював вироблення лютеїнового прогестерону, то додаткове введення ХГЛ допомагало б зберігати вагітності, тому що воно впливало б на імплантацію і стимулювало б жовте тіло. Але, згідно з даними численних експериментів, цього не відбувається.

Якщо уважно простежити за виробленням прогестерону жовтим тілом вагітності, то пік виявляється якраз під час імплантації — 3–5 тижнів вагітності. З 5-го тижня вагітності лютеїновий прогестерон починає знижуватися, тоді як ХГЛ інтенсивно зростає, практично подвоюючись із 4–5 тижня.

Отже, в стимуляції жовтого тіла важливу роль відіграє далеко не ХГЛ. Тоді що ж? Очевидно, ембріон, що мандрує матковою трубою в порожнину матки і очікує сигналу для імплантації (цей процес займає зазвичай 7 днів), виділяє якісь особливі речовини, які підтримують роботу жовтого тіла і вироблення лютеїнового прогестерону. Це може бути тау-інтерферон, або шаперонін 10, або специфічний білок раннього фактора вагітності; це може бути речовина, яку вчені поки що не виявили. Але рівень ХГЛ підвищується тільки з появою хоріона, і він усе ще дуже низький у перший тиждень після зачаття, тоді як функція жовтого тіла не змінюється в цей період. І, навпаки, щойно ХГЛ починає інтенсивно зростати, вироблення лютеїнового прогестерону знижується, і до 7 тижнів його рівень зазвичай падає значно, а рівень плацентарного прогестерону збільшується.

Попри те, що зі зростанням ХГЛ спостерігається підвищення плацентарного прогестерону, це все ж два незалежні процеси. Зв'язок між рівнями ХГЛ і плацентарного прогестерону не знайдено. Адже після піку вироблення ХГЛ знижується до дуже низьких рівнів, тоді як вироблення прогестерону плацентою триває в певній прогресії.

Таким чином, догма про те, що ХГЛ стимулює функцію жовтого тіла вагітності, викликає сумнів у все більшої кількості лікарів, у тому числі й у мене, і, найімовірніше, це твердження є помилковим.

В акушерстві вивчення впливу ХГЛ на вагітність залишилося осторонь, оскільки як лікарський препарат він не знайшов застосування. У репродуктивній медицині його можуть досі використовувати для стимуляції овуляції, хоча частіше призначають інші гонадотропіни.

Також хочу згадати модну тенденцію шукати антитіла до ХГЛ у вагітних жінок, і особливо у тих, хто втратив вагітність. Такий тест не знайшов практичного застосування в акушерстві. Будь-які спроби визначення цих антитіл, як і «очищення» організму від них, можна розглядати як прояв лікарського непрофесіоналізму.

6.4. Цукровий діабет вагітних

Раз ми заговорили про гормони вагітності, неможливо не згадати такий діагноз, досить новий у класифікації хвороб, як діабет вагітних. Про шкоду цукрового діабету знають багато хто. У всьому світі через ускладнення цукрового діабету щорічно помирає до 3 мільйонів людей. Приблизно 180 мільйонів людей на нашій планеті страждають на це захворювання. Але цукровий діабет вагітних якраз не пов'язаний із надмірним вживанням солодкого й борошняного.

У всіх вагітних жінок спостерігаються два важливі процеси, що кардинально впливають на обмін цукру (глюкози) в їхньому організмі. Перший процес називається прискореним голодуванням, яке тісно пов'язане з нічним зниженням рівня цукру в крові. Під час нічного сну жінка не вживає їжі, тому закономірно, що рівень цукру в крові значно знижується.

Визначення ранкових показників цукру в крові часто використовується для діагностики цукрового діабету й контролю лікування цього захворювання.

Однак реакція вагітних жінок на нічне голодування призводить до ще більшого падіння рівня глюкози (саме тому чимало вагітних жінок прокидаються від відчуття голоду вночі й потребують їжі). Окрім падіння рівня цукру, в крові підвищується рівень жирних кислот, що прискорює утворення ацетону (кетонові тільця також часто виявляють у сечі вагітних жінок, що є нормою).

Зниження рівня цукру в крові в першому триместрі також пов'язане з поступовим збільшенням об'єму плазми, але з розвитком вагітності велика кількість цукру використовується зростаючим плодом як джерело енергії.

Кількість глюкози, що виробляється печінкою, збільшується на 30 %, що автоматично підвищує вироблення інсуліну підшлунковою залозою. Але ряд плацентарних гормонів підвищують стійкість клітин до інсуліну. Неправильне харчування вагітної жінки (відсутність сніданку) призводить до швидкого порушення обмінних процесів і підсилює стан прискореного голодування.

Інший процес, який виражений у вагітних жінок, проявляється збільшенням розпаду поживних речовин, насамперед для швидкого забезпечення ними плода. Зміна чутливості до інсуліну в тканинах матері призводить до того, що змінюється не тільки обмін вуглеводів, але й білків і жирів. Кров жінки стає насиченою енергетичними речовинами — жирними кислотами й тригліцеридами, які також беруть участь у виробленні гормонів вагітності плацентою та плодом.

Попри процеси прискореного голодування й розпаду речовин, вагітні жінки швидко набирають вагу, що нерідко спостерігається при цукровому діабеті другого типу. Набір ваги пов'язаний із включенням механізму самозбереження й накопичення енергетичних речовин для успішного виношування потомства, оскільки вагітність є серйозним навантаженням для жіночого організму. У вагітних жінок підвищені процеси оксидації, і нерідко вагітність називають станом оксидативного стресу, коли може спостерігатися кисневе голодування багатьох органів.

Встановлено, що більшість жінок, у яких були ознаки діабету під час вагітності (і нормальні показники до та після вагітності), є кандидатками на розвиток цукрового діабету у пізнішому віці.

Визначення рівня цукру (глюкози) в крові виявилося недостатнім для діагностики цукрового діабету, тому що цей рівень може значно коливатися протягом дня й залежати від багатьох чинників. Важливим є не сам рівень глюкози, а те, як цей вуглевод засвоюється організмом, як відбувається утилізація енергії, яка утворюється при розщепленні молекул глюкози, і як організм реагує на надлишок цукрів та інших вуглеводів при їхньому надходженні з їжею. Тому на початку 80-х років почали використовувати глюкозо-толерантний тест (ГТТ), який має більше прогностичне значення щодо розвитку цукрового діабету й зараз широко застосовується лікарями в усьому світі.

Вагітні жінки — це, в основному, молода група населення, якій до появи цукрового діабету дуже далеко. Але проведення ГТТ показало, що в багатьох вагітних результати тесту поза нормою. У 10–15 % з них (залежно від країни, регіону) діагностують цукровий діабет. Виявилося також, що в жінок з ненормальним ГТТ частота ускладнень вагітності вища (великий плід, мертвонародження, ускладнення під час пологів). Вага новонароджених у 25–30 % жінок із діабетом вагітних перевищує 4 кг.

Діагностика цукрового діабету вагітних все ж має певні труднощі й складнощі, про що я розповідаю у своїх численних публікаціях на тему вагітності, включаючи книгу «9 місяців щастя». Скринінг на гестаційний діабет рекомендується проводити на 24–28 тижні вагітності.

Цукровий діабет вагітних — це та галузь акушерства, де належить провести чимало досліджень, щоб виробити оптимальні рекомендації для вагітних жінок і лікарів.

Розділ 7. Клімакс і гормони

Якщо ви дочитали до цієї сторінки, то вже знаєте, що мова про клімакс і його неприємні симптоми йшла в ряді глав цієї книги. Я повторю, що тема менопаузи стає актуальною в розвинених країнах, тому що значно зросла частка людей, зокрема жінок, пенсійного віку (30 % і більше), а зростаюча тривалість життя супроводжується тим, що 1/3 або майже половину життя жінки перебувають у стані менопаузи.

Деякі жінки помилково вважають, що з припиненням менструацій вони втрачають жіночність. Неприємні симптоми клімаксу пов'язані не лише зі змінами рівнів гормонів, але й з психоемоційним станом. Психосоматична реакція може домінувати у багатьох жінок, доповнюючи інші фактори.

Сучасних жінок, соціальна й професійна активність яких значно вища, ніж у жінок минулого, цікавить питання привабливого здорового вигляду, що змушує їх шукати способи уповільнення процесів старіння, а то й методи омолодження. Але, занурюючись у стан менопаузи, багато хто також шукає способи усунення ефекту зниження рівнів гормонів, тому розглядають менопаузальну гормональну терапію як оптимальне рішення своїх проблем.

7.1. Чи можна уповільнити старіння

Старіння — це нормальний фізіологічний процес для будь-якої живої істоти. Старіють клітини, тканини, організми. Іноді я чую від вагітних жінок, що деякі лікарі лякають їх «старінням» плаценти й

372

вимагають термінового стаціонарного лікування та омолодження плаценти. У таких випадках я раджу нагадати лікареві, що за дев'ять місяців вагітності старіє не тільки плацента, але й плід, вагітна жінка і сам лікар.

Люди бояться старості через страх померти. Старість супроводжується появою різних відхилень в усьому тілі, різних захворювань, і це далеко не завжди приємний стан, особливо якщо людина втрачає мобільність, має обмеження в пересуванні, змушена приймати тривалі курси лікування.

Але навколо теми старіння існує також багато спекулятивних теорій і тверджень, які стають ґрунтом для створення і впровадження різних панацей від старості. «Еліксири молодості», «еліксири життя», «еліксири краси» відомі з давніх часів. Цікаво, що жоден із творців таких «чудодійних протиотрут від старості» не став молодшим і не прожив довше, ніж його ровесники. Зараз, завдяки Інтернету, реклама й продаж численних засобів «від старості» або «для омолодження» зашкалює! Існує колосальний психологічний тиск з боку засобів масової інформації, які диктують суспільству свої еталони краси й молодості.

Багато чоловіків також «комплексують», тому що після 40 років у 60 % з них спостерігаються певні проблеми з ерекцією. Чоловіки старіють так само, як і жінки, хоча в них немає такого стану, як менопауза. Вони можуть виробляти сперму до глибокої старості. Якість сперми зазвичай суттєво погіршується після 55–60 років.

Ми не будемо торкатися сфери «омолодження» шкіри, прийому різних препаратів — як добавок, так і гормональних, пластичних операцій. Ми поговоримо про нібито «омолодження» яєчників за допомогою гормональних контрацептивів.

Оскільки жінки почали вагітніти значно пізніше, актуальним стало питання збереження яєчникового резерву, тобто тих яйцеклітин, які вони отримують ще до свого народження. Відсутність знань про репродуктивну систему та її функції призводить до того, що багато жінок стикаються з серйозною проблемою у створенні потомства в майбутньому. Це призвело до пошуку технологій, які допомагають зберегти яйцеклітини, як зберігають сперму в банках сперми. Заморожування яйцеклітин та яєчникової тканини почало використовуватись у медичній практиці, хоча досі має чимало обмежень.

Оскільки настання менопаузи значною мірою залежить від яєчникового резерву, що впливає на його зменшення? Це генетично обумовлений процес, який не може регулюватися за бажанням або залежати від відчуттів жінки. Однак досить помітний негативний вплив на нього мають такі зовнішні чинники:

• хірургічні втручання, які проводились на яєчниках та інших органах малого таза, зокрема лапароскопії, що призводять до порушення кровопостачання яєчників;

• прийом і тим більше зловживання медикаментами, що стимулюють дозрівання статевих клітин або ж порушують мікроциркуляцію крові в органах малого таза;

• опромінення та хіміотерапія;

• будь-яке порушення кровопостачання й іннервації яєчників та органів малого таза;

• шкідливі звички, насамперед куріння, яке призводить до порушення мікроциркуляції в тканинах яєчників.

Також до прискореної загибелі фолікулів призводять зміни (мутації) в ряді генів, наприклад, FMR1. Ці мутації можуть виникати спонтанно або передаватися у спадок.

Таким чином, якщо в житті жінки є хоча б один додатковий чинник із перелічених вище, менопауза в неї може настати значно раніше.

Повернути втрачений яєчниковий резерв неможливо. У світі не існує жодного лікарського засобу, жодного методу, який може загальмувати або зупинити процес втрати яєчникового резерву.

Гормональні контрацептиви не зупиняють цей процес, хоча й пригнічують овуляцію. Щоб зрозуміти, що твердження деяких лікарів про «відпочинок» та «омолоджуючу» дію гормональних контрацептивів є неправдивими (через малограмотність або комерційну зацікавленість), важливо чесно прийняти два важливих факти:

• Жінки, які тривалий період приймали гормональні контрацептиви (10–15 років), не стали молодшими й не зберегли молодість. Зовнішні ознаки старіння в них такі ж, як і в тих, хто не приймав контрацептиви. Жінки старіють на гормональних препаратах з такою ж швидкістю, як і їхні ровесниці, які не приймають гормональні препарати.

• Жінки, які відкладали дітонародну функцію і тривалий час приймали гормональні контрацептиви (10–15 років), стикаються з проблемами репродукції не менше, ніж жінки, які не приймали гормональні контрацептиви. Навпаки, в цих жінок частіше більше проблем, тому що овуляція може відновлюватися кілька місяців.

Гормональні контрацептиви пригнічують функцію яєчників через пригнічення гіпоталамо-гіпофізарної системи. Це насправді насильницьке втручання в гормональні процеси, коли вироблення власних гормонів заміщується надходженням ззовні їхніх синтетичних замінників. Тому говорити про якийсь відпочинок яєчників — значить маніпулювати словами з певною метою. Фактично, маніпулювати здоров'ям жінки.

Менопаузальна гормональна терапія, або замісна гормональна терапія, як її називали раніше, складається практично з тих самих синтетичних гормонів, що й гормональна контрацепція, лише їхня доза менша. Але ця терапія також не має омолоджуючих властивостей. Вона лише пригнічує функцію яєчників і «замінює» їхні гормони.

Що уповільнює старіння? Звучить банально просто: здоровий спосіб життя! Він передбачає:

• різноманітне повноцінне харчування;

• рухливість (фізичну активність);

• позитивну когніцію (уміння сприймати й реагувати на події та людей позитивно).

Життя — унікальна, дуже дивна й непроста «штука». У ньому є молодість, зрілість і старість. Кожен період неповторний. Життя завжди йде назустріч Смерті. Більшість людей загрузло у стражданнях минулого й страхах майбутнього, не живучи теперішнім, не насолоджуючись тим

добрим, що є в їхньому житті. Старість — це не вирок, це норма. Боятися старості — це поховати себе живцем у минулому. Ще жодне «омолодження» не зробило людину ні молодшою, ні щасливішою.

7.2. Менопаузальна гормональна замісна терапія

Гормональна терапія (ГТ), що використовується при менопаузі для лікування клімактеричного синдрому, а також при ряді гінекологічних проблем, була значно популярнішою за гормональні контрацептиви в недалекому минулому. Вона також набагато старша за гормональні контрацептиви!

Зростання надмірного застосування ГТ було викликане тим, що величезна кількість жінок із покоління "baby boomers" (народжених у 1946–1964 рр.) почали виходити на пенсію, намагаючись продовжити свою соціальну й громадську активність. На тлі зростаючої тривалості життя, віку менопаузи досягла більшість цих жінок. Але майже поголовне захоплення ГТ серед жінок розвинених країн змінилося на раціональний підхід до прийому гормонів. Професійні товариства лікарів переглянули показання й протипоказання до прийому менопаузальної замісної терапії.

7.2.1. Кілька слів про історію гормональної терапії

Після відкриття естрогенів докторами Алленом і Дойзі у 1923 році робота над створенням препаратів, що містять жіночі статеві гормони, набула надзвичайно швидких темпів, і вже у 1926 році в продажу з'явилися перші препарати з естрогенами. Їх почали широко застосовувати для лікування клімактеричного синдрому, розмови про який також стали дуже популярними серед жінок того часу, особливо заможних верств білого населення США та Європи (вітаміни й гормони — це була наймодніша тема серед самодостатніх людей 30–40-х років минулого століття). Для більшості жінок світу такі гормональні препарати все ж залишалися недоступними.

До кінця 40-х років призначення естрогенів для лікування неприємних симптомів менопаузи ґрунтувалося радше на теоретичних припущеннях, ніж на доведеній ефективності такого лікування. Першими ідею про те, що естрогенна терапія може запобігти клімактеричному синдрому, висловили доктори Гейст і Шпільман у 1932 році. Трохи пізніше доктор Рейфенштейн припустив зв'язок між остеопорозом (втратою кісткової тканини) і менопаузою та запропонував використовувати гормональну терапію з цією метою.

Однак найглибше цю тему вивчив Роберт Вільсон, який у 50-х роках описав тісний зв'язок між згасанням функції яєчників і виникненням не лише клімактеричних симптомів, а й цілої низки процесів старіння жіночого організму, і для запобігання таким змінам запропонував використовувати естрогени. У 1966 році у Великій Британії він опублікував книгу «Жіночність назавжди» (*Feminine Forever*), яка стала надзвичайно популярною не стільки серед лікарів, скільки серед жінок Європи та США. У книзі був сформульований діагноз «синдром естрогенної недостатності», і цей синдром лікар пропонував лікувати препаратами естрогенів.

У 1969 році Міжнародний фонд здоров'я (*International Health Foundation*) під тиском суспільних дискусій про застосування замісної гормональної терапії для лікування клімактеричних симптомів провів опитування жінок у п'яти країнах Європи (по 400 з кожної країни). Виявилося, що знання жінок про клімакс і лікування його симптомів залежали від кількості публікацій у засобах масової інформації. Чим більше цю тему обговорювали в суспільстві, тим більше жінок знали про гормональну терапію. Найосвіченішими в питаннях естрогенної терапії виявилися мешканки Німеччини (у Німеччині ж зафіксована й найвища популярність книги доктора Вільсона).

За результатами опитування тривалий час обговорювалася доцільність призначення гормональної терапії. На той час у медичному арсеналі було кілька синтетичних форм прогестерону, а на ринку з'явилися й почали впроваджуватися перші гормональні контрацептивні препарати. Тому в процесі дискусій щодо ЗГТ була висловлена ідея додавати до естрогенів прогестерон.

Помилково багато жінок, а також і лікарі, розглядали замісну гормональну терапію (дехто розглядає так і досі) як засіб омолодження, своєрідну панацею для повернення молодості та перетворення менопаузальної жінки на пременопаузальну. Доктор Норман виступав проти такого погляду, акцентуючи увагу на тому, що основне завдання ЗГТ — це допомога жінці в усуненні симптомів менопаузи на гормональному (ендокринному) рівні, а не омолодження.

Європейські країни першими прийняли ЗГТ як лікування клімактеричного синдрому, і незабаром її призначали великій кількості жінок, у тому числі тим, у кого були видалені матка й яєчники. Крім того, що така терапія застосовувалася за показаннями (для лікування), гормони могли пропонувати будь-якій жінці в передклімактеричному періоді за відсутності скарг — лише за її бажанням «запобігти» процесу старіння яєчників, що, звісно, не має сенсу — яєчники старіють незалежно від того, приймає жінка гормони чи ні. Серед лікарів були й такі, які пропонували приймати ЗГТ всім жінкам після 45 років довічно.

Єдиною країною серед європейських, де до ЗГТ ставилися з певною прохолодою й обережністю, була Велика Британія. Гормональну терапію в цій країні почали застосовувати приблизно на 8 років пізніше порівняно з Німеччиною та низкою інших європейських держав. Фактично, зростання використання ЗГТ британці завдячують активній пропаганді гормонів Венді Купер, яка у 1975 році опублікувала книгу «Без змін: біологічна революція для жінок» (*No Change: Biological Revolution for Women*).

Цікаво, що найчастіше створенням міфів і активним впровадженням багатьох лікарських препаратів людство завдячує авторам «сенсаційних книг», попри те, що в більшості цих авторів немає медичної освіти, зате є зв'язки в засобах масової інформації.

У США, навпаки, до ЗГТ лікарі ставилися агресивно аж до початку 90-х років. Лише одиниці з американських лікарів призначали гормональну терапію менопаузальним жінкам. Після публікацій книг доктора Лі, пенсіонованого сімейного лікаря, масово почали впроваджуватися препарати прогестерону серед жінок клімактеричного віку, до того ж за їх власною ініціативою.

7.2.2. Чим корисна гормональна терапія

Передклімакс і клімакс супроводжуються рядом симптомів, про які я вже згадувала в главах вище. Для кращого розуміння, коли гормональна терапія ефективна, а коли ні, об'єднаємо всі найпоширеніші симптоми в три групи.

• Вазомоторні симптоми: гарячі припливи, пітливість, озноб.

• Зміни з боку урогенітальної системи: сухість піхви, запалення піхви, болісне сечовипускання, нетримання сечі.

• Психоемоційні проблеми: розлади настрою, тривожність, безсоння, депресія.

Додамо до цих симптомів невидимі певний період часу небезпеки:

• Зменшення щільності кісткової тканини (остеопороз)

• Підвищення ризику серцево-судинних захворювань.

У кожної жінки є своя пропорція симптомів і ризиків. Завдання лікаря (саме лікаря) — визначити, наскільки ця пропорція завдає дискомфорту самій жінці (1), чи можна усунути неприємні симптоми негормональними методами лікування (2), якщо потрібна гормональна терапія, то якому препарату і в якій формі віддати перевагу (3).

Жінки старшого віку використовують замісну гормональну терапію для придушення клімактеричних симптомів, особливо гарячих припливів. Для зменшення побічних ефектів естрогенів жінки часто комбінують їх прийом з прийомом прогестерону. Для лікування клімактеричних симптомів найчастіше застосовуються естрогени, прогестерони і рідше андрогени.

Гормональна терапія може допомогти в профілактиці втрати кісткової тканини, у лікуванні безсоння, дратівливості, головного болю. Проте клінічні дослідження підтвердили наявність змін у молочних залозах на тлі прийому ЗГТ: тканина молочних залоз стає щільнішою. Комбінація естроген-прогестеронової ЗГТ викликає більше змін, ніж застосування тільки естрогену. Крім того, при застосуванні «натурального» естрогену спостерігається більше відхилень, ніж при застосуванні синтетичного прогестерону (прогестинів). Такі зміни можуть маскувати розвиток раку молочної залози й ускладнювати інтерпретацію діагностичних тестів.

Оскільки помилково естроген вважають «поганим гормоном», а прогестерон — «хорошим гормоном», жінки частіше почали використовувати різні форми прогестерону. Проведено вже чимало клінічних досліджень щодо порівняння дії мікронізованого прогестерону (МП) і ацетату медроксипрогестерону (МПА), синтетичної форми прогестерону, але багато результатів мають певні похибки. Виявилося, що різниці в зниженні симптомів або появі кров'янистих виділень при застосуванні різних форм прогестерону не спостерігалося. І МП, і МПА мають однаковий вплив на молочні залози, серцево-судинну систему та інші органи.

Ендокринні товариства деяких країн попереджають, що твердження про безпечність і переваги мікронізованого прогестерону є необґрунтованими, недоведеними і передчасними. Більшість товариств акушерів-гінекологів суворо не рекомендують комбінацію різних форм прогестерону, а також переходи з однієї форми на іншу. Прогестерон є одним із видів замісної гормональної терапії незалежно від форми, тому лікарі й пацієнтки повинні розуміти просту істину: гормон є гормон, і не важливо, яким шляхом його ввели.

7.2.3. Тривожні факти про гормональну терапію

У 2002 році були опубліковані результати американського клінічного дослідження *Women's Health Initiative (WHI)* щодо використання естрогенів і прогестину (МПА) у гормональній замісній терапії у жінок у клімактеричному періоді. Вони показали підвищення ризику розвитку раку молочної залози (на 26 %), серцево-судинних захворювань, крововиливу в мозок, утворення тромбів і тромбоемболії порівняно з контрольною групою жінок, які приймали плацебо. У цьому дослідженні брали участь 16 608 жінок віком 50–79 років, з неушкодженою маткою, з 40 американських клінічних центрів з 1993 по 1998 рік.

Результати цього дослідження шокували не лише багатьох лікарів, а й жінок, які застосовували ЗГТ, а також тих, хто шукав безпечні форми ЗГТ і планував приймати комбінацію естрогенів і прогестерону. Після публікації статті протягом 3 місяців кількість лікарських призначень комбінації естрогену з прогестероном знизилася на 63 %. Це означало, що мільйони жінок залишилися без допомоги й лікування. Близько 70 книг із серйозною критикою гормональної замісної терапії англійською мовою і не менше іншими мовами були опубліковані за короткий період часу.

В іншому розгорнутому дослідженні у Великій Британії вивчався вплив ЗГТ на розвиток раку молочної залози у 1 084 110 (понад 1 мільйон) жінок віком 50–64 роки з 1996 по 2001 рік. Результати показали, що така терапія підвищує рівень цього небезпечного захворювання, особливо якщо використовувалась комбінація естрогену й прогестерону — значно більше, ніж при призначенні тільки естрогенів.

Як згадують деякі мої канадські колеги, які навчались у медичній школі в 90-х роках, призначення гормональної замісної терапії всім без винятку жінкам у постменопаузі було не просто рекомендацією, а догмою, і молоді лікарі настільки в це вірили, що майже ніхто не сумнівався в тому, що дані на підтримку користі ЗГТ можуть виявитися неточними чи навіть хибними.

У 1999 році понад 90 мільйонів жінок у світі приймали гормони в постменопаузі. Дані двох великих досліджень шокували лікарів, особливо гінекологів і сімейних лікарів, які частіше, ніж інші фахівці, призначали ЗГТ. Багато хто відмовився від такої терапії, тому що ці дані стосувалися не лише теми серйозних побічних ефектів лікування, а й етичних питань: як довіряти лікарям, якщо їхні твердження, а отже, й знання, виявляються хибними? І все ж американським і європейським лікарям слід віддати належне: щойно вони дізналися про нові дані, вони відкрито й сміливо почали попереджати жінок про можливу шкоду ЗГТ.

До 2005 року, як показали наступні дослідження, хоч і нечисленні за кількістю учасниць, більшість жінок клімактеричного періоду знали про серйозні наслідки гормональної замісної терапії, і отримали вони таку інформацію переважно від своїх лікарів.

Але публікації нових даних про небезпечні наслідки ЗГТ призвели до ще одного негативного явища — пошуку альтернативних методів лікування менопаузальних симптомів. І, здавалося б, що поганого в альтернативних методах лікування? А те, що дуже швидко лікарі й пацієнтки переключилися на використання «натурального» прогестерону замість синтетичного, який продавався на ринку поза контролем організацій, що перевіряють якість препаратів і ліцензують такі препарати як лікарські засоби. Проблема полягала не лише в тому, що багато препаратів «натурального» прогестерону містили зовсім не прогестерон, а й у дозі більшості препаратів, не обґрунтованій клінічними дослідженнями. Фактично жодна з форм «натурального» прогестерону на той час не пройшла серйозних клінічних випробувань на безпечність та ефективність.

Часто масла у вогонь підливають преса та інші засоби масової інформації: мовляв, лікарі такі погані, бо застосовують лише препарати, затверджені як ліки, а коли з'являються результати серйозних клінічних досліджень, лікарі все одно відмовляються призначати натуральні замінники гормонів, — отже, жінки мають самостійно ними користуватися. Такі хибні обґрунтування застосування «натуральних» гормонів підтримуються (і не безкоштовно) тими фармакологічними компаніями, які виробляють ці «натуральні» гормони, а тому їм вигідні великі продажі їхньої продукції.

Аналіз 130 досліджень щодо застосування альтернативних методів для лікування симптомів менопаузи, зокрема «натурального» прогестеронового крему, показав, що така терапія діє на рівні плацебо. Це не приниження значення альтернативної медицини, а підтвердження того факту, що від індивідуального сприйняття стану менопаузи залежить наявність симптомів у більшості жінок — корені проблеми занурені в мислення. Тому може допомогти що завгодно, якщо жінка в це повірить. І, навпаки, нічого не допоможе, якщо жінка не віритиме.

7.2.4. Сучасний підхід до призначення гормональної терапії

Історія гормональної терапії, яка була викладена вище, показала, що ЗГТ починалась з естрогену. Сьогодні жінки мають значно більший вибір. Вони можуть використовувати:

• естрогени;

• комбіновані препарати естрогенів і прогестинів;

• селективні модулятори естрогенних рецепторів (SERM);

• гонадоміметики (містять естрогени, прогестерон, андрогени).

Форми введення гормонів такі ж, як і для гормональної контрацепції: таблетки, кільця, пластирі, ін'єкції, імпланти. Для місцевого застосування існують креми та гелі.

Які сучасні показання для призначення гормональної терапії? Я вас здивую, але показання суперечливі. Якщо в минулому гормональною терапією «балувалися» дуже багато жінок і лікарів, зараз існує певний вакуум між розумінням необхідності й призначенням такої терапії. Це правда, що всі бояться раку. Всі бояться тромбозів. Усі бояться нести відповідальність за ті серйозні ускладнення, які можуть виникнути через прийом гормональних (стероїдних!) препаратів.

Існують суперечки і щодо того, чи повинна гормональна терапія застосовуватися як профілактика.

Коли вона призначається для лікування симптомів, мета зрозуміла:

• зменшити вазомоторні симптоми (гарячі припливи);

• зменшити урогенітальні симптоми.

Саме ці симптоми вважаються зараз показаннями для призначення гормональної терапії.

Гарячі припливи можуть з'являтися до настання менопаузи, але частота їх збільшується з її наближенням. Зазвичай вони відчутні лише перші 1–3 роки менопаузи, а потім припиняються, хоча в незначної кількості жінок можуть спостерігатися тривалий період (до 10 років). Якраз гормональна терапія протягом 1–3 років може допомогти жінкам із вираженими та частими гарячими припливами.

Урогенітальні симптоми погіршуються з тривалістю, тобто з віком. Тому в таких випадках потрібна тривала гормональна терапія.

Замісна гормональна терапія може призначатися для профілактики остеопорозу або зменшення швидкості його розвитку. Однак це показання не є самостійним для прийому гормонів. Іншими словами, ЗГТ не повинна призначатися лише для профілактики остеопорозу, особливо у жінок із природною менопаузою.

У випадках ранньої менопаузи призначення гормональної терапії є спірним. З одного боку, такі жінки можуть відчувати гарячі припливи, що може бути показанням для терапії. З іншого боку, симптоми можуть бути невираженими, але тоді постає питання про профілактику остеопорозу. Якраз щодо профілактики остеопорозу за допомогою гормональної терапії у жінок із ранньою менопаузою чітких рекомендацій немає. Якщо жінка не зацікавлена в прийомі гормонів, харчування, багате на кальцій, і фізична активність чинять не менш сприятливий ефект, ніж гормони.

Інших показань для прийому ЗГТ не існує. Таке твердження звучить дивно на тлі ще нещодавнього масового прийому гормонів жінками більшості країн Європи, США й Канади. А що ж із лікувальним застосуванням гормонів у жінок репродуктивного віку? Тут також спостерігається зловживання. Аргументація звучить просто: терапія доповнить гормони, що виробляються яєчниками, яких нібито не вистачає. Це хибне твердження. ЗГТ пригнічує функцію яєчників і в більшості випадків — овуляцію, справляючи контрацептивний ефект. Тому жінки, які планують вагітність, не повинні приймати такі препарати.

У сучасній гінекології немає достовірних даних про користь замісної гормональної терапії для лікування захворювань або для підтримки ряду станів, крім тих, які супроводжуються функціональною недостатністю яєчників (рання менопауза, штучна менопауза, природна менопауза).

Важливо розуміти, що менопаузальна замісна гормональна терапія не безпечніша і не краща за гормональні контрацептиви. Це все ті ж естрогени й прогестерони — стероїдні гормони. Тому протипоказання для ЗГТ практично ті самі, що і для контрацептивів. Але оскільки менопаузальна замісна гормональна терапія значно старша за загальну гормональну терапію, і вона застосовувалася в епоху відсутності доказової медицини, донині інструкції щодо призначення ЗГТ рясніють суперечливими показаннями та протипоказаннями. Це та сфера застосування гормонів, де існує багато плутанини.

Основними протипоказаннями до застосування гормональної терапії є такі:

• Історія раку молочної залози

• Історія раку ендометрія

• Гострі захворювання печінки

• Високі рівні жирних кислот

• Захворювання з підвищеним згортанням крові й утворенням тромбів

• Недіагностовані вагінальні кровотечі

Це далеко не всі протипоказання. Для низки препаратів протипоказанням є наявність ендометріозу й фіброміоми.

Цікаво, що в описі протипоказань і побічних ефектів існує певний хаос, і далеко не всі інструкції до застосування ліків містять повну й правдиву інформацію.

Багато рекомендацій минулого стали догмами, від яких деякі лікарі не позбулися й досі. Тому важливо не боятися уточнювати у лікаря, наскільки замісна гормональна терапія потрібна в конкретному випадку, чи існують альтернативи (а вони є практично завжди), які негативні ефекти має така терапія.

7.3. Міфи про фітогормони

Дуже часто мені ставлять запитання, які фітоестрогени та фітопрогестерони можна приймати для лікування всіляких жіночих захворювань. Нерідко також мені повідомляють про призначення лікарями «негормональних гормонів» рослинного походження. Давайте все ж таки розставимо всі крапки над «і» в темі фітогормонів.

Стероїди, близькі за будовою до статевих гормонів і прогестерону, знайдені у 60–80 % видів рослин, які були досліджені вченими за останні кілька десятиліть.

Інтерес до біохімічної будови рослин виник майже століття тому з розвитком органічної хімії. Але вивчення рослинних речовин досягло апогею після Другої світової війни, у 50–60-х роках, коли проводилися пошуки протиракових препаратів і були вивчені як сотні тисяч речовин рослинного й тваринного походження, так і синтетичні речовини. Іноді ці речовини позначалися номерами, а не назвами, тому що відкриття робилися дуже часто — майже щодня. І лише з часом з'явилися найменування багатьох органічних речовин, переважно тих, які успішно почали застосовуватися в альтернативній та офіційній медицині.

Вивчення стероїдів рослин продовжується і в наш час. Відкриття нових стероїдних речовин доводить, що між рослинним і тваринним світом існує тісніший зв'язок, ніж вважалося раніше. Деякі стероїди можна знайти тільки в рослинному світі, але їх вивчення дозволяє вченим створювати нові лікарські препарати.

Тваринний світ також багатий на стероїдні речовини, зокрема статеві гормони та їхні метаболіти. Прогестерон виробляється в усіх видів ссавців. Цікаво, що роль прогестерону, як і його використання, у тварин, особливо тих, яких вирощують у сільському господарстві для різних цілей, вивчена значно детальніше, ніж у людей.

7.3.1. Фітостероли

Практично всі без винятку рослини містять органічні речовини-стероли, які часто називають фітостеролами. Гриби містять ергостерол. У тварин знайдений тільки один вид стеролу — зоостерол, або холестерол (холестерин). Усі ці стероли є невід'ємною частиною життєдіяльності рослин і тварин, беруть участь у багатьох хімічних реакціях, є фундаментальними структурами для вироблення різних речовин, зокрема гормонів, живими організмами.

Фітостероли, тобто рослинні стероли, які використовують для синтезу прогестерону, мають відмінності у своїй структурі порівняно зі структурою молекули прогестерону, тому не можуть бути перетворені в організмі людини ні в прогестерон, ні в естрогени.

Прогестерон із дикого ямсу

Процес перетворення фітостеролів на прогестерон або естрогени завжди є лабораторним і ніколи не відбувається в живій природі, тому що сама молекула стеролу має бути змінена за зразком людського холестерину. Наприклад, стигмастерол проходить через 11 хімічних реакцій при отриманні прогестерону.

Звісно, холестерин є попередником прогестерону, і, здавалося б, отримання гормону з цієї речовини було б оптимальним варіантом. Однак процес перетворення холестерину на прогестерон у лабораторних умовах є надзвичайно дорогим, економічно невигідним. Тому в усьому світі прогестерон отримують з рослинної сировини — соєвих бобів (*Glycine max*), деяких видів ямсу (*Dioscorea composita, floribunda, mexicana, villosa, deltoidea, nipponica*), агави, пажитника, калабарських бобів (*Physostigma venenosum*), деяких видів лілій, юки, пасльону й його родичів, кукурудзи. З фітостеролів для отримання прогестерону найчастіше використовують стигмастерол, діосгенін, бета-ситостерол, кампестерол, гекогенін, сарсаспогенін і соласодин.

У численних джерелах, зокрема рекламних анотаціях до продаваних прогестеронових препаратів, часто зазначається, що це «натуральний прогестерон, отриманий з ямсу» або ж «натуральний прогестерон, отриманий з діосгеніну дикого ямсу». Але чи є сучасний «діосгеніновий» прогестерон натуральним або синтетичним похідним ямсу?

Дикий ямс вважається лікарською рослиною в низці країн світу. Відомо також, що його широко використовували давні мешканці Південної й Північної Америк, зокрема для лікування діабету, шлунково-кишкових розладів, артритів, пухлин.

Те, що мексиканський дикий ямс містить діосгенін, було відомо вченим ще у 30-х роках минулого століття. У 1940 році Рассел Маркер, американський хімік, запатентував синтез прогестерону з діосгеніну дикого ямсу (*Dioscorea spp*), і на честь ученого такий процес отримання прогестерону назвали «деградацією (розпадом) Маркера».

Із того ж діосгеніну виготовляли й інші стероїдні гормони. Прогестерон, отриманий із ямсу, не є натуральним прогестероном, його вважають напівсинтетичним продуктом, біоідентичним прогестероном. Майже 40 років у всьому світі використовували саме цей спосіб отримання прогестерону та інших стероїдів, поки в 1971 році інший американський хімік, Вільям Саммер Джонсон, не синтезував прогестерон із комбінації органічних та неорганічних речовин, тобто створив гормон штучно. Відкриття Маркера призвело до пошуку джерел сировини, а також вивчення різних видів ямсу для виробництва більшої кількості прогестерону.

У багатьох країнах ямс вирощують як харчовий продукт. Білий ямс — *Dioscorea rotundata*, і жовтий ямс — *Dioscorea cayenensis* (понад 200 підвидів), є найпоширенішими й вирощуються в Африці. Фіолетовий, або водяний, ямс — *Dioscorea alata*, поширений у Південній Азії та ряді регіонів Африки. Японський гірський ямс, або китайський ямс — *D. opposite*, у Європі називають солодкою картоплею. Він дуже популярний у китайській і японській кухні. Існують і інші їстівні види ямсу.

На відміну від дикого, їстівний ямс, який культивується в багатьох країнах Латинської Америки та інших, не містить діосгеніну.

У 1950-х роках із великими труднощами збирали приблизно 5500 тонн сухої сировини для отримання стероїдних гормонів, що не могло задовольнити ринкову потребу в них. Тому вартість виробництва прогестерону для його виробників не була низькою — у 1940 році вона становила 200 доларів за 1 грам. Удосконалення технології напівсинтезу прогестерону дозволило знизити вартість 1 грама до 30 центів у 1956 році. Мексика стала світовим лідером-монополістом у виробництві діосгеніну й утримувала це лідерство понад 20 років.

Однак після відкриття напівсинтезу прогестерону добувати дикий ямс із кожним роком ставало дедалі важче — відстань між джунглями, де росла рослина, і центрами переробки сировини збільшувалася, що значно підвищувало вартість його транспортування в інші країни. Тому в усьому світі розпочався пошук постачальників ямсу, ідентичного мексиканському.

На сучасному етапі основним постачальником діосгеніну є Китай, де цю речовину отримують із соєвих олій. Із появою соєвого діосгеніну в 1980 році добування цієї речовини з ямсу зведене до мінімуму. Використання сої дозволило значно знизити ціну прогестерону. Більшість фармакологічних компаній, які виробляють прогестерон, перейшли на використання соєвих бобів протягом останніх 10 років.

Діосгенін також знаходять у насінні пажитника сінного або пажитника грецького (*Trigonella foenum-graecum*), який використовували ще за часів Давнього Єгипту для стимуляції пологів. Про цю рослину згадував Гіппократ, а в Європі її часто застосовували для лікування гінекологічних захворювань.

За будовою діосгенін має схожість із холестерином та іншими стероїдами, що дозволило використовувати його для отримання низки стероїдних гормонів. До інших популярних сапонінів, які застосовуються у фармацевтичній індустрії, належать гекогенін, тигогенін та інші.

Прогестерон, який отримують шляхом напівсинтезу з діосгеніну та низки інших сапонінів, є ідентичним за структурою людському прогестерону, що виробляється яєчниками. Тому він може засвоюватися клітинами й тканинами організму з мінімальними перешкодами — тіло приймає його легше. Також, потрапивши в організм людини, такий вид прогестерону може брати участь у синтезі інших гормонів, тобто не завжди використовуватися як прогестерон у чистому вигляді клітинами-мішенями. Цього не спостерігається при прийомі синтетичних прогестеронів.

Найчастіше на полицях можна знайти препарати «натурального прогестерону», на етикетках яких зазначено, що він створений із діосгеніну або містить діосгенін. І багато жінок помилково вважають, що це один і той самий «високоякісний прогестерон». Проблеми ускладнюються ще й тим, що чимало лікарів рекомендують жінкам препарати екстракту дикого ямсу, який містить діосгенін, як нібито натуральний гомеопатичний засіб для альтернативного лікування гінекологічних та акушерських проблем.

Усе ж слід бути чесними: ніхто з користувачів не має уявлення, що саме входить до складу БАДів, кремів, мазей під виглядом «натурального прогестерону».

Діосгенін, який наносять на шкіру у вигляді крему, не всмоктується, тому не чинить дії на тканини, чутливі до естрогену й прогестерону. Жодне дослідження не підтвердило, що діосгенін може перетворюватися на прогестерон в організмі. Ця речовина не є біоідентичною для людини.

Якщо розглядати виробництво лікарських препаратів, то 75 % ліків для лікування інфекційних процесів і 60 % протипухлинних засобів, які є на ринку з 1980-х років, створені з природної, натуральної сировини. Інші групи лікарських препаратів також містять велику кількість інгредієнтів рослинного та тваринного походження. Проте ніхто не називає ці препарати «натуральними».

Якщо до складу препарату під назвою «натуральний прогестерон» входить екстракт соєвих бобів або олії ямсу, агави та інших рослин, такий препарат не містить прогестерону.

Фітоестрогени

Щойно з'ясувалося, що замісна гормональна терапія асоціюється з виникненням раку, а також має багато побічних ефектів, розпочався пошук замінників естрогенів та інших альтернативних методів лікування клімактеричних симптомів.

Оскільки неприємні симптоми менопаузи у східних жінок (китайських, корейських, японських, в'єтнамських) трапляються рідше, припустили, що вживання великої кількості продуктів із сої допомагає їм переносити менопаузу. У реальності все виявилося інакше. У східних народів сприйняття менопаузи позитивне, тому що старість вважається новим етапом життя, де домінує мудрість, досвід і майстерність. Інакше кажучи, у більшості випадків неприємні симптоми, особливо гарячі припливи, є проявом психосоматики.

Сприйняття менопаузи як нормального прояву життєвих процесів заважає виникненню гарячих припливів. І це доведено рядом клінічних досліджень.

Фітоестрогени — це речовини рослинного походження, які нібито мають гормональну активність естрогенів, але не є гормонами.

Чому фітоестрогени популярні? Вони входять до групи БАДів, тому не потребують контролю з боку організацій, які перевіряють якість, ефективність і безпеку лікарських препаратів. Вони не потребують проведення тривалих серйозних клінічних досліджень перед виходом на ринок і застосуванням у практичній медицині. Їх можна продавати без жодних рецептів, на відміну від гормонів. Оскільки їхня користь усе ще не доведена, а шкода теж не вивчена, вони стали чудовим комерційним товаром, що приносить величезні прибутки виробникам.

Проте розгляньмо фітоестрогени з точки зору науки й медицини. До 1990 року публікацій на цю тему практично не було. Інтерес почав зростати після публікацій про взаємозв'язок ЗГТ з ризиком розвитку раку і тромбозів. Бум таких публікацій спостерігався у 1998–2000 роках.

Естрогенні інгредієнти (але не естроген) виявлені у більш ніж 300 видів рослин, але вони практично не засвоюються, за винятком кількох, в організмі людини та тварин. Фітостероли, про які я згадувала вище, не є гормонами. Серед фітостеролів, яким часто помилково приписують естрогенний ефект, β-ситостерол, кампестерол і стигмастерол не з'єднуються з естрогеновими рецепторами тварин, зокрема людини, і тому не мають гормональної активності.

Уперше про фітоестрогени заговорили, коли в 1980-х роках провели дослідження в сільському господарстві, помітивши, що фертильність корів і овець, які харчуються конюшиною, знижується. Формононетин конюшини також впливає на розмноження птахів. Після цього розпочалося глибше вивчення рослин, які містять фітостероли та фітоестрогени.

Точна кількість речовин у природі, які можна умовно назвати фітоестрогенами, невідома. Їх може бути кілька сотень. Описано детально трохи більше 100 фітоестрогенів, дію деяких вивчено на тваринних моделях (здебільшого, у сільському господарстві).

За хімічною структурою фітоестрогени поділяють на такі класи:

- халкони,

- флавоноїди (флавони, флавоноли, флаванони, ізофлавоноїди),

- лігнани,

- стильбеноїди,

- інші класи.

Ізофлавоноїди вивчені краще, ніж інші класи. Вони включають підкласи ізофлавонів, ізофлаванонів, птерокарпанів, ікуместанів. Але в популярній літературі надто багато плутанини і в назвах фітоестрогенів, і в їхній класифікації.

Щодо впливу на людину найкраще вивчені фітоестрогени сої, червоної конюшини, турецького гороху, хмелю, лікорини, ревеню (румбарбару), ямсу та вітексу. Фітоестрогенні ізофлавоноїди також виявлені в квасолі, горосі, бобах, корені кудзу, кунжутному насінні, насінні соняшнику, в арахісі, вівсі, житі, полуниці, журавлині, чорниці, малині, червоній капусті, броколі, цукіні, моркві, буряку, чорному та зеленому чаї. Список харчових продуктів, які містять фітоестрогени, можна продовжити. Власне, велика кількість рослин, зокрема фруктів і овочів, які мають корисні «нібито гормони», призводить до збільшення кількості всіляких БАДів на сучасному ринку, якість і ефективність яких ніколи не була доведена. Найголовніше: невідома дозування для їх застосування, тому будь-який виробник може диктувати свої дози.

Іноді виникає питання: чому б не харчуватися всіма цими овочами та фруктами й не поповнювати «нестачу гормонів» замість того, щоб витрачати гроші на сумнівні БАДи? Це питання не для ерудитів, а просто для тверезо мислячих людей.

Практично всі ізофлавони знаходяться в рослинах в особливій формі — глікозильованій, тобто вони зв'язані з вуглеводами, і засвоюваність таких форм у різних тварин може бути різною. Тому не існує тваринних моделей, які могли б використовуватися в дослідженнях щодо впливу фітоестрогенів на людину. Крім того, даними, отриманими при випробуванні фітоестрогенів на тваринах, спекулюють і зловживають, перебільшуючи їх значення в житті людей.

Ряд флавоноїдів може перетворюватися в кишечнику шляхом розщеплення бактеріями у форми, які можуть засвоюватися людським організмом. Саме взаємодія з кишковою флорою відіграє ключову роль у засвоєнні фітоестрогенів і визначає рівень їх біологічного впливу на весь організм. Незважаючи на те що фітоестрогенів багато, вивчені тільки ентеродіол і ентеролактон, які утворюються з геністеїну і дайдзеїну сої в кишечнику людини. Виявляється, третина людей не здатна засвоювати ці флавоноїди.

Пройшовши зміни в кишечнику, деякі фітоестрогени можуть зв'язуватися з естрогеновими рецепторами (бета). Теоретично, вони можуть чинити той самий ефект, що й естрогени, тим більше що естрогенові рецептори є в різних тканинах і органах, але на практиці не доведено, що це насправді відбувається в організмі людини. Інакше кажучи, дотепер естрогенний ефект фітоестрогенів у людському тілі має тільки теоретичне обґрунтування, хоча в лабораторних умовах проводиться чимало експериментів.

У реальності ми не знаємо механізму дії фітоестрогенів (гормональний чи негормональний) через дефіцит знань про самі фітоестрогени.

Величезна кількість публікацій про користь фітоестрогенів і їх вплив на репродуктивну, кісткову, імунну, нервову системи, шкіру та інші органи хоч і свідчить про популярність цієї теми, однак ці публікації мають надзвичайно слабку доказову базу. Кількість достовірних даних, що визначає рівень сучасних знань про ці рослинні речовини, дозволяє говорити тільки про потенційні можливості використання фітоестрогенів, про теоретичну користь, але не дозволяє зрозуміти рівень впливу і вирахувати ефективну дозу конкретних фітоестрогенів. Ця тема потребує проведення більшої кількості досліджень.

Багато вчених і лікарів дивляться на фітоестрогени з надією, що вони можуть виявитися новим напрямом у створенні якісних ліків для лікування різних захворювань, зокрема раку. Але завжди необхідно пам'ятати, що окрім користі так само, як і справжні естрогени, фітоестрогени можуть підвищувати ризик виникнення раку молочної залози й деяких інших захворювань репродуктивної системи.

Серйозний конфлікт, який виник зараз між наукою і комерційним шарлатанством, полягає в тому, що для проведення клінічних досліджень щодо впливу фітоестрогенів відповідно до вимог доказової медицини потрібне дуже гарне фінансування, у той час як БАДи з фітоестрогенами стали вигідним комерційним товаром, і його продаж не потребує доказів — достатньо гучної реклами з багатообіцяючими фразами про всемогутність фітоестрогенів при всяких жіночих проблемах. Виробники таких БАДів (як і взагалі будь-яких БАДів) не зацікавлені в проведенні великих клінічних досліджень, тому що їхні результати можуть виявитися далекими від очікуваних (що, наприклад, сталося стосовно вітамінів і мінералів). У сучасному світі домінує принцип: поки є попит — є й товар. Якщо попит штучно «підігрівати» псевдотеоріями, хибними публікаціями, залученням продажних лікарів, професорів і академіків, то кількість товару зростатиме ще більше.

Таким чином, прийом біодобавок із сої та конюшини (найчастіше саме ці препарати пропонуються) — це прерогатива самих жінок, які вірять у дію фітоестрогенів.

7.4. Міфи про біоідентичність гормональної терапії

Після зниження інтересу до замісної гормональної терапії (ЗГТ), що сталося на початку 2000-х років у зв'язку з оприлюдненням даних про її серйозні побічні ефекти, у сфері медичної допомоги при клімактеричних розладах виник вакуум — не вистачало ефективної й водночас безпечної альтернативи лікуванню. Цей вакуум почали заповнювати різноманітні чутки, міфи та хибна інформація, яка нерідко завдавала не меншої шкоди, ніж сама гормональна терапія. Так виник міф про безпечність і користь біоідентичної гормональної терапії. Термін «замісна» замінили словом «біоідентична», що багато хто сприйняв як «натуральна». У результаті такої словесної підміни з'явилася біоідентична гормональна терапія (БГТ).

Рекламою та популяризацією БГТ почали займатись різні особи, зокрема лікарі та популярні «зірки». Сьюзан Соммерс — американська акторка, співачка й підприємиця — стала активною пропагандисткою все тієї ж замісної гормональної терапії, проте вже під назвою БГТ. У 2006 році вона опублікувала книгу *Без віку: чиста правда про біоідентичні гормони* (*Ageless: The Naked Truth About Bioidentical Hormones*), у якій із впевненістю стверджувала, що використання біоідентичних гормонів дозволяє зберегти струнку фігуру, блискуче волосся, здорову шкіру без зморшок, добру роботу мозку, а також забезпечує надійний захист від раку, серцевих нападів та інших захворювань. Не маючи медичної освіти, авторка сплутала багато важливих аспектів у класифікації гормонів і не навела жодного клінічного дослідження, яке могло б підтвердити її твердження.

Завдяки зв'язкам Соммерс із медіа, зокрема телебаченням, її книгу штучно піднесли до рівня сенсації, і мільйони американських жінок придбали її в надії отримати достовірну інформацію про гормональну терапію. Тим паче, що сама Соммерс протягом багатьох років використовувала гормони.

У 2009 році відома телеведуча Опра Вінфрі запросила Соммерс на своє шоу, де акторка рекомендувала застосування БГТ, ігноруючи застереження лікарів про те, що біоідентичні гормони небезпечні й не є альтернативою ЗГТ. Варто зазначити, що у 2001 році в Соммерс виявили рак молочної залози, а в 2008 році їй видалили матку через передракові зміни ендометрія, а можливо, і рак.

Лікарі неодноразово попереджали Сьюзан, що її проблеми можуть бути пов'язані з багаторічним використанням гормональної терапії. За одним з інтерв'ю, Соммерс щодня протягом кількох років отримувала ін'єкції гормону росту, вітаміну В, застосовувала супозиторії з естрогенами, креми з естрогенами, приймала 60 таблеток різних БАДів — усе це вона вважала основою молодості та профілактикою старіння.

Сьюзан Соммерс — лише один приклад того, як медійна особа впливає на суспільну думку. У світі є чимало зірок естради, кіно, спорту, які, користуючись своєю популярністю, починають давати поради щодо здоров'я та медицини. Багатьох із них фінансово підтримують компанії, зацікавлені в масових продажах своєї продукції, зокрема лікарських засобів і БАДів.

Інформація про це фінансування, як правило, приховується.

Що ж таке «біоідентичний гормон»? На жаль, єдиного, офіційно затвердженого визначення цього поняття не існує, що спричиняє чимало плутанини серед лікарів і споживачів.

Поняття «біоідентичний» може застосовуватись як до природних (не створених штучно, навіть шляхом напівсинтезу) речовин, так і до синтетичних, якщо їх структура й дія повністю збігається з гормонами, які виробляє людський організм. Тому більшість професійних медичних товариств вважає, що біоідентичним гормоном можна називати той, що за молекулярною структурою і хімічною дією ідентичний гормону, який синтезується організмом людини.

Важливо розуміти, що таке визначення не вказує на джерело та механізм отримання речовини. У сучасній медицині існує чимало лікарських засобів, які є біоідентичними, хоча й створені штучно. Незалежно від того, затверджена така речовина регуляторними органами (наприклад, FDA у США) чи ні, якщо вона ідентична за структурою і дією природному гормону, її називають біоідентичною, але не натуральною.

Сучасна медицина досі не має у своєму арсеналі натурального прогестерону.

Усі гормони, які застосовуються в сучасній гінекології, можуть бути як біоідентичними, так і небіоідентичними, тобто такими речовинами, які в природі (в організмі людини) не зустрічаються. До них належать:

- **Естрогени**: синтетичні кон'юговані естрогени, натуральні тваринні (але не людські) кон'юговані естрогени, біоідентичні естрогени рослинного походження

- **Прогестерони**: синтетичні прогестини, біоідентичний прогестерон

- **Комбіновані препарати естрогенів і прогестеронів**: комбінації синтетичних кон'югованих естрогенів, тваринних кон'югованих естрогенів і прогестинів

Усі без винятку комбіновані форми естрогенів і прогестеронів не є біоідентичними гормонами, хоча деякі види естрогенів отримують із сечі вагітних тварин, найчастіше коней.

Усі біоідентичні препарати естрогенів за хімічною структурою є 17-β-естрадіолами, отриманими з рослинної сировини, і продаються в різних формах (таблетки, капсули, креми, гелі, пластирі, спреї, вагінальні таблетки). Виробництво цих препаратів суворо контролюється і відповідає встановленим стандартам у більшості розвинених країн. Дослідження, які б порівнювали ефективність і безпечність біоідентичних та синтетичних естрогенів за участю великих груп жінок, не проводились, оскільки кількість препаратів естрогенів дуже велика (кілька десятків), і порівняти їх між собою практично неможливо, тим більше якщо вони застосовуються в різних формах.

На сучасному ринку існує лише один тип біоідентичного прогестерону — мікронізований прогестерон, хоча він може продаватись під різними торговими назвами та в різних формах (таблетки, вагінальні таблетки, креми, гелі). На відміну від препаратів естрогенів — як біоідентичних, так і синтетичних форм прогестерону — виробництво біоідентичного прогестерону у більшості країн світу не контролюється і не стандартизується.

Тема менопаузи та гормональної терапії є надзвичайно об'ємною. Тому, навіть маючи велике бажання розповісти якомога більше, настає момент, коли потрібно зробити паузу, адже попереду ще кілька цікавих і важливих тем, що стосуються гормонів і їхнього впливу на людину. Про менопаузу я напишу окрему книгу, а зараз зануримось у сферу емоцій і почуттів та їх залежність від гормонів.

Розділ 8. Гормони та емоції, настрій і почуття

Останніми роками спостерігається зростання кількості психосоматичних реакцій, особливо серед жінок. Психосоматика — це вплив психоемоційного стану на появу симптомів, характерних для певних захворювань. У жінок найчастішими психосоматичними реакціями є біль у нижній частині живота, який часто помилково сприймається як запалення, свербіж зовнішніх статевих органів та порушення менструального циклу. Чи мають гормони стосунок до психосоматики? Про це ми й говоритимемо далі.

До кінця XVIII століття яєчники вважались частиною нервової системи. Віденський гінеколог Чобрак почав видаляти яєчники у жінок для лікування істерії, анорексії, а також німфоманії. Інший віденський лікар, Йозеф Ховден, пересаджував яєчники жінок морським свинкам, аби довести зв'язок між яєчниками й поведінкою жінки. Ці експерименти справили колосальний вплив на подальше вивчення ролі гормонів і їх використання в лікуванні різних захворювань.

8.1. Гормони й когніція

Досить часто, оцінюючи реакції людини на події в її житті або на зміни в організмі, тобто на зовнішні й внутрішні фактори, ми говоримо про когніцію.

Слово «когніція» (від англ. *cognition*) рідко трапляється в популярній літературі, проте його широко використовують психологи та психіатри для опису процесів пізнання. Термін походить від латинського *cognitio* — пізнання, і грецького *gnosis* — знання, мислення, роздуми. У медицині та психології когніцією називають пізнавальний процес або сукупність психічних (ментальних, розумових) процесів, пов'язаних із отриманням, обробкою та засвоєнням інформації — це сприйняття, категоризація, мислення, мовлення, поведінка. До когніції також належать усвідомлення й оцінка себе в навколишньому світі та оцінка самого світу, що визначає поведінку людини (вчинки, ставлення до людей, до довкілля та до власного тіла).

На когніцію людини можуть впливати різні гормони. Наприклад, при підвищеному рівні гормонів щитоподібної залози може спостерігатися дратівливість, негативне сприйняття подій і людей. При зниженому рівні цих гормонів часто з'являється плаксивість, апатія, пригнічений настрій.

Те, що стероїдні гормони можуть впливати на когніцію та поведінку людини, відомо вже кілька десятиліть і було підтверджено в низці клінічних досліджень і експериментів. Спостереження за коливаннями настрою та емоційного фону жінок упродовж менструального циклу демонструє зв'язок між рівнями гормонів і когнітивною функцією.

Зміни рівнів естрогену, тестостерону та прогестерону впливають на пам'ять — як довготривалу, так і короткочасну. У першій половині фолікулярної фази, коли рівень гормонів низький, покращується здатність до сприйняття інформації з навколишнього середовища й орієнтації в ньому. У першій половині лютеїнової фази, коли рівень гормонів підвищується, поліпшуються вербальна та візуальна пам'ять, а також пам'ять, пов'язана з виконанням рутинних, звичних дій.

Емоційна пам'ять пов'язана з впливом стероїдних гормонів на мозок, особливо на лімбічну систему. Ця частина мозку відповідає за формування емоцій і почуттів, які пов'язані з програмами розмноження, пошуку їжі, виживання, а також із реакціями на навколишнє середовище та інших живих істот. Це емоції страху, агресії, дратівливості, злості, а також ті, що визначають сексуальну поведінку — пошук партнера й досягнення сексуального задоволення.

Мигдалеподібне тіло лімбічної системи є сховищем пам'яті — саме тут зберігаються й проходять своєрідне «очищення» всі події, що трапилися з людиною. У пам'яті зазвичай залишаються лише ті, на які був емоційний відгук: сильний переляк, глибоке переживання, велике задоволення.

Зв'язок гормонів стресу з емоціями й емоційною пам'яттю відомий давно. Під час страху й переживань підвищується рівень кортизолу, адреналіну та норадреналіну. Проте невелике підвищення, наприклад, кортизолу може покращити пам'ять, тоді як тривале й значне — навпаки, її погіршує. Норадреналін, рівень якого підвищується у другій фазі менструального циклу, також впливає на емоційну пам'ять жінки. Утім, зв'язок цих гормонів із когніцією у жінок менш виражений, ніж у чоловіків.

Вважається, що статеві гормони й прогестерон, особливо їх коливання та співвідношення, є ключовими чинниками, що впливають на поведінку жінки, її когнітивні здібності, пам'ять, емоції й почуття. Зокрема, жінки частіше, ніж чоловіки, страждають від розладів настрою, депресії та посттравматичного стресового розладу.

8.2. Вплив менструального циклу на поведінку жінки

У медичній літературі існує дуже мало даних про те, як жінка реагує на зовнішні й внутрішні подразники залежно від фази менструального циклу. Хоча сам процес менструального циклу вивчено й описано дуже детально — аж до молекулярного рівня, включно зі змінами, які відбуваються в яєчниках і матці, — поведінка й реакції жінки на коливання рівнів гормонів, овуляцію та менструацію майже не досліджені.

У ветеринарії та зоології, навпаки, є багато даних щодо поведінки тварин як реакції на зміни в їхній репродуктивній системі.

Хоча в народі протягом тисячоліть накопичувались спостереження за станом і поведінкою жінки залежно від менструального циклу (нерідко у формі жартів, пісень, веселих історій), у медицині цю тему практично було втрачено з поля зору, і лише останнім часом їй почали приділяти більше уваги. Основна причина такого ігнорування полягає в тому, що більшість фахівців розглядає жінку та її проблеми без урахування особливостей статі. Навіть якщо існують дані про те, що частота певних захворювань у жінок вища або нижча, ніж у чоловіків, ця інформація сприймається як епідеміологічний факт. Лише одиниці намагаються пов'язати такі відмінності з особливостями функціонування жіночого організму та наявністю періодів, яких у чоловіків ніколи не буває (менструації, вагітність, післяпологовий період, клімакс).

Стан тривоги завжди базується на страху — страху жінки перед чимось або кимось — і підживлюється негативним мисленням та емоціями. Інакше кажучи, це проєкція внутрішнього психічного стану на фізичне тіло, що часто є результатом самонавіювання. У певному сенсі процес аналітичного мислення може контролювати домінування тривоги й пригнічувати страх. Але в більшості людей такий рівень мислення не розвинений настільки, щоб не вірити сліпо отриманій інформації, а раціонально її аналізувати — почуте, побачене, прочитане, включно з власною поведінкою як реакцією на інформацію. Жінки не є винятком. У багатьох з них домінує вплив лімбічної системи мозку — жінка багато чого боїться, перебуває у «хронічному» стані тривоги, є дратівливою, сліпо довіряє думці більшості, часто закрита до альтернативного погляду на подію чи явище.

У медицині існують поняття патофізіологічного та психобіологічного процесів. Перше відображає розвиток патологічної реакції організму на певні чинники (тобто процес виникнення захворювання під впливом факторів ризику). Друге — описує реакцію й поведінку людини на психоемоційному рівні, що може або посилити, або зменшити прояви патології. У жінок реакція на наближення менструації може викликати панічний, тривожний стан, що спричиняє появу змін на фізичному рівні. І навпаки — виникнення певних фізичних симптомів перед менструацією може викликати неадекватну психоемоційну реакцію. Так формується порочне коло, в яке жінка часто потрапляє через нерозуміння власної фізіології.

Прикладів дисбалансу між психічним і фізичним станом жінки безліч — особливо серед тих, хто прагне завагітніти, й тих, хто панічно боїться вагітності, а також серед тих, хто не планує вагітність, але постійно перебуває у страху перед позаматковою вагітністю або викиднем (і фактично самі ж провокують цей стан). Поведінка деяких жінок набуває абсурдних форм: за кілька днів до менструації вони починають прислухатись до будь-якого відчуття у своєму тілі й ще більше загострюють ситуацію. Багато хто щодня робить тести на вагітність, постійно проходить УЗД, не виходить із лікарських кабінетів.

Вплив менструального циклу на когніцію, пам'ять і поведінку жінок репродуктивного віку досліджувався поверхнево, і в усьому світі проведено лише кілька досліджень на цю тему. Натомість більше уваги приділяли впливу замісної гормональної терапії на когніцію й пам'ять жінок у постменопаузі.

В одному з досліджень було використано тест Bem Sex Roles Inventory (BSRI), який містить 60 характеристик (рис, якостей): 20 рис, що домінують у чоловіків (амбіційність, незалежність, агресивність тощо), 20 рис жіночності (емоційність, чутливість, афективність тощо) та 20 нейтральних якостей і почуттів (щастя, задоволеність, упевненість тощо). З'ясувалося, що стан «жіночності» майже не змінюється протягом менструального циклу — жінки залишаються жінками постійно. Натомість «чоловічі» якості змінюються залежно від фази циклу: у передовуляторну фазу вони знижуються, а під час менструації, коли рівень гормонів низький, — підвищуються.

Менструація супроводжується гострими емоційними переживаннями, дратівливістю, агресивністю. У другій половині циклу жінки стають більш балакучими, а під час менструації їхня «балакучість» досягає максимуму. Крім того, жінки здебільшого використовують словесно-аналітичну

411

стратегію для вирішення проблем, на відміну від чоловіків, які надають перевагу цілісному (холістичному) підходу. Словесно-аналітичний, або вербально-аналітичний, підхід передбачає деталізацію, зосередження на дрібницях, тоді як холістичний зосереджується на загальній картині, а не на її складових.

Дослідження також показали, що ближче до овуляції жінки стають привабливішими, привертають більше уваги з боку чоловіків, їхнє тіло виділяє специфічні запахи, які приваблюють чоловіків. У період овуляції жінки одягаються яскравіше й привабливіше, частіше користуються косметикою, обирають одяг, що більше відкриває тіло. Таку поведінку визначають не лише гормональні коливання протягом циклу, а й збережені інстинкти розмноження, зокрема інстинкти привалення партнера протилежної статі.

Питання впливу менструального циклу та гормональних коливань на когнітивний стан і поведінку жінки все ще потребує подальших досліджень. Водночас уже наявні дані свідчать про те, що такий вплив існує й не суперечить численним спостереженням, зробленим народом протягом століть.

8.3. Гормони та емоції

Раніше вже згадувалося про емоційну пам'ять, а також про виникнення негативних емоцій, страху, тривоги у жінок у певних ситуаціях, зокрема залежно від фази менструального циклу. Ряд досліджень показав, що прогестерон і його метаболіти мають підсумовуючий вплив на гормони мозкової речовини (нейромедіатори) — серотонін і норадреналін, які беруть участь у регуляції емоцій. Цікаво, що за результатами одного з досліджень прогестерон виявився важливішим для емоційного фону чоловіків, ніж жінок. Якщо в жінок при дослідженнях основну увагу приділяють впливу прогестерону на репродуктивну функцію, то у чоловіків — його впливу на функцію мозку (з метою її покращення).

У лімбічній системі мозку є особливі види рецепторів, що реагують на певні речовини, які утворюються зі стероїдних гормонів, зокрема прогестерону. Нестача цих речовин спричиняє тривожну поведінку. Наприкінці другої фази менструального циклу рівень прогестерону значно знижується, що може провокувати негативні емоції у відповідь на стресову ситуацію, якщо така виникає в цей період.

Досліди на тваринних моделях підтвердили взаємозв'язок низького рівня продуктів обміну прогестерону та поведінки з домінуванням страху й агресії. Якщо вводити прогестерон безпосередньо в мигдалеподібне тіло лімбічної системи щурам, яким попередньо видалили яєчники (а отже, в них знижений рівень прогестерону), у поведінці тварин спостерігається значне зниження рівня тривожності, страху й агресії. І навпаки — введення речовин, які зменшують синтез прогестерону, підвищує рівень тривоги: такі тварини намагаються ховатися, уникають відкритих просторів, проводять менше часу на відкритій місцевості. Їхня реакція на стрес або шок є затяжною, з ознаками «завмирання» від страху — відсутності рухів, ступору.

8.4. Гормони та депресія

Про те, що в жінок часто бувають періоди пригніченого настрою, плаксивості, безсоння, виснаження — було відомо ще задовго до появи терміна «депресія». На тему депресії існує чимало анекдотів, вона описана в багатьох літературних творах.

Із розвитком науки й техніки життя людей стало значно комфортнішим, ніж у їхніх предків. Але водночас поступово зникали навички виживання в умовах дикої природи, і з'явилося більше часу для самозаглиблення, що спричинило своєрідну «моду» на різні психічні розлади. Вислів *У мене депресія* став популярним серед багатьох жінок і чоловіків. Навіть малі діти знають, що в їхніх мам бувають періоди «депресії», коли краще не підходити й не ставити зайвих запитань.

Призначення антидепресантів стало черговою модною тенденцією, яку активно підтримують фармацевтичні компанії. Страждати від депресії — це нібито обов'язковий атрибут сучасного життя. Проте якщо сказати людині, що вона страждає на психічне захворювання, яким є депресія, це часто викликає надзвичайно негативну реакцію й образу. *«Я страждаю на психічне захворювання»* — сприймається як тавро божевілля, «ненормальності». Але *«у мене депресія»* — це модний і популярний вираз, яким користуються навіть підлітки.

Попри це, діагноз *«депресія»* справді існує й належить до розладів психіки, тобто психічних захворювань. Першим, хто описав відмінність у частоті депресії серед жінок і чоловіків, був англійський письменник Чарльз Діккенс, який і сам страждав на депресію. Він вивчав демографію пацієнтів, які надходили на лікування до відомої психіатричної лікарні в Лондоні, і помітив, що депресія частіше вражає саме жінок — про що він і згадав у своїх публікаціях. Діккенс також звернув увагу на те, що депресія частіше виникає в представниць певних соціальних прошарків. Його спостереження цілком узгоджуються з даними сучасної медицини.

Такий високий рівень поширеності депресії серед жінок привів до виникнення терміна *«репродуктивна депресія»*, яку пов'язують із менструальними циклами, післяпологовим та передклімактеричним періодами. Фактично, епізоди депресії найчастіше трапляються саме в ті періоди, коли відбуваються гормональні перебудови організму — після пологів і перед настанням менопаузи. Відомо, що найвища частота депресії у жінок — у період пременопаузи, за 2–3 роки до повного припинення менструацій.

Тріада — *передменструальна депресія, післяпологова депресія та клімактерична депресія* — у 2009 році була названа *репродуктивною депресією*, а її виникнення пов'язали з коливаннями гормонів, які продукуються яєчниками. Виділення репродуктивної депресії в окремий діагноз дозволяє розглядати її не лише як психіатричний розлад, а як стан, пов'язаний із функціонуванням жіночого організму в різні періоди життя. Це також допомагає краще зрозуміти вплив статевих і стероїдних гормонів на психічний стан жінки. Оскільки рецептори до естрогенів і прогестерону присутні в тканинах мозку, вплив цих гормонів на роботу мозку є беззаперечним.

8.4.1. Передменструальна депресія

Раніше вже згадувалося, що приблизно у 10 % жінок передменструальний стан може перебігати за типом передменструального дисфоричного розладу (ПМДР), який не лише спричиняє значний дискомфорт, а й призводить до порушення працездатності та звичного ритму життя. Такий стан потребує своєчасної діагностики та лікування. Депресія, коливання настрою, емоційні розлади є складовими ПМДР.

Багато гінекологів і психіатрів не погоджуються з терміном *«дисфоричний»*, оскільки він прирівнює виражену форму передменструального синдрому до психічного захворювання. Деякі лікарі пропонують замінити це визначення на *«оваріальний циклічний синдром»*, наголошуючи на зв'язку симптомів із функцією яєчників та їх циклічністю.

Механізм виникнення передменструальної депресії достеменно невідомий, хоча він подібний до механізмів, що лежать в основі передменструального синдрому. Зниження рівня прогестерону в другій половині менструального циклу може бути пусковим чинником розвитку депресивних симптомів.

Для передменструальної депресії характерні такі ознаки:

- симптоми повторюються під час кожного менструального циклу;

- депресія зникає під час вагітності;

- у післяпологовий період симптоми з'являються у вигляді післяпологової депресії;

- після відновлення менструального циклу після пологів симптоми депресії виникають перед кожною менструацією;

- перебіг депресії погіршується з віком, особливо в передклімактеричний період;

- часто супроводжується іншими скаргами, пов'язаними з менструальним циклом (менструальна мігрень, біль у молочних залозах, здуття живота);

- період без симптомів становить 7—10 днів на місяць — переважно в першій половині циклу.

Полегшення симптомів передменструальної депресії при пригніченні овуляції за допомогою комбінації естрогенів і прогестерону (або прогестинів), а також при застосуванні гормональних контрацептивів підтверджує зв'язок цього виду депресії з функцією яєчників. Багато лікарів вважають, що призначення антидепресантів для лікування передменструальної депресії є недоцільним. Прогестерон практично не застосовується для лікування цього стану, хоча спроби його використання були.

8.4.2. Післяпологова депресія

Цей тип депресії часто залишається недіагностованим, оскільки після пологів багато жінок фактично перебувають у стані ізоляції, зосереджені на нових турботах про новонародженого. Перші місяці грудного вигодовування, звикання й адаптація до появи нового члена родини потребують від жінки не лише часу, а й додаткових фізичних і психоемоційних ресурсів.

Багато симптомів депресії можуть маскуватися під звичайну втому після пологів, хронічне недосипання, тривоги щодо лактації та стану дитини, а також під порушення функції щитоподібної залози.

Післяпологова меланхолія (або «baby blues»), на відміну від депресії, виникає у багатьох жінок протягом першого тижня після пологів і пов'язана з різкою гормональною перебудовою. У більшості випадків це тимчасовий стан, що не потребує застосування антидепресантів чи іншого медикаментозного лікування. Натомість післяпологова депресія з'являється пізніше й може тривати протягом усього післяпологового періоду, поступово переходячи в передменструальну депресію.

Увага акушерів-гінекологів здебільшого зосереджена на стані репродуктивних органів, і перший візит жінки до лікаря найчастіше відбувається не раніше ніж через 8–10 тижнів після пологів. Проте навіть під час візиту пацієнтки рідко розповідають про свої психоемоційні скарги, не згадують симптоми депресії, а лікарі, у свою чергу, зазвичай не ставлять запитань на цю тему. Таким чином, післяпологова депресія може тривалий час залишатися непоміченою та без належного лікування.

Якщо жінка в післяпологовий період звертається по допомогу до психіатра або сімейного лікаря зі скаргами психоемоційного характеру, зв'язок між післяпологовою депресією та наявністю в минулому передменструальної депресії часто не враховується. У таких випадках найпоширенішим методом лікування, як правило, стає призначення антидепресантів.

У сучасних публікаціях деякі лікарі рекомендують використання прогестерону або прогестинів для лікування післяпологової депресії. Однак більшість психіатрів не визнає таких підходів і наполягає на застосуванні лише антидепресантів. Акушери-гінекологи зазвичай не мають спеціальної підготовки для діагностики післяпологової депресії, тим більше — для її лікування. Варто зазначити, що результати низки досліджень свідчать про те, що застосування естрогенів може покращити настрій і сприяти лікуванню післяпологової депресії, тоді як деякі прогестини, навпаки, можуть посилювати її перебіг.

Післяпологова депресія безумовно потребує пильної уваги з боку науковців і лікарів, адже багато питань щодо причин її виникнення, діагностики та ефективного лікування досі залишаються без чітких відповідей.

8.4.3. Клімактерична депресія

Пременопаузальний і клімактеричний періоди супроводжуються численними симптомами, які самі по собі можуть викликати чимало негативних емоцій і переживань у жінок.

Особливістю клімактеричної депресії є те, що вона часто виникає на тлі передменструальної депресії, а її симптоми посилюються за 2–3 роки до настання менопаузи, особливо якщо в анамнезі жінки були епізоди післяпологової депресії. Замісна гормональна терапія може допомогти в усуненні багатьох симптомів такого стану. Проте найчастіше ця категорія жінок потрапляє до групи пацієнток із психічними розладами, і основне лікування у вигляді антидепресантів призначається психіатром.

Гінекологи іноді лікують цей тип депресії препаратами естрогенів, однак більшість психіатрів не визнає таку терапію. Прогестини зазвичай призначаються в комбінації з естрогенами, проте їхній вплив на клімактеричну депресію недостатньо вивчений.

Репродуктивна депресія — це новий діагноз, проте така термінологія, найімовірніше, буде сприйнята вороже більшістю психіатрів, адже основну роль у виникненні цього стану відведено функції яєчників, у якій психіатри мають лише поверхневе уявлення. Гінекологи також рідко виставлятимуть такий діагноз, оскільки слово *«депресія»* у більшості з них асоціюється з психічними хворобами.

Скільки ще років потрібно, щоби на жіночий організм почали дивитися через призму функцій його репродуктивної системи — невідомо. Вочевидь, ще довго жінкам доведеться «сидіти» на антидепресантах.

Розділ 9. Гормони та рак

Усі без винятку гормони, що виробляються в людському організмі, відіграють важливу позитивну роль, виконуючи певні фізіологічні функції. Проте багато гормонів можуть спричиняти розвиток ракових (злоякісних) процесів — як самостійні канцерогени, так і в комбінації з іншими речовинами. Найбільш небезпечну дію мають стероїдні гормони, зокрема статеві гормони та прогестерон.

У групі гормонозалежних пухлин — яєчників, яєчок, ендометрія, передміхурової залози, молочної залози, щитоподібної залози та остеосарком — вплив як ендогенних (власних), так і екзогенних (введених ззовні у вигляді ліків) статевих гормонів і прогестерону відіграє важливу роль через стимуляцію росту ракових клітин.

9.1. Що таке канцерогени

Багатьом відомо, що канцерогени — це речовини, причетні до розвитку злоякісних процесів, що підтверджено численними науковими дослідженнями.

У книзі доктора Сіддгартхи Мукерджі *«Імператор усіх хвороб: біографія раку»* (*The Emperor of All Maladies: A Biography of Cancer*) подано унікальні відомості про те, як змінювалися уявлення про злоякісні захворювання з давніх часів, як шукали причини раку, як змінювалося ставлення суспільства до цієї хвороби, як наживалися на чужому горі, і як поступово вдосконалювались діагностика й лікування багатьох видів раку. У цьому титанічному дослідженні також міститься чимало інформації про пухлини, ріст яких залежить від гормонів.

Нікого вже не дивує, що тютюн (а точніше — низка речовин у його димі) та алкоголь належать до канцерогенів — про це постійно пишуть і говорять. Однак мало хто знає, що перші публікації про зв'язок куріння з розвитком раку легенів з'явилися ще у 1930-х роках. Тютюнові компанії провели власні дослідження для перевірки цієї інформації. Дані підтвердилися, однак замість того, щоб оприлюднити результати, було докладено максимум зусиль до їх приховування та фальсифікації.

Сьогодні всі звикли до попереджень на упаковках сигарет про те, що куріння підвищує ризик раку легенів. Але перед тим, як ці попередження з'явилися, минуло понад 50 років боротьби відважних науковців, лікарів, громадських діячів — багато хто з них втратив роботу, посаду, репутацію, родину або навіть життя. Прийняття закону про заборону куріння в громадських місцях тривало приблизно 30 років.

Лікарі часто попереджають, що куріння на тлі прийому оральних контрацептивів (ОК) небажане (жорстко кажучи — несумісне з ОК). Але багато жінок періодично «грішать», попри пояснення лікарів. Крім куріння, уживання алкоголю та наркотичних речовин під час прийому ОК також підвищує ризик серйозних захворювань.

Цікавий факт: про те, що алкоголь є тератогеном (тобто здатний викликати вади розвитку плода), знає багато жінок, особливо тих, які планують вагітність. Але мало хто знає, що доведено зв'язок між вживанням алкоголю та ризиком розвитку раку шиї та голови (глотки, гортані, ротової порожнини, губ), стравоходу, печінки, молочних залоз, товстої кишки. Наприклад, щоденне вживання 2 пляшок пива (по 350 мл), або 2 келихів вина (по 300 мл), або приблизно 100 мл міцного алкоголю подвоює ризик розвитку раку молочної залози порівняно з тими, хто не вживає алкоголь (дані Національного інституту раку США). Водночас таких попереджень ви не знайдете на етикетках алкогольних напоїв.

Натуральні естрогени та прогестерон також можуть сприяти росту деяких злоякісних пухлин в організмі жінки (а іноді й чоловіка). Такі новоутворення називають *гормонозалежними пухлинами*.

У монографії Всесвітньої організації охорони здоров'я *«Програми з вивчення канцерогенного ризику»*, підготовленій у співпраці з Міжнародним агентством з дослідження раку (IARC), ще у 1999 році зазначалося, що обидва гормони — естроген і прогестерон — обґрунтовано вважаються канцерогенами для людини. Це твердження протягом майже 15 років підтримувалося Національною токсикологічною програмою США (Department of Health and Human Services) у звітах про канцерогени.

9.2. Кілька слів про злоякісні захворювання

У багатьох людей існує поверхневе уявлення про пухлини. Слово *«рак»* стосується лише одного конкретного виду захворювань — злоякісного росту епітеліальних клітин, які формують шкіру, слизові оболонки та залози.

Коли клітина починає ділитися з прогресією, що перевищує нормальну швидкість клітинного поділу, виникає надлишкова тканина, яку в медицині називають «*плюс-тканина*». Таке утворення також називають пухлиною. Латинське закінчення «*ома*» (ома) вказує на пухлинний процес (за винятком кіст!). Наприклад: ендометріома, лютеома, карцинома, саркома, хоріонепітеліома тощо. Тож якщо у діагнозі є термін, що закінчується на -*ома*, це означає наявність пухлиноподібного процесу. Деякі стани позначаються загальними термінами, що характеризують захворювання — наприклад, лейкоз.

Не всі пухлини є злоякісними, тому в медицині завжди розрізняють доброякісний і злоякісний процес. Іншими словами, *плюс-тканина* не завжди є раком. Часто використовується загальний термін «*новоутворення*».

Доброякісні пухлини не поширюються по всьому організму (не метастазують), хоча їхній негативний вплив може бути значним. Деякі захворювання не є злоякісними, але здатні уражати весь організм, руйнувати клітини, тканини, органи, тому потребують тривалого лікування.

Наявність доброякісного процесу не означає, що він обов'язково перетвориться на злоякісний. Термін «*передраковий стан*» не означає, що в людини вже є доброякісна пухлина. Водночас будь-яке захворювання, яке не призводить до смерті, вважається доброякісним. Проте, якщо мова йде саме про пухлини, то більшість доброякісних пухлин не переходять у рак.

Серед доброякісних пухлин найчастіше зустрічаються: аденоми, ліпоми, фіброміоми, гемангіоми тощо.

У медицині існує поняття *пограничних станів* (пограничних пухлин). Вони мають потенціал до перетворення на злоякісні, але ступінь ризику малигнізації (злоякісного переродження) для більшості таких станів невідома. Крім того, досі немає чітких рекомендацій щодо їхнього спостереження та лікування.

Передраковий стан — це лабораторний діагноз, який характеризує зміни клітин, що потенційно можуть перейти у злоякісний процес. Але за жодних умов цей стан не переходить у рак у 100 % випадків. До таких станів належать: гіперплазія, атипія, метаплазія, дисплазія, *cancer in situ* (рак на місці). Важливо розуміти, що всі ці клітинні зміни можуть зустрічатися і при нормальних процесах. Наприклад, при запаленні, загоєнні чи регенерації тканин часто виникають метаплазія, атипія, проліферація клітин. Дисплазія також може бути тимчасовим і оборотним станом. У більшості випадків ці стани не потребують лікування — за винятком *cancer in situ*.

Існує кілька класифікацій злоякісних утворень, зокрема за типом тканин, з яких вони походять: карциноми (раки), саркоми, бластоми, герміногенні пухлини (із зародкових клітин). У клінічній медицині важливо враховувати ступінь поширеності злоякісного процесу та рівень ураження органів, тому використовується класифікація за стадіями, що враховує ураження лімфатичних вузлів та наявність метастазів (*TNM*-класифікація).

Існують сотні діагнозів, що описують доброякісні та злоякісні процеси (пухлини). Наприклад, відомо понад 30 типів раку яєчників. Проте в 98–99 % випадків діагностуються саме доброякісні пухлини.

Причини виникнення багатьох злоякісних станів досі невідомі, що ускладнює їх діагностику й лікування. Водночас є чимало типів раку, які сьогодні успішно піддаються лікуванню, особливо якщо діагностовані на ранніх стадіях.

Рак — це не вирок. Поки людина жива, вона завжди має шанс подолати свою недугу. Серед моїх знайомих і родичів багато хто стикався зі злоякісними захворюваннями. Дехто помер, бо надто пізно розпочав лікування або взагалі від нього відмовився. Інші — вижили й живуть повноцінним життям уже 10—30 років. Хоча сам діагноз викликає сильний страх, сучасна медицина пропонує широкий вибір якісного та ефективного лікування.

9.3. Які гормони асоціюються зі злоякісними захворюваннями

Те, що стероїдні гормони причетні до розвитку раку різних органів, відомо вже давно, і щороку з'являється дедалі більше наукових публікацій на цю тему. Особливу увагу приділяють естрогенам, оскільки вони істотно підвищують ризик раку молочної залози й ендометрія. Також існує зв'язок між естрогенами та виникненням раку яєчників. Тестостерон підвищує ризик розвитку раку передміхурової залози. Кортизол — гормон стресу — є фактором ризику виникнення низки злоякісних новоутворень. Анаболічні стероїди можуть провокувати рак нирок, легень та яєчок.

Інші гормони, що не належать до класу стероїдних, також залучені до процесів, пов'язаних із виникненням раку. Наприклад, високий рівень інсуліну асоціюється з онкологічними захворюваннями кишечника, підшлункової залози, нирок і матки. Інсуліноподібні фактори росту (або гормони росту) беруть участь у розвитку раку передміхурової залози, молочної залози та кишечника.

Хоча зв'язок між пролактином і виникненням раку молочної залози є предметом суперечок і багато вчених його заперечують, однак при раку легень, нирок, прямої кишки, яєчників часто спостерігається підвищений рівень пролактину. Вплив цього гормона на розвиток раку в інших органах потребує подальшого вивчення.

До недавнього часу вважалося, що естроген сприяє росту передракових клітин у молочній залозі. Проте рак молочної залози, пов'язаний із вагітністю, часто є нечутливим до естрогену, або ж має негативний рецепторний статус. Деякі дослідники вважають, що пусковим механізмом розвитку такого виду раку може бути підвищений рівень пролактину. Відомо, що рівень пролактину з віком у жінок зростає.

Якщо говорити про рівні пролактину, то найвищі його показники спостерігаються не після пологів під час лактації, а в третьому триместрі вагітності, ближче до пологів — досягаючи до 200 нг/мл. Після пологів, якщо жінка не годує груддю, рівень пролактину швидко знижується й упродовж 8–10 тижнів повертається до доберемного рівня.

У жінок, які годують груддю, рівень пролактину залежить від частоти та тривалості годувань. Вже через 45 хвилин після годування рівень пролактину подвоюється, і розпочинається утворення молока для наступного годування. Однак, попри ці коливання, рівень

427

пролактину в період лактації не досягає показників, характерних для вагітності. Навіть у матерів, які годують груддю, рівень гормона поступово знижується. У перші 3–6 місяців він зазвичай не перевищує 100–110 нг/мл (у невагітних жінок рівень пролактину не перевищує 25–30 нг/мл), а після відновлення менструального циклу — знижується до 50–70 нг/мл, а в подальші місяці годування — рідко перевищує 50 нг/мл.

Таким чином, ймовірно, саме комбінація високого рівня прогестерону та пролактину під час вагітності може бути тригером розвитку раку молочної залози.

У розумінні негативного впливу різних гормонів на клітини, який призводить до злоякісної трансформації, усе ще існують значні прогалини. Необхідний більш комплексний підхід до вивчення цього явища, з урахуванням змін, що відбуваються на генетичному рівні. Наука не стоїть на місці, тож не втрачаймо надії, що саме в цій галузі медицини відбудеться прорив і з'являться нові методи ефективного лікування злоякісних новоутворень.

Розділ 10. Гормони та секс

Чи знаєте ви, що слово *«секс»* — один із лідерів за частотою запитів у найвідоміших пошукових системах з моменту появи Інтернету та персональних комп'ютерів? Як би ми не прикривалися моральними чи релігійними принципами, статеве життя є невід'ємною частиною людського існування.

Усі без винятку процеси в людському організмі спрямовані на реалізацію програми відтворення потомства, тобто розмноження. Якщо люди не будуть розмножуватись, якщо все живе не буде відтворювати собі подібних — життя зникне. Не має значення, які у людини плани — чи хоче вона мати дітей, чи ні — всі життєві процеси всередині неї проходять через призму репродукції, а отже, статевого дозрівання. Оскільки люди розмножуються лише статевим шляхом, секс відіграє надзвичайно важливу роль.

Яка ж роль гормонів у статевому житті людини? Та сама, що й у процесі статевого дозрівання, у функціонуванні репродуктивної системи, насамперед яєчників і яєчок. Вироблення гормонів і коливання їх рівнів тісно пов'язані з поведінкою людини та її сексуальною активністю.

Оскільки тема сексу надзвичайно широка, ми розглянемо лише деякі аспекти впливу гормонів на сексуальні стосунки.

10.1. Вплив гормонів на статевий потяг

Від чого залежить сексуальний потяг? Перш ніж відповісти на це запитання, визначимося з поняттями *сексуальний потяг, сексуальне бажання* та *лібідо*. Насправді, великої різниці між ними немає, хоча деякі сексологи можуть із цим не погодитися. Сексуальне бажання — це і є лібідо, і воно притаманне як жінкам, так і чоловікам. Деякі люди помилково вважають, що лібідо стосується лише жіночого сексуального потягу.

Цікаво, що значення слова *«лібідо»* змінилося за останні 70–80 років. Вперше цей термін вжив Цицерон (106–46 рр. до н.е.); з латини *libido* перекладається як бажання, потяг, зокрема й заборонений сексуальний потяг. Святий Августин (354–430 рр. н.е.) трактував лібідо як потяг у різних його формах. Пізніше це слово у значенні сексуального бажання замінювали на «тваринний дух», «аніму» та інші терміни.

Альберт Молль (1862–1939), німецький психіатр, який застосовував елементи гіпнозу у своїй практиці, зокрема для лікування сексуальних розладів, вважається засновником сучасної європейської сексології. У своїй праці *«Дослідження сексуального лібідо»* він описав лібідо як біологічну силу, що керує стосунками, у тому числі сексуальними.

Відомий швейцарський психіатр і засновник аналітичної психології Карл Юнг трактував лібідо як творчу (психічну) силу або енергію, яку людина витрачає на особистий розвиток і самореалізацію. Тобто у нього не йшлося про сексуальний потяг чи бажання. Однак Зиґмунд Фройд, австрійський лікар і багаторічний друг Юнга, почав популяризувати власне тлумачення лібідо як інстинктивної, підсвідомої енергії або сили. У своїй праці *«Три нариси з теорії сексуальності»* Фройд визначив лібідо як сексуальний інстинкт.

З часом поняття *«інстинктивна енергія»* звузили до значення *сексуального потягу.*

Якщо лібідо, за Фройдом, несе в собі енергію творення, то його протилежністю є *дестрадо* — сила руйнування, що часто супроводжується агресією, зокрема до протилежної статі.

Не слід плутати *сексуальне бажання/потяг* із *сексуальним збудженням.* Це різні поняття. Перше — це прояв інтересу до інтимного життя (секса), а друге — фізична реакція тіла на бажання у вигляді змін у статевих органах. Між цими поняттями існує певний зв'язок: без бажання збудження, як правило, не настає, хоча іноді збудження може бути відсутнім і при наявності бажання.

Сексуальне лібідо може знижуватися або бути відсутнім з різних причин. На нього впливають психологічні та фізичні чинники, умови навколишнього середовища, спосіб життя, шкідливі звички, прийом ліків — можна скласти довгий список факторів, які впливають на лібідо.

Зниження сексуального потягу може спостерігатися як у жінок, так і в чоловіків, проте саме жінок найчастіше звинувачують у «холодності».

Сексуальний потяг і збудження знижуються при наявності хронічних захворювань будь-якої локалізації, депресії, вагітності, хронічного стресу. Соціально-економічні фактори також пригнічують сексуальний потяг: зміна чи втрата роботи, фінансові труднощі, наявність малих дітей у сім'ї, життя з батьками або родичами в одній квартирі чи будинку. Строге виховання, дитячі психологічні травми, жорсткий батьківський контроль можуть залишити негативний слід у житті жінки та стати причиною її сексуальних розладів. Неприємна ситуація або криза в інтимному житті часто пробуджують глибоко заховані, неусвідомлені страхи та заборони, які зумовлюють сексуальні проблеми.

Я не маю наміру переписувати підручники з сексології — залишу це охочим і допитливим — а лише згадаю добре відомий факт, про який багато чоловіків не знають: *жіноче лібідо залежить від менструального циклу.* Йдеться про жінок, які не приймають гормональні протизаплідні препарати.

У першій фазі менструального циклу, з підвищенням рівнів естрогенів і тестостерону, зростає сексуальний потяг, який досягає піку в період овуляції. Це супроводжується змінами з боку піхви (змінюється кількість і якість вагінальних виділень), зовнішні статеві органи та соски стають чутливішими, тіло виділяє речовини зі специфічним запахом, який приваблює осіб протилежної статі. Жінка може цього запаху не відчувати, проте він існує і впливає на нюх чоловіка.

Перед овуляцією вивільняється більше окситоцину, тому багато жінок можуть відчувати скорочення матки та навіть оргазм — особливо під час сну. Змінюється і поведінка жінки: вона стає більш розкутою, частіше використовує косметику, носить яскравіший одяг.

Перед менструацією, навпаки, рівні статевих гормонів і естрогенів знижуються, що зменшує статевий потяг. Дискомфорт, пов'язаний з дією прогестерону (набряклість тканин, здуття живота, болючість грудей), також пригнічує лібідо.

Цікаво, що під час менструації сексуальне бажання може, навпаки, зростати — переважно через підвищену чутливість матки й її скорочення під дією окситоцину. Багато жінок у цей період бачать еротичні сни, які супроводжуються оргазмом, їм хочеться інтимної близькості, однак сором через кров'янисті виділення пригнічує це бажання.

У період менопаузи в багатьох жінок відзначається зниження лібідо через зменшення рівня гормонів і появу неприємних симптомів, зокрема сухості піхви та змін шкіри зовнішніх статевих органів. Часто додається й психологічний чинник — страх старіння та втрата жіночності після припинення менструацій.

Багато ендокринних захворювань можуть супроводжуватися зниженням сексуального потягу. Найчастіше негативний вплив мають порушення функції гіпофіза, щитоподібної залози, надниркових залоз. Механізм впливу комплексний: від прямого впливу гормонального дисбалансу на головний мозок до специфічної реакції з боку репродуктивних органів. Навіть саме усвідомлення наявності хвороби може придушувати бажання сексу.

Якщо зниження лібідо пов'язане з низьким рівнем гормонів, в окремих випадках можуть призначатися невеликі дози тестостерону або естрогену. Діагноз *андрогенного дефіциту*, або недостатності чоловічих статевих гормонів у жінок у постменопаузі, залишається спірним, оскільки чітких критеріїв для його встановлення не існує.

Дотепер ми не знаємо, яким має бути мінімальний рівень тестостерону в жіночому організмі, хоча кожна лабораторія має свої референтні значення цих показників.

Втім, дослідження показали, що у жінок із низьким рівнем тестостерону сексуальна активність може залишатися цілком нормальною. Як я вже згадувала в розділі про статеві гормони, чоловічі гормони є попередниками жіночих, тому їхній рівень може змінюватися швидко, особливо з віком. Багато клітин людського тіла можуть самостійно синтезувати тестостерон, використовуючи його попередник — прогестерон. Такий тестостерон діє локально, не потрапляючи в загальне кров'яне русло. Іншими словами, дія тестостерону на сексуальну поведінку жінки досі залишається загадкою.

Найчастіше тестостерон призначають жінкам у клімактеричному періоді. Проблема такого лікування полягає в тому, що для жінки, навіть у постменопаузі, важливішою є не абсолютна кількість статевих гормонів, а їх правильне фізіологічне співвідношення. У жінок у період клімаксу співвідношення тестостерону до естрогену є досить високим, тому додаткове введення тестостерону часто порушує цю пропорцію й викликає серйозні побічні ефекти. Призначення естрогенів, навпаки, знижує це співвідношення, оскільки естрогени зменшують рівень вільного тестостерону. Комбінація обох гормонів покращує лібідо й сексуальний потяг у жінок у постменопаузі, але такий вид лікування застосовується рідко, особливо серед молодих жінок.

Синтетичні естрогени для підвищення лібідо також призначаються жінкам у клімактеричному періоді, часто як частина замісної гормональної терапії. Іноді рекомендують гормональні креми, особливо при сухості слизової оболонки піхви та шкіри вульви. Проте даних про ефективність такого лікування сексуальних розладів поки що не існує.

Для лікування сексуальної дисфункції у жінок репродуктивного віку препарати естрогену не застосовуються.

Окрім гормональних засобів, сексологи почали використовувати й інші медикаменти. Серед них — тиболон, стероїдний препарат (анаболік), який найчастіше призначають жінкам у період пременопаузи або менопаузи з метою профілактики втрати кісткової тканини (остеопорозу). Виявилося, що прийом тиболону підвищує сексуальне збудження, хоча дослідження проводилися на здорових жінках, які не мали скарг на сексуальну дисфункцію.

Існують і інші лікарські засоби для підвищення сексуального потягу, але вони мають чимало побічних ефектів. Жіночої *«віагри»* досі не існує, хоча на ринку періодично з'являються препарати, які подаються як черговий «чудодійний засіб» для лікування жіночих сексуальних розладів.

10.2. Оргазм і гормональний сплеск

Навколо оргазму існує чимало міфів і припущень, особливо щодо *видів жіночого оргазму*, який насправді завжди один — просто оргазм. Проте деякі жінки настільки зосереджуються на пошуках саме вагінального оргазму, що повністю втрачають здатність насолоджуватися інтимним життям.

Оргазму часто приписують занадто багато позитивних впливів на людський організм, пов'язуючи його з гормональними сплесками, приливом енергії, виділенням різноманітних речовин.

Кожен статевий акт має певні стадії (фази), хоча не всі з них обов'язково проявляються у конкретної пари з різних причин. Перша фаза — *збудження* — починається ще до введення статевого члена у піхву. Власне, для стадійності сексуальної реакції не має значення, чи відбувається введення пеніса або інших предметів. Під час мастурбації людина також проходить усі чотири фази, що й під час сексуального акту. Відчуття на кожній стадії можуть бути різними залежно від виду й техніки сексу, і оргазм не завжди досягається, хоча сексуальне задоволення може бути не меншим.

Друга фаза — це *фаза плато*, або, іншими словами, коротке «затишшя перед бурею» — перед оргазмом. Її тривалість індивідуальна, і вона або переходить у третю фазу, або на цьому етапі сексуальна реакція згасає. Багато жінок настільки бояться не отримати оргазм, що «застрягають» ще на завершенні першої фази, навіть не дійшовши до плато. Ця фаза частіше настає автоматично перед оргазмом, тому її важко контролювати. Хоча деякі техніки сексу дозволяють затримувати настання оргазму. Наприклад, тантричний секс навчає методам *відтермінування оргазму* на тлі тривалого збудження — своєрідне «розтягнення насолоди», що подобається не всім.

Третя фаза — *сам оргазм*, який вважається «найвищою точкою» у спектрі відчуттів. Описати відчуття під час оргазму непросто — скільки людей, стільки й варіантів відчуттів. У літературі — як науковій, так і популярній — слово *оргазм* часто називають «слово на О».

Остання, четверта фаза — *фаза резолюції* (розрядки, задоволення), або *посторгазмічна фаза*.

Без перших двох фаз третя неможлива: без належного збудження й підготовки статевих органів оргазм не настає.

Жінки зазвичай проходять сексуальні фази повільніше, ніж чоловіки. Чоловіки можуть пройти всі чотири фази за 4—5 хвилин. У жінок лише на перші дві фази йде від 10 до 20 хвилин, щоби дійти до оргазму. Половина жінок досягає оргазму протягом 10—12 хвилин, іншим потрібно більше часу для підготовки. На початку статевого життя, коли присутні сексуальне бажання й почуття любові між партнерами, у 25 % жінок оргазм настає протягом 1 хвилини після введення статевого члена у піхву.

Оргазм відчувають не лише жінки, а й чоловіки. Фактично, еякуляція (виверження сперми) — і є чоловічим оргазмом, під час якого він відчуває інтенсивне задоволення. З віком частота оргазмів у чоловіків зменшується, зростають труднощі з його досягненням (проблеми з ерекцією, еякуляцією). Натомість у жінок оргазм із віком виникає частіше — позначається досвід, краще розуміння свого тіла, впевненість у собі та кращий контроль за зачаттям. Проте, оскільки з віком зменшується частота статевих контактів, знижується і частота оргазмів.

Чому ж усі так багато говорять саме про *жіночий оргазм*? Бо для жінки можна вигадати й вагінальний, і кліторальний, і анальний оргазм. Додали ще *сосковий* і *грудний* оргазми. Мало того — деякі люди пропагують *ментальний* оргазм, якого нібито можна досягти свідомістю й певними прийомами, запозиченими з йоги. Існує також чимало дискусій на тему *жіночої еякуляції*.

Дані про те, скільки пар досягають оргазму одночасно, суперечливі. Опитування чоловіків і жінок проводяться окремо: 25 % чоловіків і 14 % жінок стверджують, що в їхніх стосунках *одночасний оргазм* є обов'язковим. Оральний секс приносить велике задоволення, особливо жінкам: 10 % чоловіків і 18 % жінок досягають оргазму під час такого виду сексуальної активності.

Цікаво, що уявлення про оргазм у минулому було не лише хибним, а й доволі анекдотичним — особливо коли мова йшла про жінок. Оскільки оргазм частіше спостерігався в період овуляції, помилково вважалося, що він є ознакою овуляції, а отже, неминуче настане зачаття (або, як казали колись, *інсемінація*). У Лондоні 1660-х років чоловіки боялися жінок, які відчували оргазм, бо вважали, що саме через оргазм ті можуть завагітніти.

Таке уявлення про жіночий оргазм критикувалося багатьма лікарями й вченими, однак деякі з них вважали, що завдяки оргазму жінка може *контролювати кількість сперми*, яка потрапить до матки, та *обирати партнера з найкращими якостями для майбутньої дитини*. Інакше кажучи, помилково вважалося, що жінка може мати кількох партнерів, але завагітніє лише від того, з яким вона досягне оргазму.

Сексуальне збудження активує певні ділянки кори головного мозку і через імпульси, що проходять по волокнах спинного мозку, призводить до наповнення кров'ю м'язів піхви завдяки розширенню просвіту артеріальних судин. Такий процес можливий завдяки виробленню особливих речовин — вазоактивного інтестинального пептиду (специфічного білка) та оксиду азоту. Під час оргазму також виділяються окситоцин, DHEA (дегідроепіандростерон) та низка інших гормонів. Однак роль гормонів у виникненні оргазму досі не вивчена.

Прогалини у розумінні самого механізму оргазму й участі гормонів у цьому процесі спричинили появу великої кількості міфів про користь сексу. Наприклад, один із поширених міфів — що секс зменшує біль. Це стосується переважно жінок. Існує твердження, що рівень окситоцину (гормону, який виробляється гіпофізом) у сироватці крові жінок перед оргазмом нібито підвищується у п'ять разів. А раз рівень окситоцину зростає — отже, зменшується будь-який біль: головний, суглобовий, передменструальний тощо.

Як виявилося, ще у 1987 році Кармічел із колегами опублікували статтю, в якій зазначалося, що у чоловіків і жінок рівень окситоцину дійсно підвищується перед оргазмом і залишається підвищеним приблизно 5 хвилин, після чого повертається до норми. У кількох подальших публікаціях інших науковців було підтверджено, навпаки, лише незначне та короткочасне (не довше 1 хвилини) підвищення рівня окситоцину під час оргазму.

Таким чином, навіть якщо в деяких чоловіків і жінок рівень окситоцину справді підвищується перед або під час оргазму, це підвищення настільки короткочасне, що навряд чи може мати позитивний вплив на хронічний біль у різних частинах тіла. До того ж окситоцин у жінок виділяється імпульсно, і цей процес залежить від багатьох чинників, зокрема дня менструального циклу, наявності вагітності та її терміну — про що вже йшлося в попередніх розділах цієї книги.

Науковці достеменно не знають, наскільки підвищення рівня окситоцину впливає не лише на зменшення болю, а й загалом на сексуальну функцію людини. Роль окситоцину в цьому процесі вивчена недостатньо, а тому залишається предметом численних спекуляцій серед деяких «прихильників» сексуальної терапії.

«Гормональному сплеску», що відбувається під час оргазму, також приписували лікувальний ефект у випадках остеопорозу. Остеопороз — це найчастіше вікові зміни кістково-суглобової системи, що супроводжуються втратою кальцію кістковою тканиною, підвищеним ризиком переломів та іншими ускладненнями. Хоча остеопороз вражає і чоловіків (20 %), і жінок (80 %) різного віку, найчастіше це захворювання діагностується саме в жінок у клімактеричному періоді.

Дослідження впливу тестостерону на організм жінок, особливо старшого віку, показали, що штучне підвищення його рівня може поліпшити лібідо й якість статевого життя. А оскільки тестостерон позитивно впливає на м'язову та кісткову тканину, а саме на обмін речовин у цих структурах, логічним виглядає припущення, що він може бути корисним для жінок із остеопорозом або як профілактичний засіб.

Проте навіть якщо рівень тестостерону незначно підвищується перед статевим актом або під час нього, це підвищення нетривале. Канадська психологиня Сарі ван Андерс, яка присвятила багато часу вивченню рівня тестостерону в чоловіків і жінок до та після статевого акту, у численних публікаціях і виступах стверджувала, що, хоча тестостерон дійсно зростає після сексу або інтимної близькості, наразі науковці не знають, наскільки це короткочасне підвищення корисне для жіночого організму.

Тому твердження про користь сексу та оргазму як засобу профілактики або лікування остеопорозу слід вважати не більше ніж спекулятивними.

10.3. Частота статевих актів і гормональний фон

Прихильники (шанувальники) сексу часто виправдовують частоту статевих актів їхньою користю для здоров'я людини. Противники (негативно налаштовані до сексу) навпаки — наводять приклади можливих негативних наслідків.

У всій цій «битві» навколо сексу важливо побачити й зрозуміти одну істину: якщо статеві акти відбуваються примусово, без згоди одного з партнерів, вони ніколи не принесуть користі. У таких випадках немає значення ні частота статевих актів, ні їхній вид, ні пози.

Секс у тварин — це невіддільна частина реалізації програми розмноження, тому відбувається лише в період спаровування, який часто залежить від пори року. Секс у людей перетворився на інструмент отримання задоволення, а тому можливий у будь-яку пору року, дня і з будь-якою частотою.

Не існує поняття *«занадто багато сексу»*, якщо сам процес не викликає дискомфорту в тих, хто ним займається. Одні пари надають перевагу щоденному сексу (навіть кілька разів на день), інші — раз на тиждень, місяць або рік. Будь-яка частота статевих актів вважається нормальною, якщо не призводить до негативних наслідків і сприймається партнерами позитивно. Тобто поняття *«занадто мало сексу»* теж не існує. Інша справа — якщо у партнерів абсолютно різні потреби у частоті статевих контактів.

Для чоловіків регулярне статеве життя з погляду фізіології важливіше, ніж для жінок (здоров'я жінки не залежить від частоти статевих актів, якщо це не викликає психологічного дискомфорту чи незадоволення через відсутність сексу). Але справа не в гормональному фоні, а в простати. Простата — це залоза, яка виробляє рідину (сік простати), необхідну для формування сперми. Застій цієї рідини може призвести до порушення функції простати й інших негативних наслідків. Тому регулярне спорожнення простати шляхом еякуляції — під час сексу чи мастурбації — є необхідним для чоловічого здоров'я.

Як змінюється гормональний фон, зокрема рівні статевих гормонів, у чоловіків і жінок залежно від частоти статевих актів — невідомо, адже ця тема майже не досліджена. Проте в медичній літературі є кілька публікацій, присвячених впливу сексуальних контактів на овуляцію.

Дослідження на тваринах дали цікаві результати. Щурів часто використовують у наукових експериментах, оскільки в їхній поведінці та функціонуванні організму є багато спільного з людиною. Але існують і відмінності. Наприклад, овуляція у щурів відбувається не спонтанно, як у жінок, а виключно під час коїтусу. У самок щурів немає функціонального жовтого тіла — для його розвитку мають надійти сигнали від вульви, піхви та шийки матки, що можливо лише при спарюванні в період статевої активності. Саме статевий акт запускає функцію жовтого тіла і синтез прогестерону. Овуляція, спровокована коїтусом, спостерігається також у мишей, кішок, верблюдів, лам.

У жінок основним тригером овуляції виявився не статевий акт, а гострий стрес, який може виникнути внаслідок несподіваного сексу чи зґвалтування.

У 2001 році в медичних колах з'явилася стаття, в якій автори — американські вчені — стверджували, що рівень спонтанних зачаттів після зґвалтування вищий, ніж після звичайного коїтусу (8 % проти 3,1 %).

Якщо хронічний стрес пригнічує овуляцію, то гострий стрес, навпаки, може викликати сплеск рівня ЛГ (лютеїнізуючого гормону) через взаємодію надниркових залоз і прогестерону. При цьому рівень прогестерону (основним джерелом якого при гострому стресі стають надниркники) підвищується раніше, ніж рівень ЛГ. Це підвищення відбувається на фоні високого рівня естрогенів.

Численні експерименти на тваринах і клінічні спостереження у жінок також показали, що гострий стрес, у тому числі викликаний введенням речовин, які виробляються під час стресу (гормонів стресу), по-різному впливає на овуляцію й яєчники залежно від дня циклу. У середині фолікулярної фази, у середині та наприкінці лютеїнової фази спостерігається позитивний, стимулюючий вплив, що потенційно не виключає можливості другої овуляції.

Розмір домінантного фолікула, на відміну від тих, що піддаються атрезії (зворотному розвитку), становить 10–17 мм у передовуляторний період. Але й у другій фазі циклу в яєчниках ще можуть бути фолікули розміром 15 мм і більше, які почали рости разом із домінантним, але зупинилися. Незважаючи на зупинку росту, такі фолікули залишаються потенційними мішечками, здатними до овуляції. У 10 % здорових жінок виявлено другу хвилю підвищення рівнів ФСГ та ЛГ. А у 6 % жінок протягом одного циклу фіксують три хвилі зростання гонадотропінів, починаючи з середини фолікулярної фази. Повторна овуляція у таких жінок — явище рідкісне, але все ж можливе.

Таким чином, незапланований статевий акт або зґвалтування справді можуть бути пов'язані зі стимуляцією овуляції, особливо якщо трапляються в середині першої або другої фази циклу. Чи можуть регулярні статеві стосунки, що не супроводжуються стресом, стимулювати овуляцію? Найімовірніше, у людей такого не відбувається, на відміну від деяких видів тварин. Але для остаточної відповіді потрібні додаткові наукові дослідження.

Розділ 11. Гормони і шкірні покриви

На сторінках цієї книги вже неодноразово згадувалося про вплив деяких гормонів на стан шкіри. Яскравим прикладом такого впливу є жінки, які мають менструальний цикл і не користуються гормональними контрацептивами. Багато з них можуть відзначити, що перед менструацією шкіра стає жирнішою, з'являються вугрі та прищі, шкіра стає більш чутливою до різноманітних подразників. Але після завершення менструації ситуація змінюється з точністю до навпаки — завдяки підвищенню рівня естрогенів.

Шкіра вагітних жінок також зазнає змін під впливом зростаючого рівня гормонів. З'являються пігментні плями, особливо на обличчі (хлоазма), які зникають самостійно після пологів. Темнішає шкіра сосків і ареол, середньої лінії живота (linea nigra), навколо очей — і це вважається нормою. Виникають розтяжки (striae gravidarum) в ділянці живота, грудей, стегон — і лікування таких змін шкіри майже не існує. Посилюється активність потових залоз, тому вагітні жінки часто більше пітніють. У крові підвищується рівень особливого білка — релаксину, який робить зв'язки м'якшими й еластичнішими, готуючи тіло до пологів.

Випадіння волосся після припинення прийому комбінованих оральних контрацептивів або після пологів, сухість піхви в менопаузі, пігментні плями та інші зміни шкіри під час вагітності — усе це приклади прямого впливу гормонів на шкірні покриви.

У 2011 році німецький дерматолог доктор Йорг Рейхрат опублікував статтю в одному з професійних журналів під назвою: «Гормони і шкіра: нескінченна історія кохання!» Цим заголовком сказано майже все найважливіше про взаємозв'язок гормонів і шкіри. Це як стосунки між закоханими чоловіком і жінкою: можуть бути не лише періоди взаєморозуміння, а й непорозуміння. Це також — улюблена і нескінченна тема для дослідників і лікарів усього світу.

Я часто називаю шкіру дзеркалом внутрішнього стану людини — і в прямому, і в переносному сенсі. Будь-яке захворювання, а тим більше те, що супроводжується порушенням рівнів гормонів, обов'язково відобразиться на стані шкіри. Стрес, переживання, недосипання, емоційні сплески — усе це також супроводжується змінами шкірних покривів.

Стара медична школа приділяла надзвичайно багато уваги зовнішньому вигляду людини — зокрема її шкірі, яка є справжнім відображенням внутрішніх порушень, своєрідним екраном. Шкода, що сучасні лікарі вже не вміють «читати документальний фільм» про людину саме в такому вигляді.

11.1. Стан шкіри й гормони

Шкіра має унікальну будову та виконує кілька важливих функцій. Це не просто захисне покриття для «кісток і м'язів». Вона є терморегулятором людського тіла: виділення поту — це охолоджувальний «маневр» організму.

Шкіра також виконує дуже важливу функцію у засвоєнні гормонів щитоподібної та паращитоподібної залоз, статевих гормонів і низки стероїдних сполук. У ній синтезується багато речовин, зокрема вітамін D.

Оскільки площа шкірного покриву велика, шкіру сміливо можна назвати найбільшим органом-мішенню для дії гормонів.

Варто нагадати, що шкіра складається з кількох структурних одиниць, а її основна тканина — це багатошаровий плоский ороговілий епітелій. У шкірі виділяють три шари: епідерміс, дерму та підшкірно-жирову клітковину (гіподерму). Я не заглиблюватимуся у деталі будови шкіри, але уточню, що здоров'я шкіри залежить не від зовнішніх джерел жирів, вітамінів, мінералів чи інших речовин, а насамперед — від стану дрібних судин (капілярів) і надходження через них необхідних поживних речовин. Без повноцінного харчування не буде здорової шкіри!

Багато зовнішніх втручань (креми, гелі, маски тощо) не запобігають старінню шкіри й практично не всмоктуються, оскільки кілька шарів мертвих клітин плоского епітелію створюють ефект панцира, який майже нічого не пропускає всередину організму.

Стан шкіри також контролюється генами. Існує спадковий фактор, який визначає колір шкіри (кількість меланоцитів), співвідношення жирової тканини, кількість колагену, швидкість процесів старіння. Є люди, які без жодних додаткових процедур і технологій виглядають молодшими за свій біологічний вік. А є й такі, чия зовнішність не відповідає віку — вони виглядають значно старшими. «Оливи у вогонь» додають шкідливі звички — куріння, алкоголь, наркотики, а також стрес.

Зміна кольору шкіри також може бути реакцією на зміну гормонального фону. Відомий факт: у деяких жінок на фоні прийому гормональних контрацептивів з'являються пігментні плями. Синдром полікістозних яєчників і синдром Кушинга — два найпоширеніші ендокринні захворювання, що супроводжуються видимими змінами шкіри. А вагітність — це справжня королева шкірних проявів: від пігментації й розтяжок до дерматозів вагітних (свербіж, висипи).

11.1.1. Шкіра і вік

Багато зовнішніх факторів можуть негативно впливати на стан шкіри: сонячне випромінювання, висока й низька температура, сухість повітря, хімічні речовини тощо. Але внутрішні фактори відіграють не меншу роль. І на першому місці серед них — старіння.

З віком зменшується кількість колагену, еластину та гіалуронової кислоти — трьох основних компонентів шкіри. Навколо них існує багато міфів і спекуляцій. Із настанням менопаузи втрата цих речовин прискорюється з кожним роком без менструацій. Наприклад, у середньому шкіра втрачає на 2,1 % більше колагену щороку в менопаузі.

Еластичність шкіри повністю контролюється генетично, тому кількість колагену й еластину в тканинах не можна змінити жодними допоміжними методами. Однак певною мірою на їхній рівень впливають статеві гормони.

Деякі дослідження показали, що гормональна терапія збільшує кількість колагену в жінок у менопаузі (але не «омолоджує» яєчники!). Проте! Це збільшення не є настільки значним, щоб обґрунтувати використання ЗГТ як засобу омолодження. На жаль, цим часто зловживають лікарі, пропонуючи гормони без реальних показань, лише на основі хибного переконання, що вони уповільнюють старіння. Дані про участь естрогенів у синтезі колагену та контролі рівня гіалуронової кислоти не були підтверджені іншими дослідженнями.

Поширеною є також думка, що у жінок, які тривалий час приймали гормональні контрацептиви або проходили ЗГТ, зморшок менше й вони менш глибокі, ніж у тих, хто гормони не приймав. Однак низка серйозних досліджень спростувала ці твердження: гормональні препарати не зменшують кількість зморшок — ані в жінок репродуктивного віку, ані в постменопаузі.

На процес старіння шкіри також впливають раса й етнічне походження (що знову ж таки пов'язано з генетикою). Хоча темна шкіра краще захищена від ультрафіолетових променів, швидкість старіння від цього не залежить. У людей, які постійно перебувають на сонці, шкіра старіє однаково. Темношкірі жінки можуть мати менше зморшок не через більшу кількість пігменту, а через особливості будови шкіри загалом.

Процес старіння шкіри супроводжується також підвищеною сухістю. І тут варто зауважити: товстий шар крему не усуне сухість. Існує дві основні групи кремів: на водній та на жировій основі. Креми на водній основі зволожують, а на жировій — роблять шкіру м'якішою. Для правильного догляду слід комбінувати обидва типи, враховуючи час доби, температуру навколишнього середовища та стан шкіри. Креми на жировій основі можуть також «закупорювати» пори й погіршувати стан шкіри.

Щоб запобігти сухості шкіри, жінка має споживати достатню кількість рідини й займатися фізичною активністю, яка покращує циркуляцію крові в шкірі, доставку поживних речовин і виведення продуктів обміну, що не були виведені з потом.

Ефективність вживання колагену, гіалуронової кислоти та інших добавок, зокрема у вигляді підшкірних ін'єкцій, для покращення стану шкіри або її омолодження не підтверджена жодним серйозним клінічним дослідженням. Варто зауважити, що це — сфера косметології, а не дерматології. Тож процес «омолодження» шкіри не становить практичного інтересу для медицини.

Проблема полягає в тому, що відсутність достовірних наукових даних щодо ефективності тих чи інших добавок створює ґрунт для хибних рекламних тверджень.

11.2. Акне

У світі практично не існує дівчинки чи жінки, яка б жодного разу не стикалася з прищами на шкірі обличчя, а нерідко — і на інших ділянках тіла (спина, плечі, груди). І хоча ми не завжди застосовуємо медичний термін «акне» до всіх проявів прищів, фактично акне — це запальний процес волосяних фолікулів із залученням сальних залоз. При цьому спостерігається підвищене розмноження особливих клітин — кератиноцитів, що також супроводжується посиленою продукцією шкірного сала.

До 85 % підлітків стикаються з акне, і близько 20 % звертаються по медичну допомогу через значний фізичний і моральний дискомфорт. Оскільки на шкірі мешкає багато бактерій, залучення мікроорганізмів до запального процесу може погіршити стан шкіри. Зазвичай шкірні запалення провокує особливий вид бактерій — *Propionibacterium acnes*. Чорні цятки, які називають «комедонами» або «вуграми», також є формою акне.

Найчастіше акне зустрічається у віці 15–19 років, і хоча справжня причина цього стану досі невідома, підвищений рівень андрогенів (чоловічих статевих гормонів) може бути певним тригером його виникнення. Однак прищі можуть з'являтися й у дорослих жінок, часто як реакція на стрес, перевтому, голодування, недосипання або носіння синтетичного одягу.

Якщо раніше причиною акне вважали гіперандрогенію, то нині основним фактором вважається генетична схильність. Тобто існує спадкова залежність.

Виділяють кілька форм акне, які можуть виникати не лише в підлітковому віці. Акне може бути реакцією на лікарські засоби, гормональні коливання (гормональне акне, акне вагітних) або інші причини.

Розвиток акне має кілька етапів, але зазвичай усі вони відбуваються одночасно, і важко визначити, що саме запускає процес: запалення шкіри, закупорка фолікула, розмноження бактерій чи надлишкова продукція шкірного сала.

Шкіра відіграє важливу роль в обміні статевих гормонів, прогестерону та гормонів щитоподібної залози. Дегідроепіандростерон (DHEA), його сульфат (DHEA-S) і андростендіон перетворюються в шкірі на тестостерон за участі сальних залоз. Волосяні фолікули, потові залози, епідерміс і дерма також беруть участь у перетворенні попередників андрогенів у тестостерон і дигідротестостерон (DHT). DHT активніший за тестостерон у 5–10 разів. У цьому процесі залучено багато ферментів, і саме генетичні порушення в роботі цих ферментів або в нейтралізації надлишку гормонів шкірою відіграють ключову роль.

Аутоімунні тиреоїдити супроводжуються виникненням антитіл, які можуть впливати на функцію сальних залоз і спричиняти надмірну продукцію шкірного сала. Зв'язок між щитоподібною залозою та акне нині інтенсивно досліджується.

У розділах, присвячених гормонам наднирників і реакціям на стрес, вже згадувалося про кортикотропін-рилізинг-гормон, кортикотропін і кортизол — їхні рівні змінюються під час стресу. Ці гормони також впливають на шкіру, зокрема на сальні залози, тому не дивно, що стрес часто супроводжується появою висипання.

Попри надзвичайну поширеність акне серед підлітків і дорослих, клінічних досліджень з цієї теми дуже мало. Причина в тому, що в більшості випадків акне зникає з віком без лікування. У дівчат після встановлення регулярного менструального циклу та набуття досвіду догляду за шкірою акне зазвичай зникає і з'являється переважно як реакція на стрес.

Важливо пояснити дівчатам, що при дотриманні здорового способу життя і правильного догляду за шкірою акне зникає з часом. Це знання допоможе покращити стан шкіри без агресивного втручання.

Діагноз «акне» не потребує обстеження, оскільки клінічна картина є очевидною. Обстеження може бути доцільним лише при важкому перебігу або неефективності лікування.

Перший і найважливіший крок у боротьбі з акне — правильний догляд за шкірою. Багато жінок помилково вважають, що чим агресивніше боротися з прищами, використовуючи численні засоби, тим швидше вони зникнуть. Але це хронічне захворювання, яке пов'язане з гормональними коливаннями, способом життя та реакцією на стрес. І косметичні засоби можуть не тільки не допомогти, а й погіршити стан шкіри.

Поширеною помилкою є переконання, що очищення шкіри від жиру — чим частіше, тим краще — допоможе позбутися акне. Часте використання скрабів і пілінгів, як і висушування шкіри, стимулює зворотну реакцію — шкіра починає виробляти ще більше сала, і ситуація погіршується. Часто достатньо злегка теплої води і нейтрального мила через день для якісного догляду.

Крім того, часте миття волосся з потраплянням шампуню на шкіру обличчя може провокувати появу акне, тому після душу та миття голови слід ополіскувати обличчя чистою водою.

Жінки рідко звертають увагу на реакцію шкіри на коливання температури навколишнього середовища. Холод, спека, а також різка зміна температури (перехід із приміщення на вулицю та навпаки) суттєво впливають на вироблення шкірного сала. Це своєрідна захисна реакція, і якщо надмірно очищати шкіру від жиру, це призведе до підвищення її чутливості та почастішання запальних реакцій.

Психологічна підтримка — це другий важливий компонент у лікуванні акне. Емоційна реакція на стан шкіри супроводжується виникненням замкненого кола, яке не дозволяє іншим заходам дати позитивний ефект. Консультація психотерапевта або психолога часто не призначається, хоча іноді вона може допомогти навіть більше, ніж медикаментозне лікування.

На сучасному ринку існує величезна кількість медикаментозних і альтернативних засобів для лікування акне, і більшість із них можна придбати без рецепта не лише в аптеках, а й у салонах краси, супермаркетах, магазинах, у тому числі онлайн. Продаж засобів догляду за шкірою перетворилася на прибуткову комерційну галузь, що приносить колосальні прибутки виробникам і продавцям.

Медикаментозні засоби включають різні групи препаратів: вітаміни (зокрема синтетичні похідні вітаміну А), антибіотики, стероїдні та гормональні засоби, антиандрогени тощо. Перевага надається місцевому лікуванню, оскільки воно ефективніше й має менше побічних ефектів. Часто застосовують комбінації препаратів.

Гормональні контрацептиви, особливо сучасні синтетичні прогестини нового покоління, позитивно впливають на стан шкіри та можуть допомогти в усуненні акне. Проте сучасні рекомендації не вважають їх оптимальним методом лікування, особливо для підлітків. Гормони можуть призначатися лише при наявності гормональних порушень або при необхідності надійної контрацепції. Використання гормональних контрацептивів не має переваг в ефективності у порівнянні з іншими методами лікування акне, тому не повинно застосовуватись без чітких показань.

Існує також велика кількість альтернативних методів лікування (лазер, світлотерапія, фотодинамічна терапія тощо), однак дані щодо їхньої ефективності суперечливі. Також точаться дискусії щодо тривалості лікування, резистентності бактерій до антибіотиків та доцільності застосування антибіотиків для лікування акне. Оскільки до процесу лікування акне можуть залучатися не лише лікарі, а й косметологи та інші фахівці, сумарний ефект лікування нерідко буває негативним.

Таким чином, при наявності акне вкрай важливо не перегинати палицю з обстеженням і лікуванням, особливо самолікуванням, а звернутися до лікаря, який спеціалізується на цих питаннях.

11.3. Волосся і гормони

Мало волосся — погано, але, як виявляється, для багатьох жінок проблемою є і надлишковий ріст волосся.

Гірсутизм — це поява надмірної кількості волосся у жінок в андрогенозалежних зонах (обличчя, груди, живіт, спина, стегна), тобто в тих місцях, де ріст волосся у жінок зазвичай мінімальний або відсутній. Цей стан найчастіше пов'язаний з підвищенням рівня андрогенів (чоловічих статевих гормонів) або підвищеною чутливістю волосяних фолікулів до цих гормонів.

Серед найчастіших причин гірсутизму:

- Синдром полікістозних яєчників (СПКЯ) — найпоширеніше ендокринне захворювання у жінок репродуктивного віку, що часто супроводжується підвищеним рівнем андрогенів.

- Гормонально активні пухлини яєчників або наднирників.

- Прийом деяких лікарських засобів, які мають андрогенну активність (наприклад, стероїдні препарати).

- Спадкові фактори, особливо у жінок із народів, для яких характерний темний колір шкіри й волосся, густе волосся, включно з волоссям на тілі.

Для встановлення діагнозу гірсутизму потрібен об'єктивний огляд і спеціальна шкала оцінки, наприклад, шкала Ферімана–Голлвея, яка дозволяє кількісно оцінити ріст волосся у дев'яти зонах тіла. Показник у понад 8 балів свідчить про гірсутизм.

Алопеція і гірсутизм є проявами дисбалансу гормонів, але підходи до їхнього лікування різні. Якщо алопеція часто буває тимчасовою і самостійно зникає після стабілізації гормонального фону, то гірсутизм зазвичай вимагає спеціального обстеження й тривалого лікування.

У сучасній медицині для лікування гірсутизму застосовують:

- Комбіновані гормональні контрацептиви, які пригнічують продукцію андрогенів.

- Антиандрогени — препарати, що блокують дію андрогенів на рецептори волосяних фолікулів.

- Метформін — при наявності інсулінорезистентності.

Однак жоден із методів не дає миттєвого ефекту. На зниження густоти волосся в андрогенозалежних зонах може знадобитися 6–12 місяців, а косметичний ефект буде зберігатися лише на тлі тривалої терапії.

У випадках, коли ріст волосся зумовлений генетичними особливостями, лікування може бути неефективним, і тоді мова йде вже не про гірсутизм як хворобу, а про індивідуальні особливості організму, які слід прийняти або коригувати лише косметичними методами.

11.3.1. Гірсутизм

Ріст волосся у підлітків та молодих жінок, які дотримуються сучасної моди на «чисту шкіру», часто викликає чимало сліз, розчарування і безкінечні пошуки причин такої «волосатості». Сприйняття в суспільстві жіночої (та й чоловічої) «волосатості» кардинально змінилося за останні 50 років. Цікаво, що на старих світлинах досі популярних кінозірок та зірок естради (особливо в молоді роки) і у фільмах, знятих до кінця 1970-х років, можна побачити волохаті ноги, волосся в пахвовій ділянці та на лобку (в оголених сценах). У багатьох регіонах світу волосяний покрив досі вважається нормою людського життя, за винятком поодиноких випадків. Мода на «відсутність волосся» нині майже всюди домінує серед жінок репродуктивного віку, особливо у містах.

Кількість волосся на тілі людини насамперед визначається спадковістю, адже фолікулярний апарат закладається ще в ембріональному періоді. Інші фактори, що впливають на ріст волосся — це рівень і обмін чоловічих статевих гормонів, концентрація білка, що зв'язує статеві гормони, а також чутливість волосяних цибулин до андрогенів. При наявності шкірної інфекції (наприклад, акне) чутливість фолікулів до андрогенів зростає.

Андрогени не впливають на ріст пушкового волосся, тобто такого, що не залежить від андрогенів. Довге волосся росте під впливом кількох гормонів. Тому, коли жінка скаржиться на появу легкого пушку на підборідді чи щоках, це не є ознакою хвороби.

Гірсутизм — це надмірний ріст волосся за чоловічим типом, який виникає під впливом підвищеного рівня чоловічих статевих гормонів. Волосся починає рости на кінчику носа (в ніздрях), над верхньою губою, на підборідді, щоках (в зоні бакенбардів), вушних раковинах, спині, грудях, навколо сосків, у пахвових западинах, внизу живота, на лобку, передній поверхні стегон. Водночас не варто забувати, що певна кількість волосся в цих зонах є нормальним явищем — важливо оцінювати це тверезо.

Набагато серйозніше виглядає **вірилизація** — стан, що вимагає негайної діагностики. Вірилизація включає гірсутизм, а також інші ознаки маскулінізації: зниження тембру голосу, розвиток м'язів за чоловічим типом, збільшення клітора, ріст і розподіл волосся як у чоловіків, з'являються залисини на скронях, акне. Вірилизація зазвичай виникає при високих рівнях андрогенів у крові, які продукуються пухлинами яєчників або наднирників. У таких жінок часто припиняються менструації.

Ще один стан, пов'язаний із надмірним ростом волосся, — це гіпертрихоз, тобто кількісне збільшення волосся на тілі. При цьому рівень чоловічих статевих гормонів залишається в межах норми. Гіпертрихоз часто має конституційний характер, може спостерігатися у родичів (успадковане явище), і вважається як варіантом норми, так і проявом певних хвороб.

Раптова поява чи прогресування гірсутизму — це ознака гормональних порушень в організмі жінки, насамперед сигнал про підвищення рівня андрогенів, що характерне для таких захворювань, як:

- синдром полікістозних яєчників;

- синдром Кушинга;

- вроджена гіперплазія наднирників;

- гормонально активні пухлини яєчників.

Іноді гірсутизм виникає внаслідок порушення обміну андрогенів без наявності пухлин або явної патології. Найчастіше це конституціональний (сімейний) гірсутизм, тобто спадковий.

Гірсутизм також може розвинутися при прийомі деяких медикаментів, які підвищують рівень чоловічих статевих гормонів.

Найважливішим етапом у з'ясуванні причин гірсутизму є ретельне опитування та огляд жінки. Часто лікарі радять фотографувати ділянки з надмірним оволосінням, щоб оцінити ефективність лікування. Існують спеціальні шкали та бальні системи для оцінки ступеня гірсутизму, наприклад, шкала Ферімана–Голлвея.

Лабораторне обстеження має бути спрямоване на виключення пухлин яєчників або наднирників, що продукують андрогени.

Тактика лікування залежить від вираженості гірсутизму. Слід пам'ятати, що гірсутизм — не хвороба, а лише ознака гормонального дисбалансу. Терапія може бути медикаментозною та/або косметичною. У випадку спадкового гірсутизму частіше використовують методи тимчасового або постійного видалення волосся. Вибір тактики лікування належить до компетенції лікаря.

11.4. Косметика з гормонами

Практично всі гормональні препарати (а їх існує кілька сотень найменувань, якщо не більше) не продаються без рецепта лікаря у багатьох країнах світу. У розвинених країнах вони також заборонені у складі косметичних засобів і продукції для догляду за шкірою. Тому, якщо в таких засобах і містяться якісь гормональні речовини, то це, як правило, попередники гормонів рослинного походження (фітостероли) або продукти обміну (метаболіти) гормонів без гормональної активності.

У країнах, де відсутній чіткий контроль за складом косметичної продукції, інгредієнтами таких засобів можуть виявитися і справжні гормони — найчастіше стероїди, анаболіки або гормон росту.

Деякі виробники косметики й засобів догляду за шкірою, щоб обійти офіційний контроль, використовують сировину рослинного або тваринного походження у вигляді екстрактів, витяжок, відварів (наприклад, витяжка з плаценти), парабени та їхні похідні.

Серед усіх гормонів прогестерон найчастіше використовується поза медициною без жодного контролю. У наш час через інтернет і в низці так званих «магазинів здоров'я» продається велика кількість косметичних і гігієнічних засобів, товарів для «омолодження» або «профілактики старіння», а також БАДів і харчових добавок, що містять мікронізований прогестерон.

У рекламі таких продуктів звучать переконливі обіцянки: підвищення сексуального потягу і потенції, зниження «домінування естрогену», підтримка простати, покращення та омолодження шкіри. При цьому не вказується відсотковий вміст прогестерону, а часто й взагалі будь-яке кількісне значення, оскільки контролю за виробництвом таких засобів у більшості країн світу немає. Навіть якщо в одній країні продаж подібних продуктів заборонено, покупка через інтернет «для особистого користування» дозволяє пересилати їх практично куди завгодно.

Парабени — це не гормональні речовини, хоча часто позиціонуються як такі в рекламі чи окремих публікаціях. Їхній прямий вплив на організм досі до кінця не вивчений (див. розділ про фітоестрогени), як і не доведено їхню ефективність чи безпеку.

У дійсності, ми не знаємо, наскільки така косметика й інші засоби догляду за шкірою та волоссям є корисними чи шкідливими, якщо говорити чесно, без впливу реклами або перестрог окремих лікарів. Але, оскільки це чисто комерційні продукти, популярність яких зростає щороку, право вибору й користування завжди залишається за клієнтом.

Післямова

Щиро дякую всім, хто дочитав цю книгу до останнього рядка. Так, настав час поставити крапку, хоча питання ролі гормонів у житті людини залишається відкритим.

Для мене створення книг — це завжди радість. Я працюю над ними в стані натхнення, з усмішкою на обличчі та внутрішнім спокоєм від усвідомлення того, що можу ділитися цікавою й важливою інформацією з іншими. Але чим більше знаєш, тим важче обрати найголовніше — і, що важливо, вчасно поставити крапку.

З одного боку, я залишаю багато тем замовчаними — для майбутніх книг. З іншого — сподіваюся, що навіть цей обсяг надав вам чимало нових, цікавих і корисних знань, які допоможуть краще розуміти власне тіло і його гормони.

Багато додаткової інформації на тему здоров'я, особливо жіночого, ви можете знайти на моєму офіційному сайті, а також на сторінках у популярних соціальних мережах. Я завжди намагаюся ділитися найновішими й найнадійнішими даними сучасної науки і медицини, викладеними максимально доступною мовою.

Дякую всім читачам, які у голосуванні на моїх сторінках майже одностайно обрали саме книгу про гормони. Ваші мрії здійснилися — як і мої!

Особлива подяка моїй родині та друзям, які підтримували мене під час роботи над цим масштабним і справді унікальним проєктом.

Я не прощаюся з вами, бо попереду ще багато публікацій, у тому числі нових книг, лекцій, семінарів і відео. Якщо завдяки цій праці з'явилися нові читачі — я щаслива й сподіваюся, що ця книга не остання, яка вас зацікавить.

Будьте здорові!

Ваша
Олена Березовська

Першоджерела

1. Adlercreutz H, Mazur W (1997) Phyto-oestrogens and Western diseases Ann Med 29(2):95–120.
2. Ahmed A M (2005) Historical landmarks in thyroid disorder understanding including Graves' disease, thyroidectomy, and thyroxine definition EMHJ 11(3):459–469.
3. Albers EM, et al (2024) Sex-steroid hormones and risk of postmenopausal breast cancer Cancer Causes Control 35(4):395–407.
4. Albrecht ED, Pepe GJ (1990) Placental steroid hormone biosynthesis in primate pregnancy Endocr Rev 11(1):124–150.
5. Alexander E. K., et al. (2017). 2017 Guidelines of the American Thyroid Association for the diagnosis and management of thyroid disease during pregnancy and the postpartum. Thyroid, 27(3):315–389.
6. Allen M. J., Kumar P., Cho J. (2023). Physiology, Adrenocorticotropic Hormone (ACTH). StatPearls Publishing.
7. Allen N. E., et al (2002). Dietary fat, fiber, and ovarian function. Cancer Epidemiology, Biomarkers & Prevention, 11(11):1148–1151.
8. American Diabetes Association. (2025). Classification and diagnosis of diabetes: Standards of Medical Care in Diabetes. Diabetes Care, 48(Suppl 1):S17–S42.
9. American Society for Reproductive Medicine (2020) Practice Committee opinion: testing and interpreting measures of ovarian reserve Fertility and Sterility 114(6):1151–1156.
10. American Thyroid Association (2007) High-risk pregnant women should have TSH measured at first prenatal visit or by nine weeks gestation Journal of Clinical Endocrinology & Metabolism 92(1):203–207.
11. American Thyroid Association and American Association of Clinical Endocrinologists (2000) Recommendations for screening thyroid function starting at age 35 every five years Fertility and Sterility 74(5):829–838.
12. Anderson TJ, Haynes NB (1969) Plasma testosterone in pregnant women. J Endocrinol 45(1):69–78.
13. Apter D (1980) Serum steroids and pituitary hormones in female puberty: a longitudinal study Clinical Endocrinology 12(2):107–120.
14. Arey B. J. (1999). Identification and classification of FSH receptor antagonists. Journal of Reproductive Immunology, 44(1–2):41–52.

15. Argiolas A., Melis M. R. (2004). The neuropharmacology of dopamine and sexual behavior. Neuroscience & Biobehavioral Reviews, 28(6): 671–684.

16. Asa S. L., Ezzat S. (2009). The pathogenesis of pituitary tumors. Annual Review of Pathology: Mechanisms of Disease, 4:97–126.

17. ASRM Practice Committee (2021) Diagnosis and treatment of luteal phase deficiency: a committee opinion Fertility and Sterility.

18. Astwood E B (1943) The use of thiourea and thiouracil in the treatment of hyperthyroidism Journal of Clinical Endocrinology 3(5):487–492.

19. Azziz R, et al (2006) Diagnosis of polycystic ovary syndrome: which criteria to use? J Clin Endocrinol Metab 91(3):781–785.

20. Azziz R, et al (2016) Polycystic ovary syndrome Nat Rev Dis Primers 2:16057.

21. Babu P. S., Sairam M. R. (2004). Hormonal regulation, expression, cloning and immunological detection of follicle stimulating hormone receptor in extragonadal tissues. Molecular and Cellular Endocrinology, 224(1–2):85–96.

22. Baird D T (1983) Factors regulating the growth of the dominant follicle in the human ovary J Reprod Fertil 69(1):343–352.

23. Baird DD, et al (2003) High cumulative incidence of uterine leiomyoma in black and white women: ultrasound evidence Am J Obstet Gynecol 188(1):100–107.

24. Baird DT (1978) The secretion of progesterone and the oestrogens by the ovary in relation to follicular development and luteal function. Biochem Soc Trans 6(6):1129–1133.

25. Balen A. H., et al (2016). The management of anovulatory infertility in women with polycystic ovary syndrome: an analysis of the evidence to support the development of global WHO guidance. Human Reproduction Update, 22(6):687–708.

26. Banting F. G., Best C. H. (1922). The Internal Secretion of the Pancreas. Journal of Laboratory and Clinical Medicine, 7(5):251–266.

27. Basedow K A (1840) Exophthalmus durch Hypertrophie des Zellgewebes in der Augenhöhle Wochenschrift für die gesammte Heilkunde 6:197–204.

28. Basson R (2001) Human sex-response cycles J Sex Marital Ther 27(1):33–43.

29. Bayhan G, et al (2015) Luteoma of pregnancy: clinical, radiologic and pathologic findings. Case Rep Obstet Gynecol 2015:613029.

30. Bayliss W. M., Starling E. H. (1902). The Mechanism of Pancreatic Secretion. Journal of Physiology, 28(5):325–353.

31. Begbie J (1852) Description of exophthalmic goiter Edinburgh Medical and Surgical Journal 77:33–46.
32. Bellamy L, et al (2009) Type 2 diabetes mellitus after gestational diabetes: A systematic review and meta-analysis Lancet 373(9677):1773–1779
33. Ben-Jonathan N., et al. (2008). What can we learn from rodents about prolactin in humans? Endocrine Reviews, 29(1):1–41.
34. Berent-Spillson A, et al (2015) Distinct cognitive effects of estrogen and progesterone during verbal processing: an fMRI study Horm Behav 70:1–9.
35. Bernichtein S., et al (2010). New concepts in prolactin biology. Journal of Endocrinology, 206(1):1–11.
36. Bikle D. D. (2021). The free hormone hypothesis: When, why, and how to measure free hormone levels. Journal of Bone and Mineral Research, 36(1):112–118.
37. Biller B.M., et al (1999). Guidelines for the diagnosis and treatment of hyperprolactinemia. Journal of Reproductive Medicine, 44(12 Suppl):1075–1084.
38. Bingham SA, et al (1998) Phyto-oestrogens: Where are we now? Br J Nutr 79(5):393–406.
39. Biondi B., Cooper D. S. (2008). The clinical significance of subclinical thyroid dysfunction. Endocrine Reviews, 29(1):76–131.
40. Blackmore PF (1999) Extragenomic actions of progesterone in human sperm Comp Biochem Physiol A Mol Integr Physiol 122(3):481–485
41. Blümel J E (2014) Climacteric and menopause as distinct concepts Climacteric 17(5):504–510.
42. Boguszewski C. L. S., Boguszewski M. C. S. (2019). Growth hormone, IGFs, and cancer: potential tumorigenic pathways. Endocrine Reviews, 40(2):558–578.
43. Bole-Feysot C., et al (1998). Prolactin (PRL) and its receptor: actions, signal transduction pathways and phenotypes observed in PRL receptor knockout mice. Endocrine Reviews, 19(3):225–268.
44. Brandon DD, et al (1993) Progesterone receptor messenger ribonucleic acid and protein are overexpressed in human uterine leiomyomas Am J Obstet Gynecol 169(1):78–85.
45. Braunstein GD, et al (1976) Serum human chorionic gonadotropin levels throughout normal pregnancy Am J Obstet Gynecol 126(6):678–681.
46. Brent G. A. (2012). Mechanisms of thyroid hormone action. Journal of Clinical Investigation, 122(9):3035–3043.
47. Broekmans F J M, et al (2006) Anti-Müllerian hormone: ovarian reserve testing and clinical implications Human Reproduction Update 12(6):685–702.

48. Broekmans F J, et al (2007) Female reproductive ageing: current knowledge and future trends Trends in Endocrinology & Metabolism 18(2):58–65

49. Broekmans F. J., et al (2009). Ovarian aging: mechanisms and clinical consequences. Endocrine Reviews, 30(5):465–493.

50. Brownstein M. J., et al. (1980). Synthesis, transport, and release of posterior pituitary hormones. Science, 207(4429):373–378.

51. Buchanan TA, Xiang AH (2005) A clinical update on gestational diabetes mellitus Endocr Rev 26(5):697–738.

52. Bulun SE (2009) Endometriosis N Engl J Med 360(3):268–279.

53. Bulun SE (2013) Uterine fibroids N Engl J Med 369(14):1344–1355.

54. Bulun SE, et al (2010) Estrogen receptor-β, estrogen receptor-α, and progesterone resistance in endometriosis Semin Reprod Med 28(1):36–43.

55. Burchardt NA, et al. (2020) Oral contraceptive use and endometrial cancer risk — hazard ratio 0.43 for >10 years of use Eur J Epidemiol 35(11):1037–1045.

56. Burger H. G., et al (2007). A review of hormonal changes during the menopausal transition: focus on findings from the Melbourne Women's Midlife Health Project. Human Reproduction Update, 13(6):559–565.

57. Burney RO, Giudice LC (2012) Pathogenesis and pathophysiology of endometriosis Fertil Steril 98(3):511–519.

58. Cable J. K. (2023). Physiology, Progesterone. StatPearls Publishing.

59. Calderon R A, et al (2001) Increased incidence of thyroid cancer among children in Cumbria post-Chernobyl Radiation Research 156(2):131–136.

60. Carmichael MS, et al (1987) Plasma oxytocin increases in the human sexual response J Clin Endocrinol Metab 64(1):27–31.

61. Carmina E. (2017). Non-classic CAH due to 21-hydroxylase deficiency: Diagnosis via 17-OHP. Human Reproduction Update, 23(5):580–592.

62. Carter C. S. (1998). Neuroendocrine perspectives on social attachment and love. Psychoneuroendocrinology, 23(8):779–818.

63. Carter C. S., Altemus M. (2004). Integrative functions of lactational hormones in social behavior and stress management. Annals of the New York Academy of Sciences, 1032(1):289–301.

64. Catalano PM (2014) Trying to understand gestational diabetes Diabet Med 31(3):273–281.

65. Catenaccio E, et al (2016) Estrogen- and progesterone-mediated structural neuroplasticity in the female human limbic system Neuroimage 134:327–336.

66. Centers for Disease Control and Prevention (2024) U.S. Medical Eligibility Criteria and Selected Practice Recommendations for Contraceptive Use MMWR Recomm Rep 73(RR-3):1–128.
67. Cervantes A., et al (2018) Profile of gut hormones, pancreatic hormones and pro-inflammatory cytokines Gastroenterology Research 11(4):280–289.
68. Cetera GE, et al. (2023) Non-response to first-line hormonal treatments in endometriosis: role of progesterone resistance BMC Womens Health 23:449.
69. Chang S, et al (2021) Diagnosis of polycystic ovarian syndrome: the Rotterdam criteria and beyond J Clin Endocrinol Metab 106(6):1682–1691.
70. Chatuphonprasert W., et al. (2018). Physiology and pathophysiology of steroid biosynthesis in the human placenta. Frontiers in Pharmacology, 9:1021.
71. Cheung L P, et al (2017) Dietary fat intake and ovarian hormone secretion in premenopausal women The British Journal of Nutrition 117(9):1328–1334.
72. Christin-Maitre S (2013) History of oral contraceptive drugs and their use worldwide Best Pract Res Clin Endocrinol Metab 27(1):3–12.
73. Cianfarani S. (2019). GH therapy during childhood and cancer risk: A critical review. Annals of Pediatric Endocrinology & Metabolism, 24(2):92–101.
74. Clayton AH, Dennerstein L (2019) The role of sex hormones in female sexual dysfunction Endocrinol Metab Clin North Am 48(3):467–484.
75. Clayton AH, Kingsberg SA, Goldstein I (2018) Evaluation and management of hypoactive sexual desire disorder Sex Med 6(2):59–74.
76. Cole LA (2010) Biological functions of hCG and hCG-related molecules Reprod Biol Endocrinol 8:102.
77. Cole LA (2012) hCG, the wonder of today's science Reprod Biol Endocrinol 10:24.
78. Collaborative Group on Epidemiological Studies of Ovarian Cancer (2017) Combined oral contraceptives and ovarian and endometrial cancer risk — reduction persists for decades Lancet Oncol 18(9):1371–1381.
79. Collaborative Group on Hormonal Factors in Breast Cancer (1997) Breast cancer and hormone replacement therapy: Collaborative reanalysis of data from 51 epidemiological studies of 52,705 women with breast cancer and 108,411 women without breast cancer Lancet 350(9084):1047–1059.
80. Cooke P. S. (2017). Estrogens in male physiology. Physiological Reviews, 97(1).

81. Coomarasamy A, et al (2011) Progesterone for prevention of miscarriage: a randomized placebo-controlled trial N Engl J Med 364(19):1879–1887.

82. Coomarasamy A, et al (2015) A randomized trial of progesterone in women with recurrent miscarriages N Engl J Med 373(22):2141–2148.

83. Cooper DB, Mahdy H, Shah K (2024) Oral contraceptive pills initiation methods StatPearls Publishing.

84. Cooper W (1975) No Change: The Biological Revolution for Women. Arlington Books, London, 224 p.

85. Corner G W, Allen W M (1929) Physiology of the corpus luteum, its development and function Am J Anat 44(1):169–223.

86. Cornwell T, Cohick W, Raskin I (2004) Dietary phytoestrogens and health Phytochemistry 65(8):995–1016.

87. Costea D M (2000) Delayed luteo–placental shift of progesterone production Steroids 68(2):123–129.

88. Coustan DR (2013) Gestational diabetes mellitus Clin Chem 59(9):1310–1321.

89. Crowley W. F., Pitteloud N. (2005). Gonadotropin-releasing hormone deficiency. New England Journal of Medicine, 352(12):1228–1236.

90. Csapo A I (1956) Function, regulation and regression of the corpus luteum of pregnancy in mammals Physiol Rev 36(4):640–690.

91. Csapo AI (1981) Progesterone "block". Am J Anat 162(3):237–256.

92. Csapo AI, et al (1972) Effects of luteectomy and progesterone replacement therapy in early pregnant patients Am J Obstet Gynecol 112(7):1061–1067.

93. Csapo AI, Pulkkinen MO (1978) Indispensability of the human corpus luteum in the maintenance of early pregnancy. Lancet 312(8086):1061–1063.

94. Cushing H. (1912). The Pituitary Body and Its Disorders: Clinical States Produced by Disorders of the Hypophysis Cerebri. Philadelphia: J.B. Lippincott.

95. Cussen L (2022) Approach to androgen excess in women: clinical presentations Clinical Endocrinology 97(4):445–457.

96. D'Agostino G., et al. (2010). Alpha-Melanocyte-Stimulating Hormone: Production and processing. Peptides, 31(2).

97. Dale H. H. (1950). Reflections on the Term 'Hormone'. British Medical Bulletin, 6(4):323–326.

98. D'Angelo E, Prat J (2010) Uterine sarcomas: a review Gynecol Oncol 116(1):131–139.

99. Danilovich N., et al (2002). Estrogen deficiency, obesity and skeletal abnormalities in follicle-stimulating hormone receptor knockout (FORKO) female mice. Endocrinology, 143(2):471–486.

470

100. Davis S, et al (2004) Thyroid cancer risk related to radiation dose after Chernobyl Radiation Research 162(3):231–240.
101. Davison S. L. (2005). Androgen levels decline steeply from early reproductive years; minimal variation post-menopause. Journal of Clinical Endocrinology & Metabolism, 90(7).
102. de Angelis C, et al (2020) Smoke alcohol and drug addiction and female fertility Reproductive Biology and Endocrinology 18:21.
103. de Gardanne C P L (1816) Introduction of the term "ménopause" referring to the cessation of menstruation On Menopause, or the Critical Age of Women: A Medical Essay,
104. Dhage V D, et al (2024) A narrative review on the impact of smoking on female reproductive health Journal of Reproductive Health Research 12(1):34–41.
105. Dhont M (2010) History of oral contraception Eur J Contracept Reprod Health Care 15(3):164–170.
106. Donnez J (2021) PR deficiency and progesterone resistance in endometriosis: therapeutic consequences J Clin Med 10(5):1085.
107. Donnez J, Dolmans MM (2013) Endometriosis and medical therapy: from progestogens to progesterone resistance to GnRH antagonists: a review J Endocrinol Invest 36(7):603–611.
108. Dorn L D and Biro F M (2011) Puberty and its measurement: a decade in review Journal of Research on Adolescence 21(1):180–195
109. Douxfils J, et al. (2025) COC-related VTE in European region — 2- to 6-fold risk, tens of thousands of cases annually Front Endocrinol 16:1559162.
110. Dunselman GA, et al (2014) ESHRE guideline: management of women with endometriosis Hum Reprod 29(3):400–412.
111. Eaton L. (2005). College Looks Back to Discovery of Hormones. British Medical Journal, 331(7510):126.
112. Ehrmann D. A. (1992). Detection of functional ovarian hyperandrogenism. New England Journal of Medicine, 327(3):226–230.
113. Eisenberg DL, et al (2012) Distinguishing typical and perfect-use contraceptive failure rates Ann Intern Med 157(11):824–825.
114. Eisinger M, Li WH (2018) Hormones and skin aging Dermatoendocrinol 10(1):e1442169.
115. El Sayed S.A., Collins J. (2023). Physiology, Pancreas. StatPearls Publishing.
116. Elhassan Y. S. (2018). Causes, patterns, and severity of androgen excess in 1,205 women. Journal of Clinical Endocrinology & Metabolism, 103(3).
117. Emanuele M A, et al (2002) Alcohol's effects on female reproductive function Alcohol Research & Health 26(4):274–281.

118. Enriori P. J., Sinnayah P., Cowley M. A. (2016). α-MSH modulates glucose homeostasis via skeletal muscle. PLoS ONE, 11(10).

119. Epplein M, et al (2008) Risk of complex and atypical endometrial hyperplasia in relation to anthropometric measures and reproductive history Am J Epidemiol 168(6):563–570.

120. Erdheim J (1914) Parathyroid hyperplasia in osteomalacia and rickets Wiener Klinische Wochenschrift 27:279–281.

121. ESHRE/ASRM (2004) Revised 2003 consensus on diagnostic criteria and long-term health risks related to polycystic ovary syndrome Hum Reprod 19(5):41–48

122. Eyth E.M., Basit H. (2023). Glucose Tolerance Test. StatPearls Publishing.

123. Ezziz R (2005) Diagnostic criteria for polycystic ovary syndrome— Rotterdam versus NIH definitions Fertil Steril 83(6):1365–1369.

124. Fabbrocini G et al (2018) Acne scars: pathogenesis, classification and treatment Dermatol Res Pract 2010:893080.

125. Falck B (1959) Site of production of oestrogen in rat ovary as studied in microtransplants Acta Physiol Scand 47:1–101.

126. Fan D, et al (2017) Female alcohol consumption and fecundability Scientific Reports 7:13815.

127. Farquhar M. G., Rinehart J. F. (1954). A cytological study of prolactin secretion by the rat anterior pituitary gland. American Journal of Anatomy, 94(1):83–107.

128. Fauser B. C., et al. (1999). Minimal ovarian stimulation for IVF: appraisal of potential benefits and drawbacks. Human Reproduction, 14(11):2681–2686.

129. Filicori M., et al. (2003). The use of LH activity to drive folliculogenesis: exploring uncharted territories in ovulation induction. Human Reproduction Update, 9(5):483–497.

130. Flores VA, et al. (2018) Progesterone receptor status predicts response to progestin therapy in endometriosis J Clin Endocrinol Metab 103(12):4561–4570.

131. Forest MG, et al (1980) Hypothalamic-pituitary-gonadal relationships in man from birth to puberty. Clin Endocrinol (Oxf) 13(6):567–588.

132. Fortner RT, et al (2013) Premenopausal endogenous steroid hormones and breast cancer risk Cancer Epidemiol Biomarkers Prev 22(1):14–24.

133. Fraser H M, Lunn S F (2000) Regulation and manipulation of angiogenesis in the primate corpus luteum Reproduction 121(3):355–362.

134. Freeman M. E., et al (2000). Prolactin: structure, function, and regulation of secretion. Physiological Reviews, 80(4):1523–1631.

135. Freud S (1905) Three Essays on the Theory of Sexuality. Deuticke, Leipzig and Vienna, 239 p.
136. Frisch R E and McArthur J W (1974) Menstrual cycles: fatness as a determinant of minimum weight for height necessary for their maintenance or onset Science 185(4155):949–951.
137. Frye CA (2025) Progestogens promote anti-anxiety and anti-depressive behavior via allopregnanolone in hippocampus/amygdala Int J Mol Sci 26(3):1173.
138. Funder J W (2010) From 1953 until 1990: some pivotal discoveries regarding aldosterone biology and epithelial sodium retention Endocrinology 151(11):5098–5104.
139. Gallo-Payet N. (2016). 60 years of POMC: Adrenal and extra-adrenal functions. Journal of Molecular Endocrinology, 56(4).
140. Gallos ID, Shehmar M, Thangaratinam S, Papadopoulou A, Coomarasamy A, Gupta JK (2010) Oral progestogens vs levonorgestrel-releasing intrauterine system for endometrial hyperplasia: a systematic review and meta-analysis Am J Obstet Gynecol 203(6):547.e1–547.e10.
141. Gaskill P J (2022) Catecholamines and neuroimmune communication Neuroscience Review.
142. Gaskins A. J., Chavarro J. E. (2018). Diet and fertility: Carbohydrates and hormones. Fertility and Sterility, 109(3):384–392.
143. Geist SH, Spielman AJ (1932) The use of estrogens in the treatment of climacteric syndrome Am J Obstet Gynecol 24:76–82.
144. Giudice LC, Kao LC (2004) Endometriosis Lancet 364(9447):1789–1799.
145. Gley E (1891) Demonstration that removal of parathyroid glands causes tetany Comptes Rendus de l'Académie des Sciences (Paris) 113:688–691.
146. Glinoer D. (1997). The regulation of thyroid function in pregnancy: pathways of endocrine adaptation from physiology to pathology. Endocrine Reviews, 18(3):404–433.
147. Goffin V., et al (2002). Prolactin: the new biology of an old hormone. Annual Review of Physiology, 64:47–67.
148. Gold E B (2011) Median age at menopause and variation across populations Menopause 18(2):126–127.
149. Goldman A. L. (2017). Reappraisal of testosterone's binding in circulation. Endocrine Reviews, 38(4):302–328.
150. Goldstein SR (2010) Modern evaluation of the endometrium Obstet Gynecol 116(1):168–176.
151. Goldstuck N D (2011) Progestin potency – assessment and relevance to choice of oral contraceptives Eur J Contracept Reprod Health Care 16(4):281–290.

152. Golos T G, Strauss J F (1996) Progesterone regulation of endometrium and contraception Endocr Rev 17(3):331–355.
153. Grady D, et al (2002) Cardiovascular disease outcomes during 6.8 years of hormone therapy: Heart and Estrogen/progestin Replacement Study follow-up (HERS II) JAMA 288(1):49–57.
154. Grattan D. R. (2002). Behavioural significance of prolactin signalling in the central nervous system during pregnancy and lactation. Reproduction, 123(4):497–506.
155. Graves R J (1835) Newly observed affection of the thyroid gland in females London Medical and Surgical Journal 7(2):516–520.
156. Grumbach M M (2002) The neuroendocrinology of human puberty revisited Hormone Research 57(Suppl 2):2–14.
157. Guevara-Aguirre J., et al (2023). Cancer in growth hormone excess and deficit: current evidence and controversies. Endocrine-Related Cancer, 30(10).
158. Guo SW (2009) Recurrence of endometriosis and its control Hum Reprod Update 15(4):441–461.
159. Gurgan T., et al (1997). A prospective randomized study comparing recombinant FSH (Gonal-F) and urinary FSH (Metrodin) in ovulation induction. Human Reproduction, 12(10):2143–2148.
160. Guttmacher Institute (2020) Contraceptive effectiveness in the United States Guttmacher Fact Sheet.
161. Haas DM, et al (2009) Progestogen for preventing miscarriage Cochrane Database Syst Rev 2:CD003511.
162. Hammond G. L. (2011). Diverse roles for sex hormone-binding globulin in reproduction. Endocrine Reviews.
163. Hammond G. L. (2016). Plasma steroid-binding proteins: primary gatekeepers of steroid action. Journal of Endocrinology, 230(1):R43–R55.
164. Han SJ, et al (2015) Progesterone receptor signaling in the uterus and ovary Front Endocrinol 6:157.
165. Handwerger S, Freemark M (2000) The roles of placental growth hormone and placental lactogen in the regulation of human fetal growth and development J Pediatr Endocrinol Metab 13(4):343–356
166. Harris B S (2022) Diminished ovarian reserve is not associated with reduced future reproductive capacity Reproduction 164(1).
167. Havelock J C, et al (2004) Adrenarche — physiology, biochemistry and human disease Clinical Endocrinology 60(3):288–296.
168. Henderson J. (2005). Ernest Starling and 'Hormones': An Historical Commentary. Journal of Endocrinology, 184(1):7–10.
169. Herman-Giddens M E et al. (1997) Secondary sexual characteristics and menses in young girls seen in office practice: a study from the

Pediatric Research in Office Settings network Pediatrics 99(4):505–512.

170. Hertz S and Roberts A (1943) Radioactive iodine as therapy for Graves' disease Journal of Clinical Investigation 22(5):729–740.

171. Hillier S. G. (2001). Gonadotropic control of ovarian follicular growth and development. Molecular and Cellular Endocrinology, 179(1–2):39–46.

172. Hirschberg A. L. (2023). Hirsutism as a measure of hyperandrogenism. Journal of Clinical Endocrinology & Metabolism, 108(5):1243–1256.

173. Hod M, et al (2015) The International Federation of Gynecology and Obstetrics (FIGO) initiative on gestational diabetes mellitus: A pragmatic guide for diagnosis, management, and care Int J Gynaecol Obstet 131 Suppl 3:S173–S211.

174. Hod M, et al (2020) Evidence in support of the International Association of Diabetes and Pregnancy Study Groups' criteria for diagnosing gestational diabetes: A systematic review Diabetes Care 43(10):2390–2397.

175. Horseman N. D., Yu-Lee L. Y. (1994). Prolactin in man and other mammals: actions and regulation. Trends in Endocrinology and Metabolism, 5(8):277–282.

176. IARC Working Group on the Evaluation of Carcinogenic Risks to Humans (1999) Combined oral contraceptives, progestogens only, and post-menopausal oestrogen therapy IARC Monographs No. 72.

177. IARC Working Group on the Evaluation of Carcinogenic Risks to Humans (2007) Combined estrogen–progestogen contraceptives and combined estrogen–progestogen menopausal therapy IARC Monographs No. 91

178. Ikoma D. M., et al (2017). Threshold progesterone level of 25 ng/ml to sustain pregnancy in first trimester in women with history of infertility or miscarriage. Clin Obstet Gynecol Reprod Med.

179. Ishimoto H and Jaffe R B (2010) Development and function of the human fetal adrenal Endocrine Reviews 31(5).

180. Iwasaki Y. (2024). Biological roles of growth hormone/prolactin from an evolutionary standpoint. Endocrine Journal, 71(9).

181. Jabbour HN, et al (2006) Endocrine regulation of menstruation Endocr Rev 27(1):17–46.

182. Jacob P, et al (1999) Chernobyl accident and thyroid cancer in children: excess risk assessment Nature 388(6643):810–811.

183. Jarvis G (2017) Early embryo mortality in natural human reproduction: What the data say F1000Res 5:9616.

184. Jensen T K, et al (1998) Does moderate alcohol consumption affect fertility BMJ 317(7155):505.

185. Johnson NP, et al (2017) World Endometriosis Society consensus on the classification of endometriosis Hum Reprod 32(2):315–324.
186. Johnson WS, Bartlett WR (1971) Total synthesis of progesterone J Am Chem Soc 93(13):4329–4331.
187. Johnston Z C et al (2018) Human fetal adrenal produces cortisol but no aldosterone in the second trimester BMC Medicine 16:23.
188. Junod SW, Marks L (2002) Women's trials: the approval of the first oral contraceptive pill in the United States J Hist Med Allied Sci 57(2):117–160.
189. Kao A (2000) History of oral contraception AMA J Ethics 2(6):171–177.
190. Kao LC, et al (2003) Expression profiling of endometrium from women with endometriosis reveals candidate genes for disease-based implantation failure and infertility Endocrinology 144(7):2870–2881,
191. Kaufman KD (2002) Androgens and alopecia Mol Cell Endocrinol 198(1-2):89–95.
192. Kaunitz A M (2007) Injectable and implantable contraception Obstet Gynecol Clin North Am 34(1):73–91.
193. Kelly P. A., et al. (2001). Prolactin: from physiology to pathology. Journal of Clinical Endocrinology & Metabolism, 86(10):4589–4596.
194. Kendall E C (1914) The isolation of thyroxine from the thyroid gland Journal of Biological Chemistry 19(1):1–16.
195. Kendall E. C. (1915). The Isolation in Crystalline Form of the Thyroid Hormone. Journal of Biological Chemistry, 23:287–293.
196. Kerr J. B., et al (2006). Quantification of healthy follicles in the neonatal and adult mouse ovary: evidence for maintenance of primordial follicle supply. Reproduction, 132(1):95–109.
197. Kim B. (2008). Peroxisome proliferator-activated receptors and thyroid hormone signaling. PPAR Research, 2008:1–12.
198. Kim J (2025) Estrogens and breast cancer: progestin signaling amplification Cancer Lett 530:215–223.
199. Kingsberg SA, Clayton AH (2020) The women's sexual health continuum: merging clinical medicine with science Fertil Steril 114(1):70–77.
200. Kiriyama Y., Nochi H., Ichinose S. (2018). Role and cytotoxicity of amylin and protection. Cells, 7(8).
201. Kocher T (1910) Jod-Basedow: hyperthyroidism induced by iodine exposure Deutsche Medizinische Wochenschrift 36(19):835–837.
202. Koniares K., et al. (2023). Macroprolactinemia: a mini-review and update on clinical significance. Hormones (Athens), 22(2): 183–188.
203. Kopp P. (2001). Human thyroglobulin: From gene structure to defects in thyroid function. Endocrine Reviews, 22(4):485–501.

204. Ku C.W., et al. (2021). Gestational age-specific normative serum progesterone values and the luteal–placental shift. Scientific Reports, 11(1).
205. Kühl H (2005) Pharmacology of progestogens Maturitas 52(1):1–13.
206. Kurman RJ, et al (1985) Endometrial hyperplasia and carcinoma: clinical and pathologic correlations Am J Obstet Gynecol 152(4):505–512.
207. Kurman RJ, et al (1985) The behavior of endometrial hyperplasia: a long-term study of "untreated" hyperplasia in 170 patients Cancer 56(2):403–412.
208. La Marca A., et al (2009). Anti-Müllerian hormone (AMH): what do we still need to know? Human Reproduction, 24(9):2264–2275.
209. Lacey JV Jr, et al (2008) Endometrial carcinoma risk among women diagnosed with endometrial hyperplasia: the 34-year experience in a large health plan Br J Cancer 98(1):45–53.
210. Larsen P. R., et al. (1998). Thyroid physiology and diagnostic evaluation of patients with thyroid disorders. In: Williams Textbook of Endocrinology, 9th ed.
211. Lee JR, Hopkins V (1996) What Your Doctor May Not Tell You About Menopause: The Breakthrough Book on Natural Progesterone. Warner Books, New York, 368 p.
212. Lee JR, Hopkins V (2001) What Your Doctor May Not Tell You About Premenopause: Balance Your Hormones and Your Life from Thirty to Fifty. Warner Books, New York, 464 p.
213. Leeners B, et al (2017) Lack of associations between female hormone levels and attention, working memory, and cognitive bias across the menstrual cycle Front Behav Neurosci 11:120.
214. Legro RS, et al (2013) Diagnosis and treatment of polycystic ovary syndrome Fertil Steril 100(1):13–15.
215. Lesnewski R, Prine L (2021) Initiating hormonal contraception: evidence-based flexibility Am Fam Physician 104(3):187–194.
216. Lethaby A, Vollenhoven B (2015) Fibroids (uterine myomatosis, leiomyomas) BMJ Clin Evid 2015:0814.
217. Levine S., et al (2018). Stress-induced hyperprolactinemia: pathophysiology and diagnostic implications. Journal of Clinical Endocrinology and Metabolism, 103(5):1876–1881.
218. Levitz M, Young BK (1977) Estrogens in pregnancy Vitam Horm 35:109–147.
219. Levothyroxine efficacy (2024) Pre-conceptional LT4 does not significantly reduce miscarriage or improve fertility Thyroid 34(2):207–215.

220. Levothyroxine in subclinical hypothyroidism (2023) Improved pregnancy outcomes in women with TPO antibodies and SCH Obstetrics & Gynecology 142(5):948–957.

221. Li Z., et al (2016). Growth hormone replacement therapy reduces risk of cancer in adults with GH deficiency: A meta-analysis. European Journal of Endocrinology, 175(4).

222. Liao P V (2012) Half a century of the oral contraceptive pill Postgrad Med J 88(1041):234–238.

223. Lightman S. L. (2008). The neuroendocrinology of stress: A never ending story. Journal of Neuroendocrinology, 20(6):880–884.

224. Liu H, Lang JH (2017) Is abnormal eutopic endometrium the cause of endometriosis? The role of eutopic endometrium in pathogenesis of endometriosis Med Sci Monit 23:635–643.

225. Liu J, et al (2018) Diagnostic accuracy of single progesterone test to predict early pregnancy outcome in women with pain or bleeding: meta-analysis of cohort studies BMJ 337:a1391.

226. Liu PY, et al (2009) Clinical review: The rationale, efficacy and safety of androgen therapy in women J Clin Endocrinol Metab 94(10): 3811–3821.

227. Lizneva D, et al (2016) Prevalence, diagnostic criteria, and phenotypes of polycystic ovary syndrome: a systematic review and meta-analysis Hum Reprod Update 22(6):789–805.

228. Lobo RA, et al (2016) Back to the future: Hormone replacement therapy as part of a prevention strategy for women at the onset of menopause Atherosclerosis 254:282–290.

229. Loewi O. (1921). Über humorale Übertragbarkeit der Herznervenwirkung. Pflügers Archiv für die gesamte Physiologie, 189(1):239–242.

230. Loriaux DL, Lipsett MB (1971) The role of human placental lactogen in pregnancy N Engl J Med 285(13):711–714.

231. MacCallum W G (1908) Role of parathyroid glands in calcium metabolism and tetany Journal of Experimental Medicine 11(4):133–148.

232. Mahoney M C, et al (2004) Rising thyroid cancer incidence in Ukraine after Chernobyl International Journal of Epidemiology 33(5):1025–1031.

233. Makinen N, et al (2011) MED12, the mediator complex subunit 12 gene, is mutated at high frequency in uterine leiomyomas Science 334(6053):252–255.

234. Makrantonaki E, Zouboulis CC (2007) Androgens and ageing of the skin Curr Opin Endocrinol Diabetes Obes 14(3):240–245.

235. Mandl F (1925) First successful parathyroidectomy for osteitis fibrosa in humans Wiener Medizinische Wochenschrift 75:1451–1453.

236. Manson JE, et al (2013) Menopausal hormone therapy and health outcomes during the intervention and extended poststopping phases of the Women's Health Initiative randomized trials JAMA 310(13):1353–1368.
237. March W A, et al (2010) The prevalence of polycystic ovary syndrome in a community sample under the Rotterdam criteria Hum Reprod 25(2):544–549.
238. Marker RE (1940) Sterols. CXIII. Steroidal sapogenins. XLI. The preparation of steroidal hormones from sarsasapogenin and diosgenin J Am Chem Soc 62(9):2543–2555.
239. Marks L (2001) Sexual chemistry: a history of the contraceptive pill Yale University Press.
240. Marks L (2010) Public health and the pill Am J Public Health 100(11):2020–2028.
241. Marshall W A and Tanner J M (1969) Variations in the pattern of pubertal changes in girls Archives of Disease in Childhood 44(235):291–303.
242. Martin K. A. (2018). Evaluation and treatment of hirsutism in premenopausal women. Journal of Clinical Endocrinology & Metabolism, 103(4):1233–1250.
243. Martin KA, et al (2008) Evaluation and treatment of hirsutism in premenopausal women: an Endocrine Society Clinical Practice Guideline J Clin Endocrinol Metab 93(4):1105–1120.
244. Martinerie L (2013) Aldosterone discovered and purified in 1953; its importance in sodium metabolism highlighted Steroids 68(2).
245. Matheson E., Bain J. (2019). Hirsutism in women. American Family Physician, 100(3):168–175.
246. Matthews SC, et al. (2024) Long-term oral contraceptive use and endometrial cancer risk — up to 69% reduction with extended use Acta Obstet Gynecol Scand 103(8):810–818.
247. Mauvais-Jarvis F. (2013). The role of estrogens in control of energy balance and glucose homeostasis. Molecular Metabolism, 2(3).
248. Mayo C H (1907) Clinical notes on hyperthyroidism American Journal of Medical Sciences 134(2):187–193
249. Mayo Clinic Staff. (2024). Glucose tolerance test. Mayo Clinic Proceedings.
250. McCarthy O. J., et al. (2022). The endocrine pancreas during exercise in people with impaired metabolic function. Frontiers in Endocrinology.
251. McGowan P O et al (2018) Prenatal stress glucocorticoids and developmental programming Endocrinology 159(1):69–82.
252. McKenzie L. J. (2002). Progesterone in early pregnancy: measuring it, giving it. Contemporary OB/GYN.

479

253. Melmed S. (2011). Medical progress: Pathogenesis and diagnosis of pituitary tumors. New England Journal of Medicine, 324(10):705–715.

254. Melmed S. (2011). Pathogenesis and diagnosis of pituitary tumors. Nature Reviews Endocrinology, 7(5):257–266.

255. Mesen T. B. (2015). Progesterone and the luteal phase: A requisite to reproductive success. Reproductive Sciences.

256. Mesiano S (2019) Roles of estrogen and progesterone in human pregnancy J Steroid Biochem Mol Biol 189:142–150.

257. Messinis I. E. (2003). Excessive exercise and menstrual disturbances. Journal of Reproductive Medicine, 48(7):563–569.

258. Metzger BE, Coustan DR (1998) Summary and recommendations of the Fourth International Workshop-Conference on Gestational Diabetes Mellitus Diabetes Care 21 Suppl 2:B161–B167.

259. Metzger BE, et al (2010) International association of diabetes and pregnancy study groups recommendations on the diagnosis and classification of hyperglycemia in pregnancy Diabetes Care 33(3):676–682.

260. Michaud D. S., et al. (1998). Fat intake and hormone levels in women: Prospective study. Journal of the National Cancer Institute, 90(10):738–741.

261. Michels KB, et al. (2018) Duration of oral contraceptive use and ovarian cancer risk — long-term use consistently protective JAMA Oncol 4(6):881–888.

262. Mikkelsen E M, et al (2016) Alcohol consumption and fecundability: prospective Danish cohort study BMJ 354:i4262.

263. Miller J, et al (2016) Epidemiology of uterine fibroids with race, age, and smoking status Am J Obstet Gynecol 214(1):76.e1–76.e9.

264. Miller W L (2022) History of adrenal research from ancient anatomy to modern endocrinology Endocrine Reviews 43(1).

265. Miller W. L. (2010). The molecular biology, biochemistry, and physiology of steroidogenesis. Physiological Reviews, 90(2):777–795.

266. Miller W. L. (2011). Early steps in steroidogenesis: intracellular cholesterol transport and conversion. Endocrine Reviews, 32(4):Omitted pagination.

267. Million Women Study Collaborators (2003) Breast cancer and hormone-replacement therapy in the Million Women Study Lancet 362(9382):419–427.

268. Missmer SA, et al (2004) Endogenous estrogen, androgen, and progesterone levels and breast cancer risk JNCI 96(24):1856–1865.

269. Mokrysheva N G and Krupinova J A (2019) History of the discovery of parathyroid glands and their role in the body Vestnik Rossiiskoi Akademii Meditsinskikh Nauk 74(1):35–43.

270. Molitch M.E. (2005). Medication-induced hyperprolactinemia. Mayo Clinic Proceedings, 80(8):1050–1057.
271. Moll A (1897) Untersuchungen über die Libido sexualis, Leipzig: F.C.W. Vogel 379 p.
272. Momodu I. I. (2023). Congenital adrenal hyperplasia: Diagnostic approach. StatPearls Publishing.
273. Monaco C F (2023) Angioregression of the corpus luteum: vascular dynamics and functional implications Front Physiol 14:1254943.
274. Moore A M (2018) The rise of the term la ménopause and its shift from age-critical notions Feminist History of Medicine 32(2):226–244.
275. Morimont L, et al. (2021) History and reduction of VTE risk in combined oral contraceptives Hum Reprod Update 27(1):21–33.
276. Mukherjee S (2010) The Emperor of All Maladies: A Biography of Cancer. Scribner, New York, 592 p.
277. Mulders P., et al (2018). POMC: The physiological power of hormone processing. Physiological Reviews, 98(3).
278. Muniyappa R., et al. (2021). Assessing insulin sensitivity and resistance in humans. NCBI Bookshelf.
279. Murphy PA, et al (1999) Isoflavones in retail and institutional soy foods J Agric Food Chem 47(7):2697–2704.
280. Nagy B (2021) Progesterone production by the corpus luteum and its luteal phase dynamics Frontiers in Reproductive Health 12(8):101–113.
281. Nagy B. (2021). Physiological role and clinical implications of progesterone. International Journal of Molecular Sciences, 22(20):11039.
282. National recommendation (2022) Screening women with infertility for TSH and anti-TPO due to elevated risk of miscarriage Frontiers in Endocrinology 13:768363.
283. Neill JD (2006) Prolactin and reproductive hormones in human pregnancy Reproduction 131(4):583–592.
284. Nelson A L (2007) Transdermal and vaginal hormonal contraception Am J Obstet Gynecol 197(2):134.e1–134.e11.
285. NICE Guideline (2021) Ectopic pregnancy and miscarriage: diagnosis and initial management NICE Clinical Guideline NG126
286. Niswender G D, et al (2000) Mechanisms controlling the function and life span of the corpus luteum Physiol Rev 80(1):1–29.
287. North American Menopause Society (2011) The role of soy isoflavones in menopausal health: Report of The North American Menopause Society Menopause 18(7):732–753.

288. North American Menopause Society (2017) The 2017 hormone therapy position statement of The North American Menopause Society Menopause 24(7):728–753.

289. O'Shea J D, et al (1989) Cellular composition and morphological changes in the corpus luteum during luteolysis and early pregnancy in the cow J Reprod Fertil 85(2):483–496.

290. Odent M. (2013). The function of orgasms: The highways to transcendence. Pinter & Martin.

291. Ogasawara M, et al (1996) Prognostic significance of serum progesterone and estradiol in early pregnancy Hum Reprod 11(10):2300–2303.

292. Oliver G., Schäfer E. A. (1895). The Physiological Effects of Extracts of the Suprarenal Capsules. Journal of Physiology, 18(3):230–276.

293. Oliver R. (2023). Anatomy, Abdomen and Pelvis, Ovary Corpus Luteum. NCBI Bookshelf.

294. Owen R (1852) Description of parathyroid gland in Indian rhinoceros Transactions of the Zoological Society of London 4:189–190.

295. Panicker V., et al. (2008). A common variation in the phosphodiesterase 8B gene is associated with TSH levels and thyroid function. American Journal of Human Genetics, 82(6):1270–1280.

296. Papadopoulou-Marketou N (2023) Adrenal androgens and adrenopause Endotext NCBI Bookshelf.

297. Papanikolaou EG, et al (2005) hCG as a luteotropic agent in early pregnancy Reprod Biomed Online 11(4):427–433

298. Paravati S (2022) Catecholamines include dopamine, norepinephrine, and epinephrine StatPearls Publishing.

299. Parent A S, et al (2003) The timing of normal puberty and the age limits of sexual precocity: variations around the world, secular trends, and changes after migration Endocrine Reviews 24(5):668–693.

300. Parker WH (2007) Etiology, symptomatology, and diagnosis of uterine myomas Fertil Steril 87(4):725–736.

301. Parry C H (1825) Cases of exophthalmic goiter preceding Graves' disease Collections from the Unpublished Writings of Caleb Hillier Parry II:111–120.

302. Patisaul HB, Jefferson W (2010) The pros and cons of phytoestrogens Front Neuroendocrinol 31(4):400–419.

303. Peluso J J (2006) Multiplicity of progesterone's actions and receptors in the mammalian ovary Biol Reprod 75(1):2–8.

304. Pepe GJ, Albrecht ED (1995) Actions of placental and fetal adrenal steroid hormones in primate pregnancy Endocr Rev 16(5):608–648.

305. Petersen M. C., et al. (2018). Mechanisms of insulin action and insulin resistance. Physiological Reviews, 98(3).

306. Peterson C. M., et al. (2015). Impact of weight loss and exercise on reproductive hormones in women. The Journal of Clinical Endocrinology & Metabolism, 100(1).

307. Pierce J. G., Parsons T. F. (1981). Glycoprotein hormones: structure and function. Annual Review of Biochemistry, 50:465–495.

308. Piltonen TT, et al (2023) AMH as part of the diagnostic PCOS workup in large population-based study Hum Reprod 38(9):1655–1679

309. Piltonen TT, et al (2024) Validation of an AMH cutoff for PCOM diagnosis in PCOS JMIR Res Protoc 13(1):e48854.

310. Plant T M (1988) Neuroendocrine control of the onset of puberty in the rhesus monkey: regulation by GABA Journal of Endocrinology 119(2):175–184.

311. Pletzer B, Kronbichler M, Aichhorn M, et al (2019) The cycling brain: Menstrual cycle-dependent changes in brain activation and connectivity Neuropsychopharmacology 44(3):431–439.

312. Podolskyi V V, et al (2025) The effect of alcohol on sex hormone levels in fertile aged women Reproductive Endocrinology 55(2):145–152.

313. Poromaa I-S, Gingnell M (2014) Menstrual cycle influence on cognitive function and emotion recognition Front Psychol 5:386.

314. Prapas Y, et al (1998) Vaginal progesterone supplementation during early pregnancy in patients with unexplained recurrent miscarriage Hum Reprod 13(12):3484–3487.

315. Prevalence (1996) Hypothyroidism affects about 1.4–2% of women; Hashimoto's prevalent in 30–50 age group Lancet 348(9045):274–278.

316. Priedkalns J, Weber AF (1968) Functional morphology of the bovine corpus luteum. Biol Reprod 1(2):77–106.

317. Rabe T, Oettel M (2006) Clinical pharmacology of estradiol, estrone, estriol and progesterone in skin aging Horm Mol Biol Clin Investig 2(1):5–20.

318. Reed SD, et al (2009) Incidence of endometrial hyperplasia Am J Obstet Gynecol 200(6):678.e1–678.e6.

319. Reichrath J (2011) Hormones and skin: An endless story Dermatoendocrinol 3(3):111–112.

320. Reifenstein EC (1941) The relation of osteoporosis to the menopause Endocrinology 28(1):33–38.

321. Röder P.V., et al (2016). Pancreatic regulation of glucose homeostasis. Experimental & Molecular Medicine, 48(3): e219.

322. Rosenfield R L and Cooke D W (2019) The ovary and puberty in girls Endocrine Reviews 40(4):895–936.

323. Rosenfield R. L., Ehrmann D. A. (2016). The pathogenesis of polycystic ovary syndrome (PCOS): the hypothesis of PCOS as

functional ovarian hyperandrogenism revisited. Endocrine Reviews, 37(5):467–520.

324. Rosner W. & Laurent M. R. (2016). SHBG regulation of androgen and estrogen action. Scientific Reports.

325. Rosner W. (2015). Free estradiol and sex hormone-binding globulin. Steroids.

326. Rousseau-Merck M. F., et al. (1991). The prolactin gene: structure, evolution and transcriptional regulation. Molecular and Cellular Endocrinology, 76(1–3):175–179.

327. Ruffaner-Hanson C et al (2022) Fetal HPA-axis adaptations to prenatal stress Frontiers in Neuroscience.

328. Russell J. M., Grossman A. B. (2010). The hypothalamus and pituitary gland: From anatomy to pathology. Clinical Medicine, 10(3):235–238.

329. Sadovsky R. (2001). Androgen deficiency in women: testosterone potency relative to DHEA and DHEA-S. American Family Physician.

330. Samaras K. (2006). Insulin levels in insulin resistance: phantom metabolic opera. Medical Journal of Australia, 185(3).

331. Sampson JA (1927) Peritoneal endometriosis due to the menstrual dissemination of endometrial tissue into the peritoneal cavity Am J Obstet Gynecol 14(4):422–469.

332. Sandström I V (1880) On a new gland in man and several animals ("glandulæ parathyroideæ") Upsala Läkareförenings Förhandlingar 17:385–416.

333. Santen RJ, et al (2010) Postmenopausal hormone therapy: An Endocrine Society scientific statement J Clin Endocrinol Metab 95(7 Suppl 1):s1–s66.

334. Santoro N., et al (1996). FSH and estradiol secretion in the perimenopause: changes in the hypothalamic–pituitary–ovarian axis. Menopause, 3(2):84–94.

335. Saper C. B., et al (2002). The need to feed: homeostatic and hedonic control of eating. Neuron, 36(2):199–211.

336. Saso S, et al (2011) Endometrial hyperplasia BMJ 343:d2650.

337. Sato F, et al (2002) Progesterone receptor expression in uterine leiomyoma and myometrium Steroids 67(8-9):741–751.

338. Sawchenko P. E., Swanson L. W. (1982). The organization of noradrenergic pathways from the brainstem to the paraventricular and supraoptic nuclei in the rat. Brain Research Reviews, 4(3):275–325.

339. Scherwitzl R, et al (2017) Contraceptive failure rates based on cycle analysis Contraception 95(5):420–426.

340. Schloffer H. (1907). Zur Frage der Operationen an der Hypophyse. Wiener Klinische Wochenschrift, 20:621–624.

341. Schumacher M. (2012). Progesterone synthesis in the nervous system. Frontiers in Neuroscience, 6:10.
342. Selye H (1956) The Stress of Life. McGraw-Hill, New York.
343. Serón-Ferré M, et al (1978) Role of hCG in regulation of the corpus luteum during early pregnancy in the rhesus monkey. Nature 272(5655):759–761.
344. Setchell KD, Cassidy A (1999) Dietary isoflavones: Biological effects and relevance to human health J Nutr 129(3):758S–767S.
345. Sharma R, et al (2021) Progesterone and estradiol modulate emotion processing during working memory tasks: an fMRI study Cogn Affect Behav Neurosci 21(6):1197–1211.
346. Sherman ME (2000) Theories of endometrial carcinogenesis: a multidisciplinary approach Mod Pathol 13(3):295–308.
347. Shifren JL, Davis SR (2017) Androgens in postmenopausal women: a review Menopause 24(8):970–979.
348. Short RV (1969) Implantation and the maternal recognition of pregnancy. Ciba Found Symp 2:2–26.
349. Simoni M., et al (1997). The follicle-stimulating hormone receptor: biochemistry, molecular biology, physiology, and pathophysiology. Endocrine Reviews, 18(6):739–773.
350. Simpson ER, MacDonald PC (1981) Endocrine physiology of the placenta. Annu Rev Physiol 43:163–188.
351. Sirtori CR (2001) Risks and benefits of soy phytoestrogens in cardiovascular diseases, cancer, climacteric symptoms and osteoporosis Drug Saf 24(9):665–682.
352. Sitruk-Ware R (2006) New progestagens for contraceptive use Hum Reprod Update 12(2):169–178.
353. Smith JF, et al (2013) Progesterone activates the principal Ca^{2+} channel of human sperm Proc Natl Acad Sci U S A 110(5):E288–E297.
354. Smith M F (1986) Recent advances in corpus luteum physiology J Anim Sci 63(1):1–10.
355. Solymoss S (2011) Combined oral contraceptives increase VTE risk three- to five-fold Thromb Res 128(6):636–639.
356. Somers S (2006) Ageless: The Naked Truth About Bioidentical Hormones. Crown Publishers, New York, 464 p.
357. Spencer C. A., et al (2007). National Health and Nutrition Examination Survey III: Thyroid-stimulating hormone levels in the US population (1988 to 1994). Journal of Clinical Endocrinology & Metabolism, 92(2):457–464.
358. Speroff L, Darney P D (2010) A clinical guide for contraception 5th ed. Lippincott Williams & Wilkins.

359. Speroff L., Glass R. H., Kase N. G. (1999). Clinical Gynecologic Endocrinology and Infertility. 6th ed. Baltimore: Lippincott Williams & Wilkins.

360. Steiner A Z (2011) Antimüllerian hormone as a predictor of natural fecundability Obstetrics & Gynecology 117(1):57–63.

361. Steiner A Z (2017) Biomarkers of ovarian reserve and fertility in older women JAMA 318(20):1986–1991.

362. Steiner A Z, et al (2017) Ovarian reserve tests and natural fertility in women aged 30–44 without infertility history JAMA 318(20):1986–1991.

363. Stenman UH, Tiitinen A, Alfthan H, Valmu L (2006) The classification, functions and clinical use of different isoforms of HCG Hum Reprod Update 12(6):769–784.

364. Stewart EA (2015) Uterine fibroids Lancet 379(9822):293–299.

365. Stocco C, et al (2007) The molecular control of corpus luteum formation, function, and regression Endocr Rev 28(1):117–149.

366. Stouffer RL (2006) The function and regulation of corpus luteum in the primate ovary Annu Rev Physiol 68:329–351.

367. Stuckey BG (2008) Female sexual function and dysfunction: impact of endocrinological, gynecological and psychological factors Int J Impot Res 20(1):35–44.

368. Stuenkel CA, et al (2015) Treatment of symptoms of the menopause: An Endocrine Society Clinical Practice Guideline J Clin Endocrinol Metab 100(11):3975–4011.

369. Stute P, et al (2018) The impact of micronized progesterone on breast cancer risk Climacteric 21(2):117–124.

370. Sumigama S, et al (2015) Progesterone triggers massive calcium influx into human sperm through activation of the sperm-specific calcium channel CatSper Mol Hum Reprod 21(7):563–571.

371. Sun S S et al. (2002) National estimates of the timing of sexual maturation and racial differences Pediatrics 110(5):911–919.

372. Sun X, et al (2017) The CatSper channel and its roles in male fertility: a systematic review Reprod Biol Endocrinol 15(1):1–14

373. Sundström-Poromaa I (2020) Progesterone, emotional memory, and limbic system modulation Neuroendocrinology 110(1):54–62.

374. Suzuki H., et al. (1965). Antithyroid antibodies in thyroid diseases. Journal of Clinical Endocrinology & Metabolism, 25(7):827–835.

375. Swaab D. F. (2004). The human hypothalamus: Basic and clinical aspects. Part I: Nuclei and anatomy. Handbook of Clinical Neurology, 79:1–54.

376. Swanson L. W. (2000). Cerebral hemisphere regulation of motivated behavior. Brain Research, 886(1–2):113–164.

377. Takahashi Y. (2018). Minimum values for midluteal plasma progesterone. Reproductive Biology and Endocrinology.

378. Takamine J. (1901). The Blood-Pressure Raising Principle of the Suprarenal Gland. American Journal of Physiology, 6(3):203–210.

379. Tamburrino L, et al (2020) Progesterone, spermatozoa and reproduction Rev Reprod (Review)

380. Tanbek K., et al (2024). Neurohormonal actions of glucagon in the central nervous system. European Review for Medical and Pharmacological Sciences, 28(1).

381. Tang HC (2024) Progesterone resistance in endometriosis—clinical implications J Clin Reprod Biol.

382. Taraborrelli S. (2015). Physiology, production and action of progesterone. Acta Obstetricia et Gynecologica Scandinavica, 94(12):1378–1386.

383. Tata J. R. (2005). One Hundred Years of Hormones. Journal of Endocrinology, 184(1):5–6.

384. te Velde E R and Pearson P L (2002) The variability of female reproductive ageing Human Reproduction Update 8(2):141–154.

385. Teal S (2021) Typical effectiveness of hormonal contraceptives JAMA 325(4):341–342.

386. Téblick A., et al (2021). The role of proopiomelanocortin in the ACTH–cortisol dissociation of sepsis. Critical Care, 25.

387. Teede HJ, et al (2023) International evidence-based guideline for the assessment and management of polycystic ovary syndrome Fertil Steril 120(4):767–793.

388. Thiboutot D, et al (2000) Activity of the type 1 5α-reductase exhibits regional differences in isolated sebaceous glands and whole skin J Invest Dermatol 114(6):1001–1006.

389. Tomaszewski JJ, et al (2010) Theca-lutein cysts associated with high hCG states: review and case report. Obstet Gynecol Int 2010:847041.

390. Trabert B, et al (2020) Progesterone and breast cancer risk in menopausal hormone therapy Endocr Rev 41(2):320–339.

391. Treloar A E, et al (1967) Variation of the human menstrual cycle through reproductive life International Journal of Fertility 12(1 Pt 2):77–126.

392. Trimble Cl, et al(2006) Concurrent endometrial carcinoma in women with a biopsy diagnosis of atypical endometrial hyperplasia: a Gynecologic Oncology Group study Cancer 106(4):812–819

393. Trompoukis C (2016) Bartolomeo Eustachio and early adrenal anatomy Hormones 15(2).

394. TSH and antibodies (2023) High anti-TPO levels correlate with recurrent pregnancy loss in women Reproductive Endocrinology 49(3):112–118.

395. Tsigos C., Chrousos G. P. (2002). Hypothalamic–pituitary–adrenal axis, neuroendocrine factors and stress. Journal of Psychosomatic Research, 53(4):865–871.

396. Tuckerman E, et al (2014) Progesterone and recurrent miscarriage Reprod Biomed Online 28(5):614–624.

397. Tulchinsky D, et al (1972) Plasma estriol in human pregnancy: I. Daily levels measured by radioimmunoassay during late gestation J Clin Endocrinol Metab 34(2):242–248.

398. Tulchinsky D, et al (1972) Plasma estrone, estradiol, estriol, progesterone, and 17-hydroxyprogesterone in human pregnancy Am J Obstet Gynecol 112(8):1095–1100.

399. U.S. Preventive Services Task Force (2015) Screening tests—TSH as primary test with follow-up free T4 for abnormal results Annals of Internal Medicine 162(14):158–165.

400. UCSF Health. (2023). Serum progesterone reference ranges during luteal phase and early pregnancy. UCSF Health Clinical Guidelines.

401. Ulrich N D (2019) Ovarian reserve testing: review of options and limitations Reproductive Biology and Endocrinology 17(1):35.

402. Ulrich-Lai Y. M., Herman J. P. (2009). Neural regulation of endocrine and autonomic stress responses. Nature Reviews Neuroscience, 10(6):397–409.

403. US Institute of Medicine (2000) Dietary Reference Intakes for iodine: RDA and UL values National Academies Press (US).

404. US National Toxicology Program (2021) Progesterone is reasonably anticipated to be a human carcinogen Report on Carcinogens, 15th Edition.

405. Uvnäs-Moberg K. (1998). Oxytocin may mediate the benefits of positive social interaction and emotions. Psychoneuroendocrinology, 23(8):819–835.

406. Vale W., et al (1981). Characterization of a 41-residue ovine hypothalamic peptide that stimulates secretion of corticotropin and β-endorphin. Science, 213(4514):1394–1397.

407. Valente R., et al. (2024). Interactions between the exocrine and the endocrine pancreas. Journal of Clinical Medicine, 13(4).

408. van Anders SM, Goldey KL, Bell SN (2014) Measurement of testosterone in human sexuality research: Methodological considerations Arch Sex Behav 43(2):231–250.

409. van der Linden M, et al (2011) Luteal phase support for assisted reproduction cycles Cochrane Database Syst Rev 10:CD009154.

410. van Hooff M H et al. (1998) Predictors of first menstruation and the relationship with body composition in adolescent Dutch girls European Journal of Endocrinology 139(1):75–83.

411. van Wingen G, et al (2007) A single dose of progesterone impairs memory for faces by reducing neural response in the amygdala Proc Natl Acad Sci U S A 104(39):16388–16393.
412. Vercellini P, et al (2009) Surgery for endometriosis-associated infertility: a pragmatic approach Hum Reprod 24(2):254–269.
413. Vercellini P, et al (2014) Endometriosis: pathogenesis and treatment Nat Rev Endocrinol 10(5):261–275.
414. Vermeulen A (2000) Age-related decline in adrenal androgen secretion Journal of Endocrinological Investigation 23(8):515–520.
415. VeryWell Health Editorial Team. (2017). Understanding estrogen's effects on the body. General Health Publication.
416. Wallace W H B and Kelsey T W (2010) Human ovarian reserve from conception to the menopause PLoS ONE 5(1):e8772.
417. Wang R., et al. (2014). High dietary fiber intake and reproductive hormone levels in women. American Journal of Clinical Nutrition, 99(4):930–938.
418. Wang X, et al (2003) Conception, early pregnancy loss and time to clinical pregnancy: A population-based prospective study Fertil Steril 79(3):577–584.
419. Warde K M (2023) Age-related changes in the adrenal cortex Journal of Endocrinological Science 7(9).
420. Watkins ES (1998) On the pill: a social history of oral contraceptives, 1950–1970 Johns Hopkins University Press.
421. Whitcomb B W, et al (2010) Ovarian function and cigarette smoking in the BioCycle Study Environment International 36(8):932–938.
422. Wierman ME, et al, Endocrine Society (2014) Androgen therapy in women: an Endocrine Society Clinical Practice Guideline J Clin Endocrinol Metab 99(10):3489–3510.
423. Wilson RA (1966) Feminine Forever. M. Evans & Company, New York, 198 p.
424. Wong F. C. K. (2019). Hyperandrogenism, elevated 17-hydroxyprogesterone. [Journal Title Placeholder].
425. World Health Organization / United Nations Scientific Committee (2006) Increased incidence of childhood thyroid cancer in Belarus, Russia, and Ukraine Bulletin of the WHO 84(12):919–924.
426. Writing Group for the Women's Health Initiative Investigators (2002) Risks and benefits of estrogen plus progestin in healthy postmenopausal women: Principal results from the Women's Health Initiative randomized controlled trial JAMA 288(3):321–333.
427. Yiallouris A et al (2019) Adrenal aging and implications on stress responses Frontiers in Endocrinology 10.
428. Young J M, McNeilly A S (2010) Theca: the forgotten cell of the ovarian follicle Reproduction 140(4):489–504.

429. Zhang M, et al (2023) The reference value of anti-Müllerian hormone to diagnose PCOS — impact of BMI Reprod Biol Endocrinol 21(1):15

430. Zhang P, Wang G (2023) Progesterone resistance in endometriosis: current evidence and mechanisms Int J Mol Sci 24(8):6992.

431. Zhang Q, et al (2010) Growth factors and uterine fibroids Endocrinol Metab Clin North Am 39(2):331–342.

432. Zhou J., et al (1997). Insulin-like growth factor I regulates gonadotropin responsiveness in the murine ovary. Molecular Endocrinology, 11(14):1924–1933.

433. Zondervan KT, et al (2020) Endometriosis N Engl J Med 382(13):1244–1256.

434. Zouboulis CC (2009) Endocrinology and skin: Lessons learned from acne Horm Res 71(2):75–81.

Книги Олени Березовської

1. Мій шлях до істини. Березовська О.А. — 90 стор. Самовидав. Івано-Франківськ, Україна, 1996.

2. Интернет: Мифы и реальность заработка. Березовская Е.П. — 110 стр. Несколько онлайн-публикаций. Украина-Россия-Беларусь, 2000. (Ebook ISBN: 978-0-9867786-5-0)

3. Тысячиии... вопросов и ответов по гинекологии. Березовская Е.П. — 360 стр. Пресс-экспресс. Львов, Україна, 2008. (Print ISBN: 966-8360-08-7)

4. Ангел. Березовская Е.П. — 94 стр. Торонто, Канада, 2008. (Print ISBN: 978-1-997797-06-7, Ebook ISBN: 978-0-9867786-2-9)

5. День серебристого дождя. Березовская Е.П. — 107 стр. Торонто, Канада, 2008. (Ebook ISBN: 978-0-9867786-3-6)

6. Настольное пособие для беременных женщин. Березовская Е.П. — 400 стр. International Academy of Healthy Life. Канада-Украина, 2010. (Print ISBN: 978-0-9867786-1-2)

7. Подготовка к беременности. Березовская Е.П. — 200 стр. International Academy of Healthy Life. Канада-Украина, 2011. (Print ISBN: 978-0-9867786-0-5)

8. Гормонотерапия в акушерстве и гинекологии: иллюзии и реальность. Березовская Е.П. — 600 стр. International Academy of Healthy Life. Канада, 2013. (Ebook ISBN: 978-0-9867786-6-7)

9. 9 месяцев счастья. Настольное пособие для беременных женщин. Березовская Е.П. — 596 стр. ЭКСМО. Москва, Россия, 2015. (Print and Ebook ISBN: 978-5-699-80102-2)

10. Настільний посібник для вагітних. Березовська О.П. — 400 стор. Электронна версія. International Academy of Healthy Life. Торонто, Канада, 2016. (Ebook ISBN: 978-0-9867786-1-2)

11. Підготовка до вагітності. Березовська О.П. — 205 стор. Электронна версія. International Academy of Healthy Life. Торонто, Канада, 2016. (Print ISBN: 978-0-9867786-0-5)

12. Посібник для вагітних. Березовська О.П. — 392 стор. Манускрипт. Львів, Україна, 2016. (Print ISBN: 978-966-2400-55-7)

13. 1000 вопросов и ответов по гинекологии. Березовская Е.П. — 432 стр. ЭКСМО. Москва, Россия, 2017. (Print and Ebook ISBN: 978-5-699-80101-5)

14. Дочки-матери: Все, о чем вам не рассказывала ваша мама и чему стоит научить свою дочь. Березовская Е.П. — 288 стр. ЭКСМО. Москва, Россия, 2018. (Print and Ebook ISBN: 978-5-04-090021-3)

15. 9 місяців щастя. Березовська О.П. — 576 стор. BookChef. Київ, Україна, 2018. (Print and Ebook ISBN: 978-617-7559-18-3)

16. 9 месяцев счастья (второе издание). Настольное пособие для беременных женщин. Березовская Е.П. — 596 стр. ЭКСМО. Москва, Россия, 2019. (Print and Ebook ISBN: 978-5-04-098981-2)

17. Это все гормоны! Березовская Е.П. — 410 стр. ЭКСМО. Москва, Россия, 2019. (Print and Ebook ISBN: 978-5-04-101870-2)

18. Малыш, ты скоро? Березовская Е.П. — 384 стр. ЭКСМО. Москва, Россия, 2019. (Print and Ebook ISBN: 978-5-04-103359-0)

19. Когда ты будешь готова. Березовская Е.П. — 348 стр. ЭКСМО. Москва, Россия, 2020. (Print and Ebook ISBN: 978-5-04-116932-9)

20. Здравствуй, малыш. Березовская Е.П. — 320 стр. ЭКСМО. Москва, Россия, 2021. (Print and Ebook ISBN 978-5-04-121120-2)

21. Педіатрія: у 3-х т. Т. 3: підручник для студ. вищих мед. навч. закладів IV рівня акред. Катілов О., Варзарь А., Валіуліс А., Дмитрієв Д., та ін. — 656 стор. Нова Книга. Вінниця, Україна, 2022. (Print ISBN: 978-966-382-931-9)

22. 9 місяців щастя. Посібник для вагітних (оновлене й доповнене видання). Березовська О.П. — 624 стор. BookChef. Київ, Україна, 2023. (Print and Ebook ISBN: 978-617-548-122-6)

23. Коли тобі 35+. Як завагітніти й народити дитину. Березовська О.П. — 256 стор. BookChef. Київ, Україна, 2023. (Print and Ebook ISBN: 978-617-548-124-0)

24. Когда тебе 35+. Как забеременеть и родить ребенка. Березовская Е.П. — 290 стр. International Academy of Healthy Life. Торонто, Канада, 2024. (Ebook ISBN: 978-0-9867786-7-4)

25. Angel. Olena Berezovska. — 256 p. International Academy of Healthy Life. Toronto, Canada, 2024. (Ebook ISBN: 978-0-9867786-8-1)

26. Ангел. Березовська О.П. — 270 стор. International Academy of Healthy Life. Торонто, Канада, 2024. (Print ISBN 978-0-9867786-9-8, Ebook ISBN 978-1-997797-00-5)

27. Grandma Lena's Bedtime Stories. Olena Berezovska. — 154 p. International Academy of Healthy Life. Toronto, Canada, 2024. (Print ISBN: 978-1-0691603-0-0)

28. Привіт, малюк! Як пройти четвертий триместр без турбот і хвилювань. Березовська О.П. — 290 стор. International Academy of Healthy Life. Торонто, Канада, 2024. (Print ISBN: 978-1-0691603-3-1)

29. Growing Up Strong: A Guide to Girls' Health and Well-Being. Olena Berezovska. — 422 p. International Academy of Healthy Life. Toronto, Canada, 2025. (Print ISBN: 978-1-0691603-4-8, Ebook ISBN: 978-1-0694544-6-1)

30. Вечірні казочки бабусі Олени. Березовська О.П. — 180 стор. International Academy of Healthy Life. Toronto, Canada, 2025 (Print ISBN: 978-1-0691603-1-7)

31. Вечерние сказки бабушки Лены. Березовская Е.П. — 172 стр. International Academy of Healthy Life. Toronto, Canada, 2025 (Ebook ISBN: 978-1-0691603-2-4).

32. The Curious Escapades of a Corpse Named Jack. Book 1. Olena Berezovska. — 190 p. International Academy of Healthy Life. Toronto, Canada, 2025 (Print ISBN: 978-1-0691603-5-5, Ebook ISBN: 978-1-997797-02-9)

33. Основи здоров'я дівчаток: Практичний путівник для батьків. Березовська О. — 570 стор. International Academy of Healthy Life. Toronto, Canada, 2025 (Print ISBN: 978-1-0691603-6-2, Ebook ISBN: 978-1-0694544-7-8)

34. The Curious Escapades of a Corpse Named Jack. Book 2. Olena Berezovska. — 112 p. International Academy of Healthy Life. Toronto, Canada, 2025 (Print ISBN: 978-1-0691603-7-9, Ebook ISBN: 978-1-997797-03-6)

35. Hormonal Intelligence: How Hormones Shape Health and Well-being. Olena Berezovska. — 478 p. International Academy of Healthy Life. Toronto, Canada, 2025 (Print ISBN: 978-1-0691603-8-6, Ebook ISBN: 978-1-0694544-4-7)

36. Все про гормони: Таємна мова вашого тіла. Олена Березовська. — 460 с. International Academy of Healthy Life. Торонто, Канада, 2025 (Print ISBN: 978-1-0691603-9-3, Ebook ISBN: 978-1-0694544-5-4)

37. Дивовижні пригоди трупа на ім'я Джек: Книга 1. Олена Березовська. — 180 с. International Academy of Healthy Life. Торонто, Канада, 2025 (Print ISBN: 978-1-0694544-0-9, Ebook ISBN: 978-1-997797-04-3)

38. Підготовка до вагітності: Посібник з усвідомленого батьківства. Олена Березовська. — 468 с. International Academy of Healthy Life. Торонто, Канада, 25 травня 2025 (Print ISBN: 978-1-0694544-41-6, Ebook ISBN: 978-1-0694544-8-5)

39. DIY Bestseller: How to Write, Publish, and Market Your Book in the AI Era. Olena Berezovska. — 432 p. International Academy of Healthy Life. Toronto, Canada, 2025. (Print ISBN: 978-1-0694544-2-3, Ebook ISBN: 978-1-997797-01-2)

40. Mind Over Muscle: A Journal for Teen Athletes. Olena Berezovska. — 58 p. International Academy of Healthy Life. Toronto, Canada, 2025. (Print ISBN: 978-1-0694544-3-0, Ebook ISBN: 978-1-0694544-3-0)

41. Kopf schlägt Muskeln: Ein Journal für jugendliche Athleten. Olena Berezovska. — 58 p. International Academy of Healthy Life. Toronto, Canada, 2025. (Print ISBN: 978-1-997797-07-4 , Ebook ISBN: 979-8-231304-94-3)

42. After Delivery: A Doctor's Guide to Postpartum Healing and Recovery. Olena Berezovska. – 400 p. International Academy of Healthy Life. Toronto, Canada, 2025 (Print ISBN: 978-1-997797-08-1, Ebook ISBN: 978-1-997797-09-8)